조상이 물려준
건강의 지혜

민간
한방
요법

조상이 물려준 건강의 지혜 **민간한방요법**

2009년 11월 2일 발행

지은이 겨레한의학 연구소
펴낸이 박성진
펴낸곳 북피아
주　소　서울시 금천구 가산동 550-1 롯데IT캐슬 2동 1206호
전　화　02-884-8459
팩　스　02-884-8462
등　록　제 3-970호(1995. 7. 28)

ⓒ 겨레한의학 연구소, 2006

ISBN 978-89-87522-93-7 03510

값 12,000원

조상이 물려준
건강의 지혜

民間韓方療法

민간
한방
요법

겨레한의학 연구소 지음

북피아
bookpia

머리말

한방의학에서는 인체를 작은 우주라고 한다. 우주는 대자연이다. 인간은 이 대자연 속에 속한 아주 작은 존재이며 대자연의 일부로 살고 있다. 아무리 과학이 발달하고 문명사회가 되어도 대자연의 이치와 법칙을 거스를 수는 없다.

사람의 건강과 질병의 치료도 자연의 순리에 따르는 게 합리적이다.

식생활, 성생활, 육체활동, 정신활동 등 모든 것이 무리 없이 자연의 순리대로 행해지면 무병장수하지만, 사람이 이를 무시하거나 거역하면 건강을 해치고 병이 생긴다.

최근 한방의학에 관심이 높아지고 있는 것도 한방의학이 자연의 순리에 바탕을 둔 양생을 중하게 여기고, 병을 인위적으로 정복하기보다 인체의 적응력, 방어력, 자연치유기능을 최대한으로 살려 스스로 병을 예방하고 병을 이길 수 있게 하는데 치중하기 때문이다.

자연요법(민간요법), 민간약은 모두 한방의학의 한 범주에 속한다.

그 방법이 전근대적이고 고식적인 면이 없지 않으나 잘 활용하면 손쉽게 가정에서 병을 고치고 예방하는데 커다란 역할을 한다.

민간약은 향약(鄕藥)이며 향약은 곧 한약(韓藥)이다. 한약의 대부분은 우리 주변에서 흔히 볼 수 있고 구할 수 있는 자연물질들이다.

한방에서 말하는 '의식동원(醫食同源)'은 의료의 뿌리는 먹는 것이라는 뜻이다. 즉 식이요법인데, 민간 가정요법의 주류는 식이요법이고 한방요법이다.

민간한방요법은 모두에게 다 맞는 치료법은 아니고 예방에 목적이 있으므로 체질에 따라 치료약과 병행하면 좋다. 특히 고질병의 경우 반드시 한의사에게 진찰을 받아 치료해야 한다.

가정에서 스스로 병을 치료하고 건강을 유지할 수 있는 민간요법에 대한 책을 내는 이유는 환자에게 경제적 부담이 적으면서도 효과적인 건강관리법이나 질병치료 방법을 전파하고 권장하는 것이 바른 길이라 생각하기 대문이다. 조상들이 물려준 건강의 지혜로 고통받는 환자 여러분의 빠른 쾌유를 간절히 소망한다.

1. 소화기의 병

2. 호흡기의 병

3. 순환기의 병

4. 대사 · 내분비의 병

5. 비뇨기의 병

6. 운동기의 병

7. 정신 · 신경의 병

8. 어린이의 병

9. 부인병

10. 피부병

16. 정력차

17. 기타 질환

1. 소화기의 병

1) 위염

위염은 세균성과 무세균성, 급성과 만성이 있는데 소화불량, 식욕부진을 수반하고 헛배가 부르거나 통증 또는 하혈증상이 있다.

또 찬 음식을 먹으면 배탈이 잘 나고 정신적인 스트레스를 받거나 속상한 일이 생겼을 때 잘 생기므로, 사람이 웃고 즐기면 위(胃)도 웃고, 화를 내면 위도 성을 낸다는 말이 있다.

약재 창출, 감초, 마늘

큰 마늘은 3~4쪽, 작은 것은 5~6쪽을 1회분으로 감초와 창출을 가미하고 끓여서 그 물을 마신다.

마늘을 식사 때마다 날것으로 된장을 찍어 먹어도 좋다.

그러나 위·십이지장궤양에는 마늘이 해로우므로 많이 먹으면 안 된다. 또 마늘을 날것으로 먹으면 냄새가 고약하다. 이 때는 김이나 다시마를 씹으면 냄새가 가신다. 창출과 감초는 위(胃)를 보(補)해 주면서 염증도 치료한다.

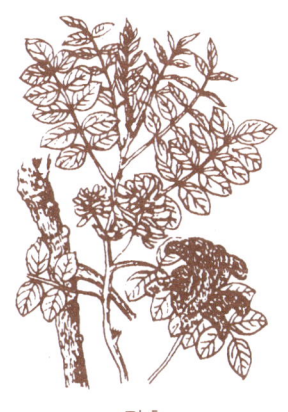

감초

황백, 황연, 무

무는 해독제와 소화제로 효과가 높은 야채이다. 고기요리에 무가
들어가는 것은 소화가 잘 안되는 육류를 잘 삭이기 때문이다.

건위, 소염작용이 있는 황연을 황백과 같은 분량으로 가루로 만들
어 무즙을 먹을 때마다 찻숟가락으로 하나씩 넣어 먹는다. 이렇게 계
속 복용하면 위염이 잘 치료된다.

감초, 창출, 황백, 솔잎

위 약재를 같은 분량으로 가루를 만드는데
솔잎은 늦은 봄 새로 돋아난 것을 채취하여
깨끗이 손질, 응달에서 말려서 쓴다. 매일 식
후 큰 숟가락으로 하나 정도씩 따끈한 물에
복용한다.

또 솔잎만 별도로 가루로 만들어 두었다가
다른 위장약을 복용할 때 설탕에 섞어 먹으면
약효의 상승작용으로 치료효과가 높다.

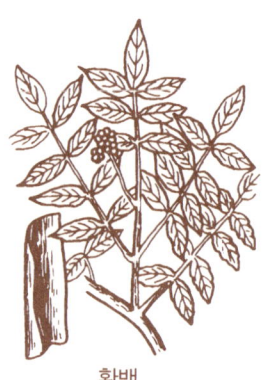

황백

도인, 마자인, 무씨

도인은 복숭아씨 겉껍질을 까낸 속 알맹이다. 도인 120g, 껍질을
벗긴 마자인 40g, 무씨 120g을 가루로 만드는데 복숭아 속씨와 무씨
는 노랗게 볶아서 사용한다. 위 세 가지로 만든 가루를 매일 식사 전
세 차례, 한 번에 40g씩 따끈한 물에 복용한다.

은행, 지실, 축사

지실과 축사는 등분하여 차처럼 끓인다. 은행은
구워서 한 번에 7알씩 매일 식전에 먹는데 은행
을 먹을 때 지실, 축사 끓인 물을 한 잔씩 마신다.

은행알을 말려서 복용해도 되는데 이 때는 지
실과 축사를 같이 섞어 가루로 만들어 한 번
에 40g씩 따끈한 물에 복용한다.

이 약은 위염의 치료는 물론 오줌소태, 거담,
조루증을 치료하며 양기를 돋우는 데도 좋다.

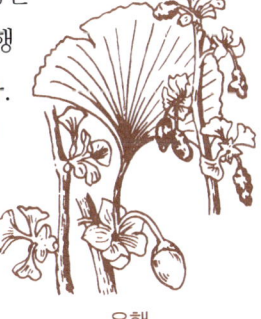

은행

씀바귀, 황금(黃芩), 소엽

씀바귀는 위장을 보하고 식욕을 증진하는 효능이 있으며 황금은
식욕부진, 복통, 소염작용이 있고 소엽도 건위(健胃)약으로 쓰인다.

특히 씀바귀는 호남지방의 향토음식으로 유명한 고들빼기 김치를
담그는 재료이다. 씀바귀를 소금물에 살짝 데쳐 말려두었다가 위염
증세가 있을 때 황금, 소엽과 함께 달여 그 물을 마신다.

황금, 소엽을 구하지 못했을 때는 씀바귀 말린 것만 끓여 그 물을
마셔도 효과가 있다.

인삼, 감자, 당근, 사과

위 네 가지 약재는 모두 몸에 이로운 건강식품들이다. 이 재료들을
같은 분량으로 믹서에 갈아 생즙을 만들어 공복에 마신다.

이 주스는 약도 되고 몸을 보(補)해 주는 약용 영양음료이다.

약재 인삼, 창출, 벌꿀

아침 식사 전에 인삼과 창출을 같은 분량으로 만든
가루를 벌꿀에 개어 한 스푼씩 먹는데, 이 때 물을
마시지 말아야 한다. 이것을 먹은 후 한 시간
쯤 지나 식사를 한다.

벌꿀은 자양강장효과가 높은 건강식품이지만
민간약으로도 널리 애용해 왔으며 완화작용이
있어 인삼, 창출의 소염작용과 건위작용을
상승시켜 위염을 치료하는데 효과적이다.

인상, 창출의 준비가 없을 때는 벌꿀만 식
전에 한 스푼씩 먹어도 효과가 있다.

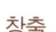

창출

약재 벚나무 속껍질, 황벽나무

벚나무 속껍질과 황벽나무는 옛날부터 가정상비약이었다.

위염에는 이 약재를 진하게 달여 한 번에 한 잔 정도씩 하루 세 번
며칠동안 계속 복용하면 효력이 나타난다.

이 약은 혈관의 노화를 막고 숙취를 푸는 데도 탁월한 효과가 있
다.

약재 쑥, 죽엽

쑥은 한방에서 애엽이라고 해서 소염, 해열, 지혈, 이뇨는 물론 몸
을 따뜻하게 해주어 위를 보하는 약재로 널리 쓰이고 있다. 위염에는
쑥이 처음 돋아날 때 어린잎을 채취하여 깨끗이 씻어 죽엽과 함께 생

즙으로 만들어 먹으면 좋다. 쑥이 많이 자라 억세어 졌을 때는 잎을 뜯어 말렸다가 죽엽과 같이 달여 먹으면 된다.

최근에는 커피숍에서 쑥차도 팔고 있으므로 위염 환자는 커피 대신 쑥차를 마시면 좋을 것이다.

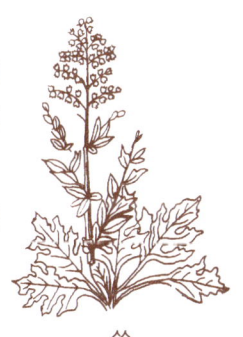

쑥

약재 율무, 오수유

율무는 한방에서 의이인(薏苡人)이라고 부르며 자양강장제, 배통, 이뇨, 진통제로 애용되는 약재 이다.

위염에는 껍질째 볶아서 분말로 만든 율무차가 효과적인데 이 때 건위약인 오수유를 가미한다. 율 무가루는 시중에 많이 판매되고 있으므로 힘들여 손수 만들지 않아도 되지만 오수유가루는 별도로 만들어야 한다.

그러나 율무는 게르마늄이 풍부하여 먹는 법이 나 분량에 따라서는 악성빈혈을 일으킬 수도 있으 므로 유의해야 한다.

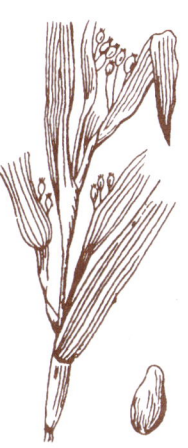

율무

2) 위경련

위경련은 위·장, 췌관(膵管), 담관 등 소화기관의 내강(內腔)이 내 부 또는 외부의 원인에 의해서 갑자기 확장되면서 참기 어려운 심한 동통을 일으키는 증상을 말한다.

약재 감초가루, 참기름

갑자기 가슴이 쓰리고 위에서 동통을 느낄 때 큰 숟가락으로 참기름과 감초가루 한 스푼을 함께 섞어 먹으면 신통하게 가라앉는다. 한 숟가락으로 효과가 없을 때는 다시 한 숟가락 더 먹는다.

약재 찹쌀, 참마(산약)

찹쌀 한 되를 물에 담갔다가 건져내 은근한 불에 노랗게 볶은 다음 참마 말린 것 600g을 넣고 분말로 만들어 매일 세 차례씩 식전 또는 식후에 따뜻한 물에 복용한다. 여기에 후춧가루를 약간 넣어 복용하면 정력에 좋고 요통, 여자의 냉증도 치료한다.

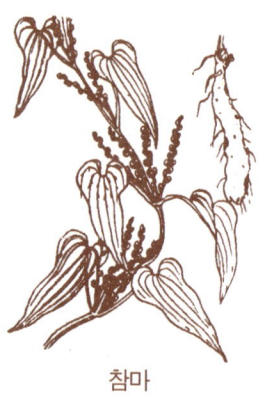

참마

약재 매실, 대추, 살구씨

매실3개, 대추 5개, 겉껍질을 벗겨낸 살구씨 7개를 부드럽게 찧어 따뜻한 물에 복용한다. 한 번에 효력이 없을 때는 재차 복용하면 효과가 나타난다.

후추알 3~5개를 같이 찧어 복용해도 좋다.

약재 강활, 검정콩

검정콩 300g을 탈 정도로 볶아서 강활과 함께 가루로 만들어 매일 식전 또는 식후에 따뜻한 청주(청주가 없을 때는 다른 술도 됨)에 한 번에 5~7g씩 복용한다. 이 처방은 소화불량, 신경통에도 좋다.

약재 **강활, 할미꽃 뿌리**

할미꽃 뿌리를 깨끗이 손질한 후 강활을 넣고 삶아 그 물로 식혜를 만들어 먹으면 효과가 있다.

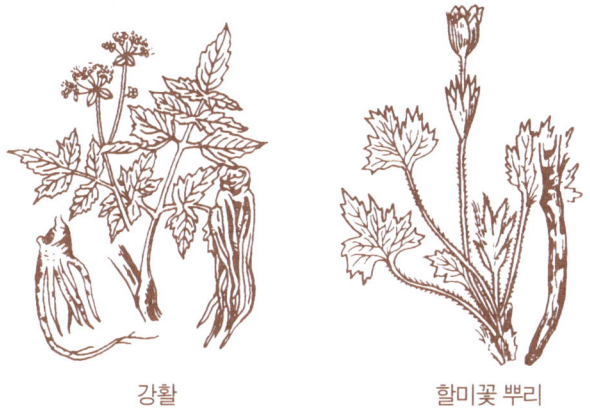

강활   할미꽃 뿌리

약재 **상백피, 목이버섯**

뽕나무 뿌리와 목이버섯을 태워 가루로 만들고 더운 물 3분의 2, 청주 3분의 1을 매일 식후마다 5~7%씩 복용하면 며칠 지나 효력이 나타난다. 이 처방은 치질, 하혈에도 잘 듣는다.

약재 **목향, 생강, 소주**

생강을 목향과 함께 달여 차로 만든 후 소주를 타서 마신다.

약재 **감초, 녹차, 쌀로 만든 식초**

감초, 녹차를 등분하여 물 한 사발을 붓고 달여 반으로 줄어들면 이것 한 컵에 현미식초를 티스푼으로 하나를 섞어 마신다.

이 처방은 허리를 삐어서 움직이기가 어려울 정도로 몹시 아플 때도 치료효과가 높다.

하루에 아침과 저녁 두 잔씩 복용하면 치료된다.

3) 위산과다

위에서 강력한 산도(酸度)를 지닌 위산을 분비하게 되면 위 안에서 이를 적당히 중화시켜 음식물을 소화시키는데, 중화작용이 감퇴하면 강력한 산도 때문에 위점막을 자극하여 속이 쓰리게 된다.

이 병은 20~40대의 청장년층에 많고, 음식물이 위에서 1차 소화되어 장으로 내려가는데 이 때 심한 증상이 나타난다. 그러나 음식을 먹기나 제산제를 복용하면 가라앉는다.

약재 계내금, 검정콩

계내금은 한방 약재이름으로 닭똥집속껍질을 말한다.

이것을 300g정도를 준비하여 깨끗이 씻어 잘게 썰어 노릇노릇하게 볶은 다음 검정콩 15g을 역시 잘 볶아 섞어서 분말을 만들어, 매일 세 차례씩 식후 30분마다 따뜻한 물에 복용하면 1~2개월 내에 치료가 된다.

이 처방은 비위의 쇠약, 소화불량, 위궤양에도 좋다.

약재 도라지, 생강

도라지 14g, 생강 5쪽을 함께 끓여 물이 두 되 정도 되게 만들어 차 대신 수시로 마시면 효과가 있다. 위복통에도 잘 듣는다.

약재 계란노른자, 꿀, 들기름

위 세 가지 재료를 섞어 커피잔으로 한 잔 정도를 1회분으로 만들어 며칠동안 계속 마시면 잘 낫는다.

약재 황연, 무씨, 생강

위 약재를 깨끗이 손질하여 노랗게 볶은 다음 가루로 만들어 식후마다 찻숟가락으로 하나씩 끓인 물에 타서 마신다.

또 무즙 3분의 1컵을 생강즙과 혼합, 매일 세 차례씩 식후에 복용한다. 장복하면 효과가 있다.

약재 은행, 검정콩

껍질을 벗긴 은행 300g과 검정콩 150g을 먹을 정도로 살짝 볶아 가루로 만들어 매일 식후 마다 온수에 한 숟가락씩 복용한다.

이 처방은 기침, 소변이 자주 마려운 증세, 여자의 대하증에도 좋다.

약재 호박, 대추, 밤, 마늘, 감초, 미꾸라지

늙은 호박의 속을 파낸 후에 위 재료를 알맞게 등분하여 넣은 후 푹 달여 먹는다.

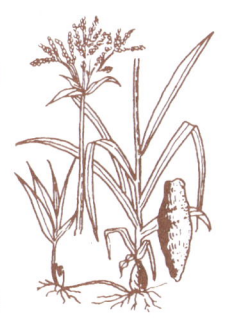

향부자

약재 말린 산약(참마), 향부자

한약방이나 건재상에 가서 잘 건조된 산약 600g과 향부자 200g을 사다가 반은 노랗게 볶고 반은

그대로 함께 가루로 만들어 매일 식전에 온수에 타서 복용한다.

1회 복용량은 7g정도면 알맞다. 이 처방은 당뇨병에도 효력이 뛰어나다.

약재 당감초, 무씨, 초결명

당감초 120g, 무씨 120g, 초결명 80g을 잘 손질하여 절반 정도만 타도록 볶고 나머지 절반은 그냥 섞어서 가루로 만들어 매 식후에 온수로 한 번에 4g씩 한 달만 복용하면 효과가 나타난다.

또 이 가루를 벌꿀에 개어 녹두알 크기로 환약을 만들어 위와 같은 방법으로 한 번에 20~30알씩 복용해도 좋다.

위산과다와는 정 반대의 위산 과소증에는 마른 산약 600~1,200g을 잘 써서 말린 후 가루로 만들면 꿀에 섞어 매일 식후 세 차례, 한 번에 한 숟가락씩 복용하면 효과를 본다.

또 간단한 방법으로는 아침저녁 토마토주스 한 컵씩을 계속 마시면 잘 낫는다.

약재 백편두(白扁豆), 현미식초

껍질을 벗긴 백편두를 현미식초에 하룻밤 담갔다가 꺼내 말린 후 노랗게 되도록 볶아 가루로 만들어 하루 세 번 식후 30분마다 반 숟가락 또는 한 숟가락씩 따뜻한 물에 복용한다.

빙초산을 희석해서 만든 값싼 식초를 써서는 안 된다.

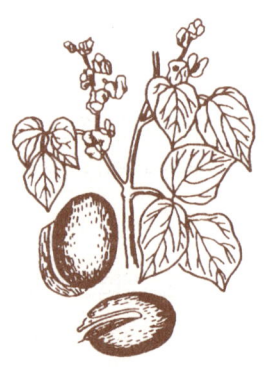

백편두

4) 위 · 십이지장궤양

위궤양은 위암 다음으로 고질적인 병이다. 위궤양을 위 · 십이지장 궤양이라고 하는 것은 궤양이 보통 위 유문부와 십이지장으로 연결된 부위에서 잘 생기므로 그렇게 부르는 것이다.

위궤양의 원인에 대해서는 신경성으로 온다는 설, 위의 염증이 진전되어 생긴다는 설, 혈행장애설, 아미노산 결핍설, 알레르기성에서 기인된다는 설 등이 있다. 위궤양은 위산과다증이 있는 사람에게 자주 발생하는데 강력한 위산이 중화되지 못하고 위내벽 점막을 자극, 궤양을 만드는 것으로 생각된다. 심한 경우 천공(구멍)이 생겨 수술을 요하고 식후 한 시간 후 또는 공복 시에 격렬한 통증이 있다. 반수 이상은 구토를 하는 증상이 있는데 토물에 피가 섞여 나오기도 하고 강한 산성을 띄는 것이 보통이다.

약재 **치자, 새우껍질**

새우껍질은 바다새우보다 민물새우가 좋다. 속살을 빼낸 새우껍질과 치자를 햇볕에 말린 후 볶아 분말로 만들어 하루 세 번 식후에 한 번에 차 숟가락으로 하나씩 온수에 복용한다. 그냥 먹기가 힘들면 벌꿀과 함께 더운물에 타서 마셔도 된다.

약재 **활석, 갑오징어뼈**

갑오징어뼈를 말려 두었다가 활석 20g과 함께 가루로 만들어 복용하는데 큰 것 한 마리분이면 5일 정도 복용할 수 있다.

하루 세 번 식전이나 식후 한 번에 큰 숟

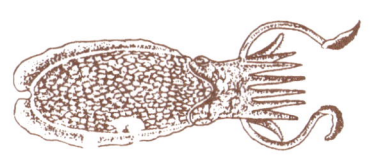

갑오징어뼈

가락으로 하나 정도씩 따뜻한 물에 복용한다.

약재 백급(白芨), 갑오징어뼈

심한 궤양으로 토혈, 하혈을 할 때 갑오징어
뼈와 한약재인 백급을 같은 분량으로 해서 가
루를 만드는데 오징어뼈는 노랗게 볶아서 써
야 한다. 이 가루를 매일 세 차례 식사 10분전
에 따끈한 물로 20~40g씩 복용한다.

복용 후 3~5일이 지나면 지혈이 되고 1~2개
월만 계속하면 궤양이 낫는다.

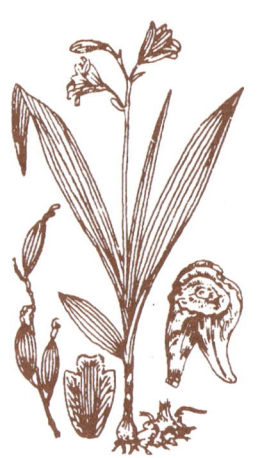

백급

약재 보리쌀, 율무쌀

보리와 율무쌀로 밥을 지어 먹는다. 보리밥은 각기병, 당뇨병의 식
이요법으로 이용된다는 것은 많이 알고 있으나 위궤양을 치료한다는
것은 잘 모르고 있다. 율무는 자양강장제이면서 진통, 이뇨작용이 있
다. 보리밥은 비타민 B1의 공급원이다. 그래서 보리밥을 장복하면 위
암을 예방할 수 있다. 보리에는 비타민 B1 말고도 판토텐산, 섬유질
이 풍부하고 특수 효소의 활동으로 장내 박테리아의 활동을 활성화
하는 작용이 있다고 말하는 학자들도 있다.

유럽에서는 중금속 중독에 맥각(麥角)을 이용하는데 맥각은 자궁
을 수축시켜 출산촉진제로 활용하기도 한다.

같은 보리라도 빵을 만들어 먹는 것 보다 밥을 지어 먹는 것이 효
과적이라는 것을 알아둘 필요가 있다.

약재 산약(날 것), 감자

크고 신선한 감자를 골라 껍질과 싹눈을 제거하고 참마(산약)도 잘 손질해서 함께 즙을 내어 하루 세 번씩 식전에 복용한다.

1회분에 감자 한 개, 참마 15g 정도면 된다.

약재 오수유, 파씨

파씨 12g, 오수유(한약재) 3.75g에 물 두 사발을 붓고 그 양이 반이 되게 열탕하여 식후 마다 한 숟가락 정도씩 복용한다.

이 처방은 특히 한성(寒性)의 위궤양에 매우 좋은 약이 된다.

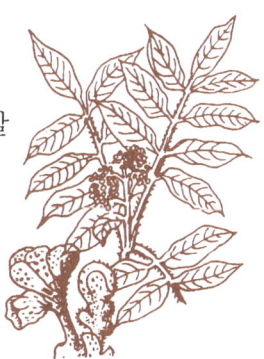

오수유

약재 거위털

거위털을 태워 재를 약으로 쓴다. 경중에는 한 번에 4g정도씩 더운 물에 매일 식간(食間)마다 복용한다. 삼국지에 나오는 제갈공명은 항상 거위털로 만든 부채를 가지고 다녔는데 그는 위궤양 환자였기 때문에 부채로 사용하는 외에 약용으로 쓰기 위한 것이었다는 얘기가 전해오고 있을 정도로 거위털은 궤양의 특효약이다.

약재 배추, 사과, 귤

배추차를 만들어 먹는 것인데 큰 배추 8분의 1 정도를 잘게 썰고 사과 반 개, 귤 반 개(레몬가루 1~2티스푼을 넣어도 된다)를 믹서에 넣고 갈아 베 헝겊으로 짠다. 이렇게 즙을 만든 후 따뜻하게 데워 설탕을 가미, 두 번에 나누어 복용한다. 장복하면 위의 연동을 조절하고 통증이 멎으면서 궤양을 치료한다.

🌸약재 번행초, 산약

번행초는 해변에서 자라는 식물로서 위점막을 보호하여 궤양을 치료한다.

복용법은 잎으로 즙을 짜서 먹기도 하지만 산약즙과 섞어 마셔도 되고 된장국의 건더기, 데친 나물, 샐러드 등 여러 가지 방법으로 먹을 수 있다. 햇볕에 말린 것은 차(茶)대용으로 마실 수 있다.

위염, 위암에도 좋고 각종 위장질환 예방에도 효력이 뛰어나다.

🌸약재 매실, 벌꿀

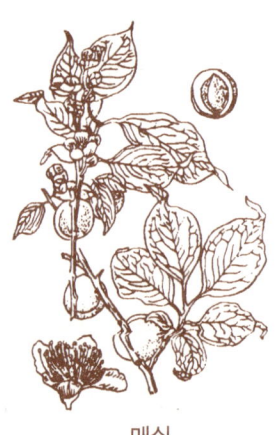

매실

과육이 두껍고 큰 매실을 고른다. 매실 1kg과 벌꿀 800g을 준비한다. 매실은 잠길 듯 말듯하게 물을 붓고 푹 삶는다. 젓가락으로 매실을 눌러봐서 씨가 바로 빠질 정도가 되면 소쿠리에 건져 가는 체에 거른다. 여기에 벌꿀을 넣어 세지 않은 불에 졸여 잼을 만들어 끓는 물에 소독한 유리용기에 담아 냉장고에 보관해 두고 간식으로 자주 먹는다.

마른 매실 20개, 말 한 되에 엽차잎을 넣어 30분~1시간 정도 약한 불로 걸쭉하게 끓여 그 물을 매일 식전 식후에 차대신 마셔도 좋다.

황기, 대추

대추 실한 것으로 15개, 황기 4g에 물 한 되를 붓고 달여 반 정도가
되면 보관해 두고 수시로 차 대신 마시면 궤양도 치료하고 위 기능을
강화하는 보약 구실도 한다.

계내금, 껍질 벗긴 밤

밤 한 되를 껍질을 벗기고 계내금을 썰어 말린 것 300g을 태워 가
루로 만든다. 껍질 벗긴 밤도 쪄서 익힌 다음에 말려 가루로 만든다.
이렇게 만들어진 분말을 밤가루 한 숟가락, 계내금 반 숟가락을 끓인
설탕물에 타 마신다.
이 처방은 설사에도 잘 듣는다.

대추, 생강, 쑥, 인삼

위 재료를 등분하여 두 되의 물이 반 정도로 줄어들 때까지 달여
하루 세 번 식전에 찻잔으로 한 잔씩 복용한다.

옻나무새순, 고추장, 막걸리

옻나무 새순은 두릅과 비슷하다. 이것을 따다가 살짝 데쳐 고추장
에 찍어 막걸리와 먹는다.
맹독성 나무도 새로 돋는 순은 독성이 약하지만 옻을 많이 타는 사
람은 주의해야 한다.

약재 종유석, 오징어뼈

종유동굴의 천정에 고드름처럼 매달린 종유석은 천연의 탄산석회로, 가루 내어 복용하면 위궤양을 치료한다. 기저부분(基底部分)의 것이 가장 약효가 좋다. 종유석 가루에 오징어뼈 가루를 혼합하여 복용하면 발군의 치료 효과를 나타낸다.

약재 석결명, 감초

그늘에 말린 석결명과 감초를 등분하여 물 한 되를 붓고 반으로 줄어들도록 달여 매일 차 대신 한 잔씩 마신다. 이 때 찬물에 적신 타월로 주위를 냉습포하면 효과적이다.

또한 배꼽 구멍이 감추어질 정도로 물을 약간 묻힌 소금을 채우고 말린 석결명을 콩알만하게 비벼 뜸뜨기를 병행하면 치료 효과가 배가 된다. 석결명은 완화제로 널리 이용되는 한약재이다.

약재 주아(珠芽)

주아는 참마(산약)열매를 말한다. 참마의 잎이 가을에 시들고 나면 많은 열매가 달리는데 이것을 채취하여 두었다가 볶거나 삶아서 그냥 먹는데 위궤양에는 날것을 으깨어 즙으로 만들어 먹는 게 효과가 좋다. 하루 세 번, 한 번에 한 숟가락씩 먹는다.

어깨가 뻐근하거나 요통이 심할 때는 주아즙을 밀가루에 개어 통증 부위에 붙이면 효과가 있다.

치질에는 이 물로 병소(病巢)를 세척하고 궤양 때처럼 하루 두 컵씩 먹으면 잘 치료된다.

5) 구토와 설사

구토는 주로 소화기관의 이상, 유해물질을 먹었을 때 하지만 간염, 뇌막염, 신경과민에서도 올 수 있다.

설사는 식중독, 수인성 전염병이 원인일 때가 많으나 급성장염 때도 구토와 설사가 수반될 수 있다.

장염으로 오는 설사는 물모양인 것이 특징이다.

약재 **마자인, 건강, 소금**

구토가 심할 때 마자인 4g을 으깨고 감초 2g을 같이 물 두 사발을 붓고 달여 반으로 줄면 매 식후에 커피잔으로 한 잔씩 마신다. 이 때 약간의 소금을 첨가하면 더욱 효과가 좋다.

약재 **후박, 오매, 박껍질**

박껍질 4g에 후박, 오매 각 2g을 물 한 되를 붓고 열탕하여 수시로 차 마시듯 복용한다.

토사, 구갈에도 효험이 있다.

약재 **후박, 강낭콩잎**

강낭콩잎을 후박과 함께 차처럼 물에 끓여 식후에 한 컵씩 복용하면 설사에 그만이다. 강낭콩은 콩, 팥과 함께 건강식품으로 뛰어난 효력을 지니고 있다. 콩을 최초로 먹은 사람은 석가모니라는 기록이 있다. 콩을 볶아 가루로 만들

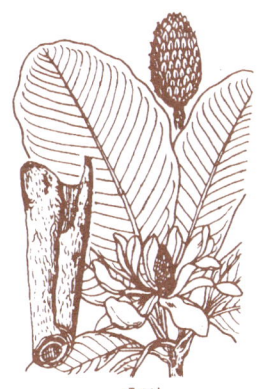

후박

어 꿀에 개어 먹으면 좋은 강정식(强精食)이 된다. 후박도 설사, 구토
에 좋은 한방 위장약이다.

약재 곽향, 생강, 식초, 정향

곽향, 생강 각 4g, 식초(현미식초가 좋다) 한 컵과 물 한 되를 같이
달여 반으로 줄어들면 매일 세 번 찻잔으로 하나씩 복용한다. 만약
별 효력을 못 보는 사람은 큰 배 한 개에 정향(丁香) 15개를 배 껍질
안으로 틀어박고 물에 적신 다음 한지로 서너겹 싸서 잿불에 구워 익
힌 다음 종이는 제거하고 두 번에 나누어 먹으면 효력이 있다.

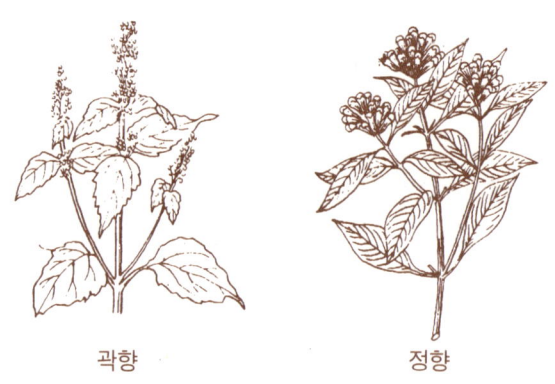

곽향   정향

약재 매실(梅實), 후박

매실 5~7개를 후박 4g에 물 한 사발을 붓고 달여 자주 마신다.
이 처방은 구토뿐 아니라 설사, 이질, 복통에도 좋은 약이 된다.

약재 아몬드, 양젖, 쌀

중동지방에서 애용하는 처방으로 아몬드와 쌀에 양젖을 넣고 죽처

럼 끓여 한 번에 한 공기씩 먹으면 설사가 멎고 정력도 좋아진다.

약재 말가죽 (또는 당나귀나 개가죽)

날이 흔한 일본에서는 밀가죽이 설사의 특효약으로 애용됐다.

말가죽을 고아 식용 아교로 만들어 두었다가 설사가 날 때 이것을 조금씩 잘라 그냥 먹는다. 식용아교에 계란을 넣고 끓인 수프는 설사의 치료는 물론 강장제로도 으뜸이다.

말가죽을 구하기 힘든 우리나라에서는 개가죽을 대용으로 써도 효과는 같다.

약재 소엽, 황금, 이질풀

이질풀 잎은 톱니형이며 키는 40cm정도인데 여름에는 흰색 또는 붉은 보라색의 꽃이 피고 양지바른 산이나 들에서 번식한다. 이것을 8~9월경 채취하여 그늘에서 말린다. 말린 이질풀을 소엽, 황금과 함께 차 끓이듯이 끓여 하루 세 번 식후 한 컵씩 마시면 설사가 멎는다.

약재 곶감

분이 잘 난 곶감을 설사가 날 때 2~3개씩 먹으면 멎는다.

곶감은 변비에는 해롭다.

약재 양배추, 포도주

양배추에다 적색 포도주를 넣고 삶아 야채수프를 만들어 먹으면 급성장염으로 인한 설사병에 특효이다.

약재 소금

찬 바닥에서 자서 배가 아프거나 설사가 날 때에는 볶은 소금으로 배에 찜질을 하면 낫는다. 굵은 호렴을 약간 누르스름해질 때까지 프라이팬에 볶아서 뜨거울 때 미리 준비해 둔 면포 주머니에 넣어 환부에 대고 찜질을 하면 효과가 있다.

약재 곶감, 꿀

곶감 3개를 씨를 빼고 잘게 썰고, 꿀 큰 숟가락으로 셋에 물 한 사발을 붓고 끓여 30%정도 줄어들면 수시로 마신다. 이것을 시상차(枾霜茶)라고 하는데 위, 장염은 물론 설사에 아주 좋다.

입안이 헐 때도 시상차를 마시면 잘 낫는다.

약재 녹두, 후추

급성토사에는 녹두와 후추를 각 7.5g, 물 한 사발에 달여 매일 세 번씩 한 번에 반 컵 복용하면 낫는다.

또 녹두가루 두 숟가락, 설탕 한 숟가락 비율로 하여 따뜻한 물에 타서 마시면 효험이 있다.

녹두잎즙을 만들어 식초를 약간 타서 먹어도 좋고 미나리를 삶아 그 물을 수시로 먹어도 잘 치료된다.

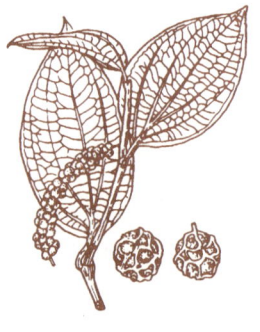

후추

약재 오배자, 산사자

여름철 더위를 먹어 소화가 잘 안되고 설사가 날 때는 산사자와 오배자 가루를 밥물로 개어 녹두알만 하게 환약을 만들어 하루 세차례 식전마다 20알씩 복용한다.

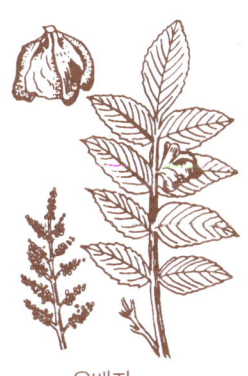

오배자

약재 맥아, 밤

잘 안 낫는 만성설사에는 밤을 구워 매일 식전에 5개씩 먹는다.

또 밤껍질을 태워서 맥아(麥芽)와 함께 가루로 만들어 식전에 온수와 함께 한 번에 7.5g씩 복용해도 좋다.

약재 백편두, 산약, 창출

설사가 치료되지 않고 오래 지속될 때는 볶은 백편두 반 컵에 산약 7.5g, 창출 12g을 물 한 되에 열탕하여 반으로 졸아 들면 식전에 한 번에 커피잔으로 한 잔씩 복용하면 효과를 본다.

약재 석류, 초결명

설사에 말린 석류 큰 것 하나를 잘게 썰고 초결명을 노랗게 볶아 으깬 것을 큰 숟가락으로 하나에 물 한 사발을 붓고 달여 3분의 2로 줄어들면 수시로 한 컵씩 마신다. 여기에 꿀을 타서 먹으면 더욱 좋다.

이것을 석자차(石子茶)라 부르는데 눈을 맑게

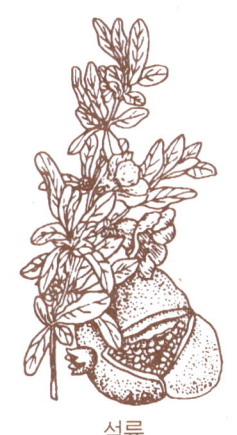

석류

하고 양기를 북돋아 주며 조루도 치료한다.

또 혈압이 정상인 사람은 소주를 20cc씩 타서 복용하면 위, 장염은
물론 소화불량증을 말끔히 없애준다.

약재 마늘, 창출, 후박, 진피, 수퇘지밥통(위)

여러 가지 약을 쓰고 치료를 하는 데도 배가 아프면서 계속 설사를
할 때에는 수퇘지밥통 1개에 껍질을 벗긴 마늘을 가득 채우고 적당
히 물을 붓고 삶는다. 물이 거의 졸아들 때까지 삶은 것을 꺼내어 돌
절구에 잘 찧고 볶은 창출가루 200g, 진피가루 120g, 후박가루 150g
을 섞어 녹두알 크기로 환약을 만들어 매일 식간에 따뜻한 물로 30알
씩 복용한다. 이 처방은 위냉통, 위무력증에도 매우 좋고 소화불량증
도 치료한다.

6) 이질

이질에는 두 가지가 있다.

하나는 높은 열을 동반하지 않는 것으로 한방에서는 백리(白痢)라
하고, 다른 하나는 높은 열이 나는 것으로 적리(赤痢)라고 한다.

양방의학에서는 백리를 아메바성이질, 적리를 세균성이질로 분류
한다.

이질은 백리건, 적리건 음식물을 잘못 섭취하여 생기는데 백리는
처음 백색의 곱똥이 나오고 다음에 홍색이 섞여 나오다가 나중에는
잡색이 되는데, 배가 몹시 아프고 변이 급해서 하루 7~8회 정도 화장
실을 들락거리게 된다.

또 적리는 처음에 흰빛의 변을 보지만 빨간색이 끼어 있다. 그러나

병증이 경과하면서 유질(油質)의 변으로 변하고 고열과 함께 토하고 음식을 먹기 힘들다. 최근엔 항생제 등 좋은 약이 많아 치료가 잘되지만 과거에는 위험한 병에 속했다.

특히 여름철에 식품위생관리를 등한시하면 이질에 걸리기가 쉽다.

약재 산사(山査), 적작약, 생강, 행인

산사와 적작약을 반으로 하여 검은색이 나도록 볶아 가루로 만들어 매일 세 차례씩 식전마다 큰 숟가락으로 하나씩 따끈한 물에 복용한다.

백리(아메바성이질)때는 생강즙 한 찻숟가락에 흑설탕을 넣어 복용하고 적리(세균성이질)때는 행인가루 한 찻숟가락에 흰 설탕을 넣고 2~3일 동안 계속 복용하면 효력이 있다.

약재 갱미(멥쌀), 곶감, 연자육

모든 이질에 갱미 한 공기에 곶감 5개를 함께 넣고 죽을 쑤어 먹는다. 효력이 빨리 나타나지 않을 때는 계속 며칠 복용해야 한다.

또 껍질과 내심을 뺀 연자육(연밥살)을 노랗게 볶아 가루로 만들어 밥물로 하루 세 차례씩 식전에 7g씩 복용한다. 장복하면 크게 효과가 있다.

약재 황금, 형개, 무잎 말린 것

황금, 형개 20g에 무잎 말린 것(지붕 위에서 눈, 비, 서리를 맞으며 마른 것일수록 좋다) 150g을 물 한 되로 달여 반이 되게 하여 매일 식전에 따뜻하게 데워서 한 잔씩 마신다.

아메바성이질일 때는 흑설탕을, 세균성이질 때는 백설탕을 가미한다.

또 무말랭이(오래된 것일수록 좋다) 120g과 물 한 사발에 흑설탕을 큰 숟가락으로 하나 넣고 반이 될 때까지 달여 식전에 한 잔씩 마신다.

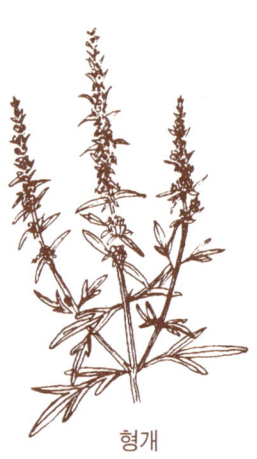

형개

약재 석류, 감초, 활석

오래된 이질이나 설사에는 석류 한 개를 까맣게 태워서 감초 구운 것과 활석을 가루로 만들어 식전마다 5g씩 복용한다.

여름철 삼복더위에 이질에 걸렸을 때는 연한 오이를 깨끗이 씻어 꿀에 찍어 먹으면 신효하게 낫는다.

약재 건강, 감초, 파두, 참새

겨울에 이질에 걸렸을 때에는 참새 한 마리를 털과 내장을 제거하고 껍질 벗긴 파두 1개를 참새 뱃속에 넣은 후 80%정도 태워 가루로 만든다.

이것을 세균성이질일 때는 감초탕으로 4g씩 복용하고, 아메바성 이질일 때는 생강탕에 4g씩 식전마다 복용한다.

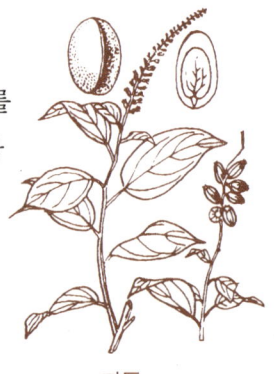

파두

약재 생강, 생지황, 벌꿀

모든 이질에는 생강가루와 벌꿀을 큰 숟가락으로 하나씩 끓는 물에 풀어 약간 미지근해질 때까지 식힌 다음 한 번에 복용한다.

또 생지황즙 찻숟가락으로 하나와 벌꿀 큰 숟가락으로 하나를 끓는 물에 타서 먹어도 좋다.

약재 진피(秦皮), 후추, 돼지콩팥

돼지 콩팥(신장) 2개를 잘 씻어 진피 7.5g에 후추, 소금을 약간 넣고 짓찧어 갠 다음 매실(梅實) 정도 크기로 환약을 만든다. 이것을 물 두 사발에 넣고 졸여서 그 국물에 후추와 소금을 가미하여 식전에 한 꺼번에 먹는다. 매일 아침저녁 이렇게 며칠 계속하면 이질이 잘 치료된다.

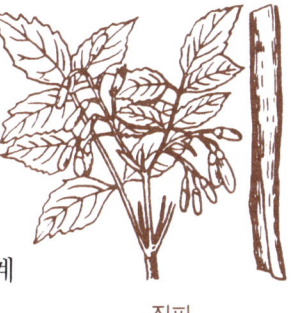

진피

약재 후추, 녹두, 감초

감초와 녹두, 후추를 같은 분량으로 하여 곱게 가루로 만들어 약간의 쌀밥을 섞어 짓이겨 녹두알 크기로 환약을 만들어 세균성이질일 때는 밥물에, 아메바성이질일 때는 생강차에 매일 식전에 20알씩 복용한다.

약재 애엽(쑥), 건강(乾薑)

쑥잎 150g과 건강 태운 것 40g을 식초 한 스푼과 함께 물 세 사발에 달여 반으로 줄어들면 세 번에 나누어 식간(食間)마다 복용한다.

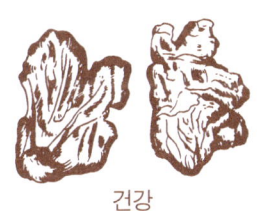

건강

약재 적작약, 황연, 감초, 송진

적작약과 황연, 감초를 등분해서 가루로 만들고 이것을 송진으로 환약을 만들어 복용한다.

약재 진피(秦皮), 황금, 밤나무껍질

밤나무껍질 120g에 진피, 황금 각 20g씩을 넣고 달여 식전에 한 잔씩 마신다.

7) 간장병

간장병(肝臟病)에는 간염, 간경화증, 지방간, 간암 등 여러 종류가 있으나 대표적인 질환은 간염이다. 한방에서 황달이라 부르는 간염은 급성과 만성이 있으며 원인은 바이러스 감염이고 A형과 B형이 있는데 B형간염이 절대다수를 차지한다.

간염에 걸리면 오한과 고열이 나고 갑자기 식욕이 떨어지며 피로, 권태감을 느끼게 되고 눈동자가 노래지기도 한다.

때로는 갈비뼈 부근에 압박감과 함께 통증을 느끼게 되고 간이 부어 오르거나 피하에 출혈과 발진이 생길 수도 있다.

약재 불수감(佛手柑), 인진

감귤류에 속하는 불수감은 부처의 손같이 생긴 감이라해서 붙여진 이름으로 일본에서 많이 난다.

간염 특히 음주과다로 간에 병이 생겼을 때 불수감을 몇 쪽으로 쪼개어 엿색갈이 나도록 은근히 불에 졸이면서 인진가루와 설탕을 뿌린다. 이렇게 해서 만든 걸쭉한 즙을 작은 술잔으로 하나씩 취침 전에 복용하면 효과가 탁월하다.

이 처방은 감기, 열나는 데도 좋고 위하수증에도 유효하다.

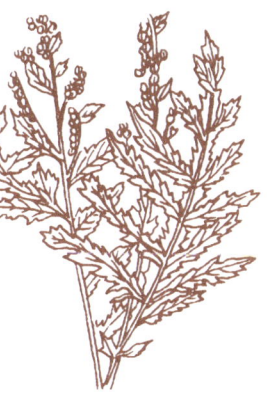

약재　여주, 향부자, 인진

여주는 유주라고도 부르며 박과에 속하는 1년생 만초이다. 이 여주가 간장병의 특효약이다. 우선 여주를 무즙 내듯 하여 향부자, 인진 달인 물에 섞어 하루 세 번 식전에 한 잔씩 마신다.

여주에는 비타민C가 풍부하며 푸른색의 설익은 것 보다는 빨갛게 익어 표면에 우툴두툴하게 혹이 돋아 있는 것이 약효가 뛰어나다.

인진

여주는 미약(媚藥)으로도 이용되며 건강식품의 하나다.

약재　구기자, 치자

구기자는 간을 보호하고 신장기능을 강화하는 효능이 있다.

간염이나 숙취 때 구기자 세 되를 으깨고 여기에 치자 40g을 물 아홉 되를 붓고 달여 3분의 1이 될 때까지 졸아들면 즙을 짜고 찌꺼기에 다시 물 두 되를 붓고 달여 즙을 낸다. 이 즙을 합쳐 다시 은근한 불로 달여 걸쭉해지면 설탕 1,200g이나 꿀 1,200g을 넣고 가열하여 서늘한 곳에 보관해 두고 큰 숟가락으로 하나씩 끓인 물 한 사발에 풀어 복용하면 된다. 여기에 약간의 술을 가하면 좋다.

구기자차는 피로회복에도 그만이다.

꿀, 호두

호두 3개를 공복에 먹는데 한 개에 꿀 한 숟가락씩 같이 먹는다.

닭, 목화씨, 찹쌀

내장을 제거한 닭 속에 목화씨와 찹쌀을 삼베에 싸서 넣고 푹 고아서 국물과 고기를 먹는다.

토종닭을 이용하는 게 약효가 좋다.

누에똥, 인진

말린 누에똥을 인진쑥과 함께 달여 하루 세 번 식전에 한 컵씩 마신다.

쑥 뿌리, 치자, 감나무 뿌리, 옥수수수염

쑥 뿌리와 감나무 뿌리는 말려서 쓰고 옥수수수염도 말린 것을 쓴다. 위 약재 네 가지를 적당량 등분하여 물에 달여 3분의 2정도가 되도록 한 후 냉장고에 보관해 두고 식간에 한 컵씩 마신다.

오골계, 찹쌀

오골계 한 마리를 내장과 털을 제거하고 속에 찹쌀을 가득 채우고 꿰맨 후 물 3~4되를 붓고 닭이 아주 흐물흐물 할 때까지 삶는다. 이것을 매일 세 차례씩 식전에 소금과 파 따위로 조미하여 한 그릇씩 먹는다.

오래 복용하면 간 질환뿐 아니라 기혈(氣血)을 보하는 보식이 되며 특히 부인들에게 좋다.

약재 초결명, 흑염소 간

흑염소 간을 잘 익힌 후 초결명을 반쯤 검게 볶아 안 볶은 것과 함께 가루로 만들어 익힌 간에 넣고 찧어 환약으로 제조한다. 녹두알 크기로 만든 환약을 매일 식후에 따끈한 물에 30알씩 복용한다.
이 처방은 눈을 맑게 하고 위를 튼튼히 하는 데도 효험이 있다.

약재 율무쌀, 찹쌀, 팥

위 세 가지를 같은 분량으로 하여 죽을 쑤어 먹는다. 율무쌀과 팥은 푹 삶아서 써야 한다.

약재 황연, 인삼, 부추씨

부추씨를 반은 그대로, 반은 검게 볶아 황연, 인삼과 함께 가루로 만들어 식전에 온수로 한 번에 4g정도씩 복용한다.
이 처방은 간경화증에 좋다.

약재 참외꼭지

간염으로 인한 황달에 말린 참외꼭지를 가루로 만들어 붓깍지로 콧속에 불어 넣는다.

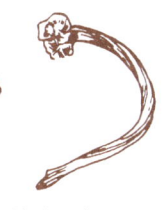

참외꼭지

약재 민물조개

민물조개로 탕을 만들어 국물과 조갯살을 같이 먹는다.
조개국물은 숙취를 푸는 데도 좋다.

약재 인진쑥, 삽주 뿌리, 검정콩

인진쑥과 삽주 뿌리는 깨끗이 손질하여 말리
고 검정콩도 잘 씻어 말린다. 이 세 가지를 섞
어 가루로 만들어 환약을 빚어 매일 식전에
20~30알 복용한다.
인진쑥, 삽주 뿌리 말린 것 600g에 검정콩 한
되 분량으로 혼합하면 된다.

삽주

약재 인진쑥, 인삼

급성 간염에 인진쑥을 깨끗이 씻어 수삼과 함께 생즙을 내어 마신
다.

약재 솔잎, 소주

솔잎을 채취, 깨끗이 손질한 후 생즙을 내어 소주에 타서 하루 세
번 복용한다.

약재 미나리, 산냉이

급성 간염에 미나리 100~200g을 즙을 내어 한 컵 정도 만들고 산냉

이를 뿌리까지 깨끗이 씻어 말려 가루로 만들어 한 번에 한 숟가락씩 미나리즙과 같이 먹는다.

간 질환에는 소, 돼지, 닭, 오리, 물고기의 간을 산냉이가 가루와 혼합하여 환약을 만들어 먹으면 좋다.

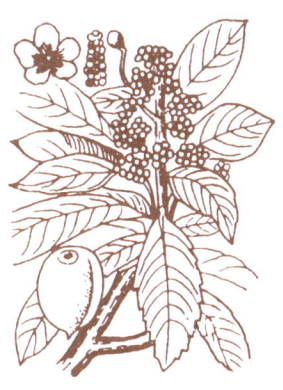

약재 비파나무잎, 창출

비파는 장미과에 속하는 상록교목인데 잎을 따서 햇볕에 말렸다가 창출을 조금 넣고 끓여 마시면 만성간염을 치료한다.

비파잎 차(茶)를 복용하는 동안에 토마토, 민물 조갯국, 푸른 야채를 많이 먹으면 간염 치료를 돕는다.

비파나무잎

약재 인진쑥, 보리쌀, 엿기름

인진쑥 삶은 물로 보리밥을 지어 엿기름으로 삭혀 달여 먹는다.

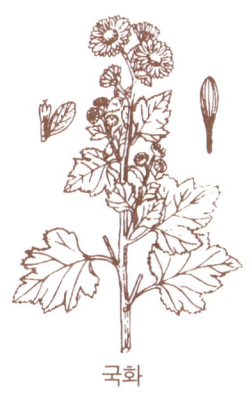

약재 국화, 꿀, 소주

노란색 국화꽃잎을 따 깨끗이 씻어 물기가 제거된 것 300g에 설탕이나 꿀 600g과 25도 이상 소주 두 되를 함께 넣고 밀봉한 뒤 1개월쯤 서늘한 그늘에 보관해 두었다가 식전에 따끈하게 데워 한잔씩 마신다.

이것이 바로 국화 술인데 간을 보하고 간의

국화

염증을 낫게 하는 외에 피부미용에도 매우 효과가 높다. 풍으로 오는 두통, 신경통, 풍습(風濕)에도 효력이 뛰어나다.

약재 구기자, 지골피, 구기엽

구기자는 구기나무 열매이고 지골피는 구기나무 뿌리를 말한다. 구기나무 잎을 같이 섞어 달이는데 지골피 37.5g에 구기자 10g, 구기 엽 7.5g에 물 두 되를 붓고 달여 반으로 졸아들면 매일 식후에 한 잔 씩 복용한다.

약재 굴

싱싱한 굴을 날것으로 상식(常食)한다. 굴은 철분 등 미네랄, 아미 노산, 글리코겐 등 인체가 필요로 하는 영양분이 듬뿍 들어 있어 심 장병, 혈압의 이상, 정력 감퇴에 효과적인 건강식품인데 간장병의 치 료, 간 기능 강화에도 더 없이 좋다.

날것이 싫은 사람은 프라이를 해 먹어도 좋으나 5~8월 사이의 산 란기 것은 먹지 않는다.

약재 호박, 미꾸라지, 생강, 꿀

호박은 간장병에는 물론 신장병으로 부종이 있을 때 널리 약용하 는데 속을 파내고 겉껍질을 벗겨낸 늙은 호박에 미꾸라지, 생강, 꿀 을 넣고 오래 달여서 먹으면 간장병 치료는 물론 자양강장식으로 최 고이다.

약재 구절초, 인동덩굴, 익모초

위 약재를 깨끗이 손질하여 물을 넉넉히 붓고 삶는다.

어느 정도 삶아지면 건더기는 건져내고 그 물을 다시 엿처럼 곤다. 이것이 조청처럼 되면 식혀 환약으로 빚어 매일 식후 30분에 복용한다.

약재 계란, 현미식초

날계란을 젖은 한지에 서너겹으로 싸서 숯불에 구어 가루로 만들어 현미식초를 탄 물에 복용한다.

약재 굼벵이, 밀가루

굼벵이를 밀가루 속에 묻어 두면 배설물을 모두 배설하게 된다.

이것을 깨끗이 씻은 후 오지약탕기에 넣고 달여 그 물을 마신다.

약재 붉은팥, 소 쓸개

붉은팥을 삶아 말려 가루로 만든 후 소 쓸개를 짓찧어 함께 섞어 환약을 빚는데 녹두알 크기로 해서 한 번에 30알씩 하루 세 번 식후에 복용한다.

약재 용담초, 인진쑥

용담초를 말려 인진쑥과 함께 가루 내어 한 번에 4g씩 하루 세 번 복용한다.

용담초

약재 복숭아씨, 홍화, 산사(山査), 계내금, 냉이

간경화증이 심하거나 복막염과 합병됐을 때는 속껍질 벗긴 복숭아씨 40g, 홍화 40g, 볶은 산사 40g, 계내금 80g, 냉이 말린 것 40g을 섞어 가루 내어 벌꿀로 개어 환약을 만들어 하루 세 차례 식간에 더운 물로 30알씩 복용한다.

환약의 크기는 녹두알 만하게 만든다.

약재 죽엽(대나무잎), 뽕나무잎, 소엽, 생강

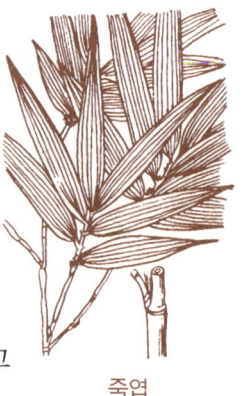

죽엽을 말려 두었다가 차처럼 달여 먹으면 좋다. 이것을 죽엽차라고 하는데 폐열(肺熱)을 없애주고 눈과 머리를 맑게 하며 소변이 잘 나오게 하여 혈압을 내리는 효과도 있다.

간염에는 뽕나무잎 말린 것, 소엽(蘇葉), 생강, 흰파 뿌리를 같이 넣고 달여서 먹으면 아주 좋다.

참대가지나 죽순(竹筍)도 같은 효능을 가지고 있다. 그러나 죽엽차 만큼 효과는 없다.

숙취를 풀어주는 데도 죽엽차가 효과적이다.

죽엽

약재 구기자, 벌꿀

구기자는 강정강장제의 효능도 가지고 있지만 간(肝)과 신(腎)을 강화시켜 성기능을 올려주는 작용을 한다.

구기자 세 되를 으깨고 이것을 물 9되로 달여 3분의 1로 줄어들면

즙을 짜고 찌꺼기는 물 두 되로 다시 달여 먼저 것과 섞어 냉장고에 보관해 두고 한 번에 큰 숟가락 하나씩 끓는 물 한 컵에 섞어 벌꿀을 타서 마신다. 벌꿀 대신 약간의 인삼주를 타서 마셔도 좋다.

8) 충수염

흔히 맹장염이라고 부르는 충수염(蟲垂炎)은 충양 돌기에 급성염증이 생긴 병이다.

염증은 항상 점막층에서 시작되는데 아랫배에 심한 통증을 동반한다. 급성과 만성이 있는데 급성인 경우는 보통 외과적 수술로 충양돌기를 떼어내야 한다. 이것을 보통의 배탈 정도로 방치했다가 염증이 파열하면 복막염으로 되어 고생하게 되고 잘못하면 생명을 잃는 수도 있다. 그러나 만성 충수염은 수술을 하지 않고 약물로 치료되기도 한다.

약재 우엉, 도라지

우엉은 우방(牛榜)이라고도 하고 씨를 우방자(牛榜子)라고 한다. 우엉의 잎이 충수염의 특효약이다.

충수염의 예방과 치료를 위해 우엉이나 우엉잎과 생도라지를 생즙으로 만들어 된장국에 넣어서 먹으면 좋다.

우엉잎을 재료로 쓰지만 이것으로 필요한 분량을 얻을 수 없을 때는 우엉을 같이 쓰면 된다. 된장국에 안 넣고 그냥 먹어도 된다.

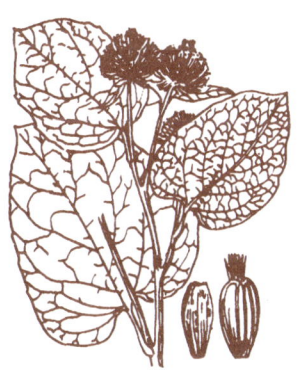
우엉

충수염은 알칼리성 식품이나 야채보다 산성식품인 육류나 흰설탕 등을 많이 먹는 사람에 잘 걸린다.

산성식품은 변비를 일으키기 쉽고 변비로 인해 대장 안에 숙변(宿便)이 쌓이면 노폐물과 부패된 독소가 많이 생기게 된다.

보통 맹장(盲腸)이라고 부르는 충수돌기는 인체에 필요 없는 것이라고 알고 있으나 실은 대장내의 독소를 제거하는 역할을 한다. 그러나 숙변이 쌓여 장안에 독소가 많아지면 맹장도 제 기능을 하지 못하게 되고 대장 안에 번식한 세균이 침입하여 염증을 일으키면 충수염이 된다.

약재 별꽃, 백지, 생강

충수염에 별꽃의 생즙이 효과적이라는 것은 잘 알려진 사실이다.

별꽃과 백지(생것, 생것을 구하기 힘들 때는 말린 것을 물에 불려서 쓴다), 생강을 등분하여 즙을 내서 한 번에 커피잔으로 한 잔씩 마신다.

또 별꽃 말린 것과 백지, 건강을 3g씩 넣고 물 한 사발을 붓고 달여서 물이 반으로 줄어들면 식혀서 먹는다.

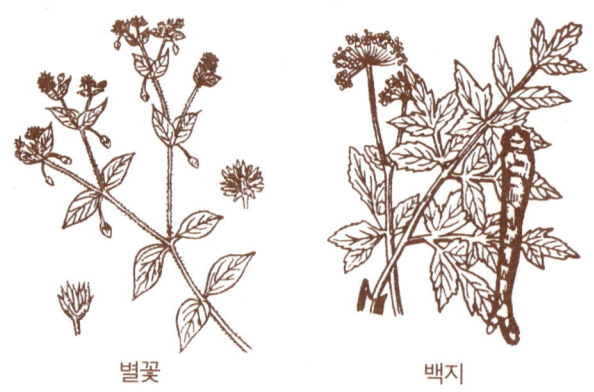

별꽃   백지

약재 갈근, 도인, 지각

세 가지 약재를 등분하여 가루로 만들어 더운물 한 컵에 티스푼으로 5개씩 타서 마셔도 효과가 있다. 이것은 응급처치로 심한 통증을 가라앉히는 작용을 하는데 근본지료는 어려우므로 의사에게 찾아가 정확한 진단을 받고 치료를 하는 게 좋다.

약재 양파, 무, 인삼

위 세 가지를 함께 갈아 즙을 내고 거기에 별꽃 말린 것으로 가루로 만들어 한 컵에 두 스푼 정도 넣어 먹는다.

이것은 일종의 청즙(靑汁)요법으로 효과는 사람에 따라 다르지만 나쁠 것은 없다.

약재 과루인, 대황

대황과 과루인을 달여 먹는다. 대황은 맹장염으로 오는 독소와 대장안의 노폐물을 배설시키고 소염작용을 하는데 좋고 과루인도 소염, 해열작용을 한다. 하지만 대황은 사약(瀉藥)이기 때문에 허약한 사람에게는 사용이 제한된다.

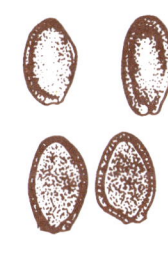

과루인

9) 담낭염

담낭염(膽囊炎)은 담낭에 세균이 침입해서 생기는 염증이다.

총담관구(總膽管口)에서의 혈행(血行)에 의한 감염으로 오는 하행성(下行性)이 있다.

담낭결석과 합병되어 생기는 경우도 있다.

담낭염을 일으키는 세균은 포도상구균, 연쇄상구균, 티프스균 등이다.

담석증이 악화되면 담낭관이 막혀 담낭에 담즙이 들어가지 못하여 담낭 점막에서 생기는 분비물이 고여 담낭수종(膽囊水腫)이 된다.

담낭염도 대개 식생활을 잘못하여 생기는 경우가 허다하다.

약재 시호(柴胡), 계지(桂枝)

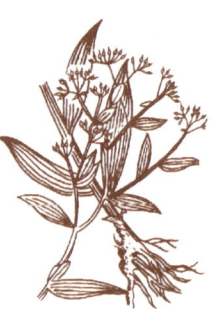

시호

해독, 진정, 진통작용이 있는 시호 20g에 계지 10g을 넣고 달여 그 물을 마신다.

한약으로는 소시호탕이나 시호계지탕이 쓰인다.

약재 감초, 지골피

구기자 나무 뿌리와 감초 각 20g을 물 한 되에 달여 반으로 줄어들면 아침저녁 식후에 복용한다.

약재 국화, 감초

담석증으로 심한 산통이 있을 때는 국화와 감초를 달여 그 물을 먹으면 진통이 된다.

담석증은 육류 등 기름진 음식을 많이 먹거나 설탕 등 맛있는 식품을 편식하는 사람에게 잘 생긴다. 특히 변비증세가 있는 여자들에게서 호발하므로 평소 식생활에 유의하여야 한다.

약재 인삼, 무, 산약

위 세 가지를 생즙을 내서 매일 식전에 한 컵씩 마신다.

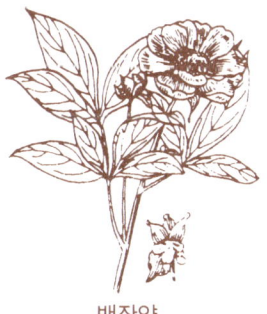
백작약

약재 백작약, 감초

백작약, 감초를 2대 1비율로 달여 매일 식전에 세 번 마신다.

약재 부추, 미나리

야생미나리 뿌리를 잘 씻고 부추도 깨끗이 손질하여 함께 청즙을 내서 먹는다.

약재 살모사, 술

살모사를 술에 담가서 밀봉하여 땅속에 묻어 두었다가 담낭염이나 담석증으로 가슴에 통증이 심할 때 조금씩 마시면 효과가 있다.

담낭염은 세균성으로 오지만 담석증은 시금치, 우유 등 칼슘 성분이 많은 음식을 편식했을 때 칼슘성분이 돌처럼 결정체를 형성해서 생긴다. 특히 담석증은 앉아서 일하는 사람에 많다. 보통은 담에서 결석이 생기더라도 담도를 통해서 장으로 빠져나와 체외로 배설되지만 결석이 크던가 결석이 통과하기 어렵도록 담도가 좁으면 문제가 생긴다. 요즘은 수술해서 빼내지 않고 밖에서 결석을 부수어 버리는 기계가 생겼지만 치료하는데는 엄청난 돈이 든다. 따라서 평소 식생활에서 식품을 균형 있게 섭취하고 위생을 철저히 하며 운동을 정기적으로 실시하여 병증이 생기지 않도록 해야 할 것이다.

10) 식중독

식중독(食中毒)은 대개 부패된 음식물이나 세균에 오염된 음식물을 섭취함으로써 생긴다. 그래서 계절적으로 늦은 봄부터 여름철 사이에 호발한다.

그러나 세균감염이 아니더라도 위장이 나쁘거나 정신불안, 심리적 번뇌, 먹기 싫은 음식물을 억지로 먹었을 때도 일어나는 수가 있다.

식중독의 증세는 다양하여 뱃속이 쓰리고 아프며 구토, 설사, 오한, 발열이 따르고 식은땀이 나거나 온몸에 붉은 반점이 생기거나 두드러기가 생기고 몹시 가려운 증세가 올 수도 있다.

심할 때는 사지마비, 쇼크현상이 생기고 생명이 위험할 때도 있는데 이 같은 현상은 독버섯, 독물에 오염된 식품을 잘못 먹었을 때 특히 잘 일어난다. 따라서 음식물은 항상 신선한 것을 섭취하고 여름철에 냉장고에 넣어 두면 변패가 안 될 것이라 안일하게 생각해서는 안되며 날로 먹는 음식을 조심해야 한다.

약재 길경(도라지), 녹두

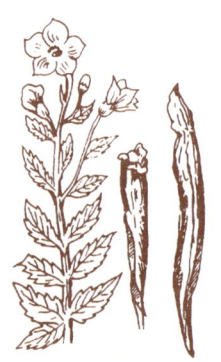

말린 도라지 가루 찻숟가락 2개, 녹두가루 2개를 물 한 사발에 풀어서 마신다. 두 가지가 갑자기 준비되지 않았을 때는 어느 것이건 한 가지만이라도 2~3 숟가락 물에 타 먹어도 제독이 되어 효과가 있다. 또 신선한 날도라지 2~3개를 으깨어 끓여 먹어도 좋다.

길경

산사, 동아

한약재로 쓰는 산사와 동아를 물 두 사발을 붓고 달여 반으로 줄어들면 차처럼 수시로 마신다.

여름철에는 생선류에 의한 식중독이 잘 발생한다. 따라서 여름에 생선요리를 할 때에는 반드시 생강, 마늘, 진피(陳皮)를 넣어 조리하면 식중독이 예방된다.

급할 때는 날가지의 즙을 내어 한 컵 마시는데 하루 3~5회 복용하면 신효하게 낫는다.

연뿌리즙을 내서 하루 3~4회, 한 번에 찻잔으로 하나씩 마셔도 효과가 있다.

생강, 마늘, 녹두, 진피(陳皮)

여름철 음식으로 녹두는 매우 좋다. 녹두를 삶아 설탕을 타서 국물과 찌꺼기를 한꺼번에 먹어도 되지만 식중독이 되었을 때 녹두, 생강, 마늘을 넣고 끓여 그 물을 마시면 치료가 잘 된다. 여기에 귤껍질 말린 것(진피)을 넣으면 더 좋다.

녹두와 쌀로 묽게 죽을 쑤어 먹어도 좋은데 녹두죽은 식중독을 예방 치료할 뿐 아니라 여름철 식욕이 없을 때 좋다. 녹두와 쌀의 비율은 반반으로 한다.

인삼, 감자, 무

인삼은 수삼 4년근 이상을 쓰고 감자와 무도 싱싱한 것으로 깨끗이 손질하여 믹서에 갈아 주스처럼 마신다. 인삼은 물론 무와 미나리도 해독작용을 하게 되어 속을 편안히 해 준다.

또 생강과 부추를 찧어 즙을 내어 마셔도 되고 병원에 가기 전에 쌀뜨물을 마시면 좋은데 좋은 쌀을 3홉쯤 몇 번 씻어낸 후 박박 문질러 뿌옇게 진한 뜨물로 만들어 복용한다.

약재 갈근, 감초, 검정콩

위 약재를 등분하여 물 두 사발을 붓고 달여 반으로 줄어들면 먹기 좋게 식혀 수시로 조금씩 마신다.

해바라기나 탱자를 달여 먹어도 효과가 있다.

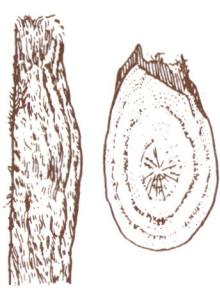

갈근

약재 백반, 오징어

날오징어 속의 먹물 세 마리분에 백반가루 2티스푼을 타서 마신다.

이 처방은 복어를 잘못 먹고 중독되었을 때 특히 좋다.

복어중독에는 생밤과 상추를 함께 으깨어 즙을 내 먹어도 좋고 참기름 세 숟가락을 복용해도 좋다.

갈근즙도 효과가 있다.

약재 소엽(蘇葉), 오이덩굴

오이덩굴과 소엽을 적당량 잘 손질하여 생즙을 내어 먹으면 게나 게장을 먹고 식중독을 일으켰을 때 효과가 있다.

생선요리를 할 때 소엽을 약간 넣으면 해독이 되어 식중독을 예방한다.

식중독으로 갑자기 토사곽란을 일으켰을 때 차전초 뿌리를 채취하여 깨끗이 씻어 여기에 옥수수수염을 혼합해 짓이겨 즙을 내이 먹으면 잘 치료된다.

차전초의 씨는 차전자(車前子)라고 하여 한 방에서 약재로 쓰는데 소염, 진해, 이뇨제로 쓰이며 설사를 멎게 하고 눈병이나 임질을 치료하는데도 쓰인다.

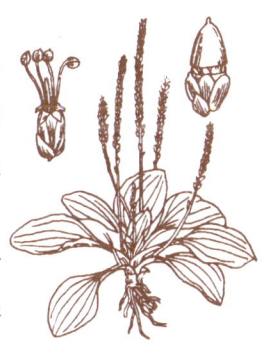

차전초

11) 숙취 · 주체

우리나라 사람들만큼 술 좋아하는 국민도 없을 것이다. 웬만한 성인 남성들은 술을 너무 많이 먹어 이튿날까지 깨지 않고 속이 뒤집히는 것처럼 거북한 경우를 안 당해본 사람이 드물 것이다. 이렇게 취기가 다음 날까지 가고 속이 안 좋은 상태를 숙취(宿醉)라고 하는데 이것은 과음(過飮)의 경우이다.

주체(酒滯)란 문자 그대로 술에 체했다는 말인데, 많은 술을 마시지도 않았는데 토하고 속이 쓰리고 아플 때를 이른다.

약재 인삼, 벌꿀

술병에 인삼 이상 좋은 약이 없다. 인삼을 3~4뿌리 달여 그 물에 벌꿀을 타먹으면 속이 편안해지고 취기가 풀린다. 시중에서 판매하는 인삼가루를 사다가 벌꿀을 따끈한 물에 타 먹어도 된다.

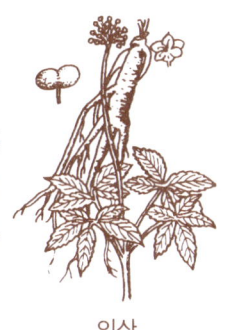

인삼

또 꿀물만 마셔도 한결 속이 부드러워지고 인삼만 달여 먹어도 효과가 있다.

국화, 보리, 북어

술병의 예방과 치료에 보리밥과 국화가 신약이다.

보리는 정백(精白)한 것 보다 싹눈이 완전히 제거되지 않은 거무스름한 보리로 밥을 짓는데 꽁보리밥이 좋고 만약 먹기가 안 좋으면 보리 70%, 쌀 30% 비율로 밥을 짓고 북어로는 국을 끓인다.

술병에 보리밥, 북어국에 국화술 한 잔을 곁들이면 아주 좋은 약이 된다.

보리에는 비타민 B₁ 복합제를 첨가한 것이 시판되고 있으나 이것은 좋지 않고 천연의 보리쌀을 그대로 이용해야 한다.

감초, 다시마

다시마는 해조류로서 건강식품의 하나이다. 다시마를 약간 태우고 감초도 노랗게 불에 구워서 가루로 만든다. 이 가루를 더운물에 타서 마시면 주독(酒毒)을 없애주고 술병을 예방 치료한다. 또 생다시마를 껌 씹듯이 그냥 씹어 먹어도 술병은 물론 니코틴을 해독시키는 작용을 한다.

다시마와 우유를 섞어 끓여 먹으면 당뇨병에 좋고 트림을 잘 하는 사람은 다시마를 씹어 먹으면 예방이 된다.

다시마 속에는 요오드, 일신산(酸), 철분과 같은 미네랄이 풍부하게 함유되어 있다.

간, 콩팥, 췌장과 같은 내장(內臟)의 기능을 강화하는데 잉어와 팥이 좋은 민간약이다. 중국에서는 팥 대신 잉어에 콩을 넣어 약용한다.

팥 두 홉을 하룻밤 물에 불린다. 살아 있는 싱싱한 잉어를 잘 손질하여 불린 팥과 함께 은근한 불에 하루 동안 곤다. 이렇게 조리한 국물과 고기를 함께 먹는다. 숙취의 예방 치료에도 좋지만 남성의 정력을 돋우는 데도 그만이다.

수삼 4년 근 한 뿌리와 연근 20g 정도를 함께 짓이겨 즙을 만들어 먹는다.

술을 마시는 사람 중에는 많이 먹지도 않았는데 쉽게 취하고 속이 안 좋은 경우가 종종 있다.

손님접대를 위해 술을 마시다가 이런 일이 생기면 난처하다. 속이 나쁘다고 자리에서 일어날 수도 없고 그렇다고 가만히 앉아 있기도 민망스럽다. 이런 때는 종업원에 부탁, 수삼과 연근으로 생즙을 만들어 오게 하여 여기에 생강즙을 조금 가미해서 먹으면 속이 편해지고 술도 잘 받는다.

술자리가 있는 날 술에 약한 사람, 속이 좋지 않은 사람은 미리 연근과 수삼으로 생즙을 만들어 한 잔 먹어 두면 숙취와 주체를 예방할 수 있다.

약재 자두, 편도

숙취가 자주 오는 사람은 자두와 편도(장미과에 속하는 낙엽 교목의 열매, 복숭아 같은 열매인데 좌우로 편평(扁平)하기 때문에 편도(扁桃)라 부른다)를 많이 먹는 게 좋다.

이 두 가지 과일은 알코올성으로 생긴 간염(肝炎)에 아주 좋은 약이다. 알코올성 간염을 방치해 두면 간경화증이 되므로 미리 치료해야 한다. 자두와 편도에는 비타민 B₂와 C가 다량으로 들어 있어 간염을 예방 치료하는데 더없이 좋다.

아침까지 술이 깨지 않거나 갑자기 성기능에 이상이 생기면 간에 이상이 있는 것으로 봐야 한다. 물론 정확한 진단을 받아봐야 한다.

술을 많이 먹는 사람은 간에 과산화지질이 축적돼 지방간(脂肪肝)이 되기 쉽다.

또 술에는 십중팔구 담배가 따르게 마련이다. 그런데 자두와 편도는 담배로 인한 해독도 없애주는 작용을 한다.

약재 대나무

직경 7~10cm 정도의 대나무를 30cm정도로 둥글게 썬다. 이것이 죽침(竹枕)이다. 죽침은 머리에 베어도 좋지만 등허리, 엉덩이 등 어디든지 사용할 수 있다. 이것을 머리맡에 놓고 엉덩이까지 굴리면 스트레스는 물론 숙취를 예방하는데 효과가 있다. 죽침으로 아침 기상하자마자 등에 마사지를 해 주는 것이 제일이다.

무리가 가해지지 않을 정도의 죽침에 의한 등뼈 자극은 발기부전을 치료하는 데도 좋고 여성의 아름다운 몸매 가꾸기, 생리불순, 변비 치료에도 효험이 있다.

오이, 인삼

알코올중독에는 날 오이 한 개, 수삼 4년근 한 뿌리를 잘 손질하여 즙을 내어 먹는다. 소주를 너무 마셔 취기가 가시지 않고 속이 뒤집힐 때는 날오이로 즙을 내어 먹어도 된다. 수삼이 없어도 괜찮다.

덩굴여주, 검정콩, 인삼

덩굴여주는 일본의 오키나와산 보다 중국산이 좋다. 여기에 검정콩을 넣고 된장국을 끓여 먹으면 숙취 예방·치료에 그만이다. 또 여름철 식중독과 설사를 방지하는 효과도 있으면서 정력을 높여 준다.

홍콩에 가면 식후 샐러드로 불린 검정콩, 콩나물, 덩굴여주를 식초로 버무린 것이 나오는데 건위소화제로 이용된다. 식사 후 이것을 먹으면 약간 과식이 되었다고 해도 탈이 없고 술이 지나쳐도 술병을 예방한다.

애엽(쑥), 생강, 마늘

세 가지 약재를 등분하여 물 두 사발을 붓고 달여 반으로 줄어들면 한 번에 찻잔으로 하나씩 마신다.

12) 기생충질환

기생충질환은 어린이에게 많지만 어른들에게도 흔히 볼 수 있다.

한 때 우리나라 아동들의 회충이환율은 90%를 상회한 적이 있으나 기생충박멸협회서 구충에 역점을 두고 사업을 전개하여 크게 감소되었고, 최근에는 1회 복용으로 체내의 모든 기생충을 없앨 수 있는 좋은 약들이 많이 시판되고 있어 기생충 보유자는 크게 감소되었다.

기생충에는 회충, 촌충, 요충, 구충 등이 있고 간, 폐디스토마가 있는데 디스토마는 한 번 걸리면 치료가 잘 안되므로 민물고기를 날 것으로 먹어서는 안 된다.

기생충은 대개 오염된 채소에서 체내로 들어오는데 충란(蟲卵)으로 들어와 체내에서 부화하여 유충이 된다. 이들 기생충은 우리가 섭취한 귀중한 영양소를 도둑질하기도 하지만 위장에서 다른 장기를 뚫고 들어가 여러 가지 병변을 일으키기도 한다.

약재 사군자, 계내금, 비자

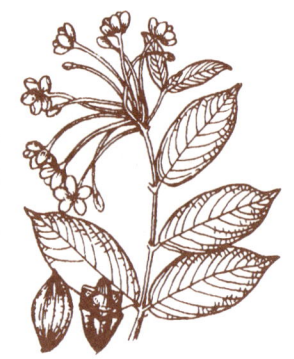

사군자는 씨를 제거하고 계내금은 잘게 썰어서 비자와 같이 볶아 가루로 만드는데 분량은 같은 양으로 하면 된다. 이 가루를 매일 아침 식전에 따끈한 물에 복용하는데 1~3세는 1g, 3~7세는 2g, 8~15세는 3.5g, 그 이상은 7g씩 복용한다. 이 약은 회충을 없애는데 효력이 있다.

사군자

약재 석류껍질, 돼지족발

돼지족발은 털을 제거하고 깨끗이 씻은 다음 으깨고 여기에 석류껍질 100g을 넣어 물 세 되를 붓고 흐물흐물해질 때까지 고아, 고약처럼 되면 서늘한 곳에 보관해 두었다가 아침 식전에 어린이는 찻숟가락 하나를 끓는 물에 풀어서 복용한다. 어른은 찻숟가락으로 세 개 정도씩 복용하면 된다. 계속 3일간 아침 공복에 복용하면 회충이 없어진다.

약재 **오매(烏梅), 빈랑**

오매 12개, 빈랑 80g을 물 두 되에 넣고 달이는 데 빈랑은 약간 노릿 노릿하게 태워서 쓴다. 이렇게 달인 물이 반으로 줄어들면 어린이는 찻잔으로 반, 어른은 한 잔씩 아침 식전에 마신다.

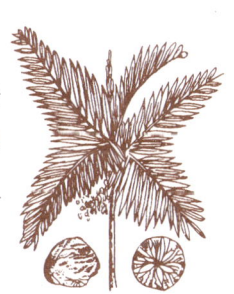

빈랑

약재 **비자껍질, 앵두나무 뿌리**

비자(榧子)는 껍질을 벗기고 앵두나무 뿌리를 채취해서 깨끗이 손질하여 75g정도 장만한다. 여기에 껍질 벗긴 비자를 7알정도 넣고 물 2되를 달여서 반으로 줄어들면 식혀서 아침 식전에 복용한다. 어린이는 한 번에 큰 숟가락으로 하나 정도, 어른은 찻잔으로 하나 정도씩 마신다.

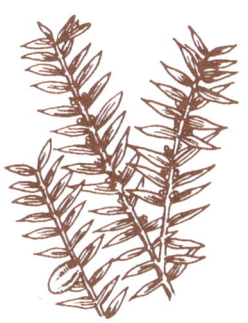

비자나무

약재 **마자인, 호박씨**

호박씨는 볶은 후 껍질을 깐다. 마자인은 깨끗이 손질하여 으깬다. 이것을 각 40g정도 같은 분량으로 하여 흰 파 뿌리를 넣고 달여서 아침 식전에 어린이는 찻잔으로 반, 어른은 한 잔씩 복용한다.

이 약은 구충(鉤蟲), 조충(條虫)의 구제에 쓰인다.

약재 **마늘, 사군자, 비자**

마늘은 껍질을 벗기고 사군자는 씨를 뺀다. 비자도 껍질을 제거하여 각각 40g씩 같이 으깬 후 물 두 되를 붓고 달여 아침 식전에 어린이는 찻잔으로 반잔씩, 어른은 한 잔씩 복용한다. 이것 역시 구충과 조충을 없애는 약이다.

또 모과를 으깨어 흑설탕 물에 복용해도 좋다.

옛날에는 회충 때문에 속이 메스껍고 배가 아플 때 어린이에게 담배를 피우게 하여 횟배 때문에 담배를 배운 사람도 있었다. 그러나 이것은 증상을 가라앉힐 뿐 근치는 안 된다.

2. 호흡기의 병

1) 감기

호흡기 질환 중 제일 흔한 것이 감기(感氣)이다. '감기는 만병의 근원'이란 말이 있듯이 얕잡아 볼 병이 아니다.

감기는 독감처럼 바이러스에 의해서도 생기지만 몸과 마음에 스트레스가 많이 쌓였을 때에도 오고, 특히 환절기에 체온조절을 잘못 하거나 음식물 섭취에 이상이 생겼을 때도 올 수 있다.

우리가 보통 몸살감기라고 부르는데 이것은 과로나 정신적 피로 때문에 신체의 저항력이 약해졌을 때 두통, 발열, 오한이 오면서 몸전체가 아프고 뻐근해지는 데서 나온 말이다.

감기가 악화되면 식욕부진과 함께 정신쇠약상태가 되어 어린이는 기관지염, 폐렴에 걸리기 쉽고 어른도 병과 합병되기 쉬우므로 초기에 치료해야 한다.

감기는 양약보다 한약이 좋고 영양가 높은 음식을 충분히 섭취하면서 안정을 취하는 것도 한 방법이다.

감기는 민간요법으로 효과를 보는 경우가 많이 있다.

약재 **죽엽, 인동덩굴, 파 뿌리**

세 가지 약재를 함께 물 두 되를 붓고 달여 반으로 줄어들면 하루 세 번, 한 번에 찻잔으로 하나씩 복용한다.

인동덩굴은 독감에도 매우 효과적인 약이다. 먼저 잎을 따서 말린다. 잘 말린 인동덩굴잎 75g과 역시 말린 대나무잎 75g에 파 뿌리 3개를 넣고 달이면 된다.

인동덩굴잎을 감기에 걸리지 않았어도 끓여 차처럼 마시면 감기의 예방효과가 있고 피부 미용에도 좋다.

담즙의 분비를 촉진시켜 주는 작용도 있다고 알려졌으며 냉중에도 쓰인다.

또 허리 아픈데, 어깨 결린데, 요도염에도 효과가 있다.

인동덩굴

약재 **모려각(굴껍질), 생강, 흑설탕**

세 가지 자료를 등분하여 물 두 되를 붓고 달여 반으로 줄어들면 한 번에 한 컵씩 마신다.

모려는 한방약으로 수렴작용이 있으며 진정작용도 있어 가슴이 뛰고 울렁거릴 때 효력이 있는 약이다.

약재 **무, 물엿, 생강**

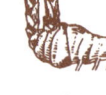

생강

무를 좋은 놈으로 골라 얇고 둥글게 썰어 유리항아리에 넣고 여기에 다시 생강을 껍질을 벗겨 잘 저며서 가미한 후 물엿을 넣고 섞는다. 이렇게 해서 응달에 보관해 두면 무와 생강에서 물이 흘러나와 즙이 생겨난다. 물엿이 섞인 즙을 한 번에 큰 숟가락으로 두 세 개씩 복용하면 목 감기에 좋고 가래나 기침을 낮게 한다. 물엿 대신 벌꿀을 쓰면 더욱 더 좋다.

유리항아리에 고인 즙을 다 먹고 자면 무 찌꺼기가 남는데 이것을 동치미무 먹듯이 찬으로 먹으면 빈혈에 아주 효과적이다.

약재 매실, 소금, 식초

푸른색의 매실을 소금에 저려두면 자연적으로 물이 생기는데 이것이 매실즙이다. 매실즙을 별도로 용기에 넣어 냉장고에 보관해 두고 감기 기운이 있을 때 큰 숟가락으로 한두 스푼씩 더운 물에 타서 복용하면 좋다. 새콤한 매실장아찌를 만들기 위해 식초를 가미하기도 하는데 그 맛이 일품이다. 이렇게 만들어진 매실장아찌와 매실즙은 감기는 물론 설사, 복통에도 좋다.

또 먹기 좋게 매실즙에는 다른 과일즙을 섞어도 효과는 같다. 매실 속에는 구연산이 들어 혈액을 알칼리성으로 만들어 주고 간(肝)기능을 강화해 준다.

천식이 있을 때는 매실즙에 연근즙을 섞어 복용하면 효과적이다.

발작이 심할 때 진정효과가 뛰어나다.

매실장아찌 한 개를 찻잔에 넣고 여기에 생강 저민 것 두세 쪽을 넣은 후 뜨거운 엽차를 부어 젓가락으로 매실장아찌를 으깨면 매실장아찌 생강탕이 된다. 이것을 아침 식전에 한 잔씩 마시면 웬만한 감기는 싹 낫는다.

생강은 발한작용이 있어 몸을 따뜻하게 해주고 매실은 새콤한 신맛의 근원인 유기산이 워나 장속에서 강한 산성반응을 하여 몸 안에 들어온 병균의 활동을 저지한다.

약재 갈근, 생강, 남천축열매

남천축열매 20개, 생강 세 쪽에 갈근(칡 뿌리) 20g을 물 한 되에 넣고 달여 반으로 줄어들면 한 번에 찻잔으로 한 잔씩 수시로 마신다. 초기 감기는 물론 기침을 동반하는 감기에 더없이 좋다.

남천축열매는 진해작용이 있어 심한 기침도 멎게 해준다.

약재 진피(陳皮), 탱자, 파 뿌리, 무씨

진피, 탱자 각 20g, 파 뿌리 세 개를 물 한 되에 넣고 달여서 반으로 줄어들면 먹기 좋게 식힌다. 이 물 한 잔에 무씨를 볶아서 가루로 만든 것을 찻숟가락으로 두 개씩을 넣어 복용한다. 하루 세 번씩 2~3일 복용하면 감기기운이 사라진다.

약재 차전초(질경이)잎, 청주, 벌꿀

어린이들이나 노인이 감기에 걸리면 잘 안 낫는다. 이런 때는 차전초잎을 채취하여 차곡차곡 약탕기에 넣고 잎이 잠기도록 청주를 붓고 은근한 불에 삶는다. 물이 술잔 하나 정도로 줄어들면 찻잔에 옮겨 부어 벌꿀을 타서 먹는다. 맛도 좋고 효과도 있어 이상적인 어린이 감기약이다. 웬만한 감기는 이 같은 방법으로 한 번만 복용하면 낫지만 한 번에 안 나으면 두세 번 그렇게 하여 복용하면 신통하게 치료된다.

차전초잎은 생것이 좋지만 겨울에는 말려두었다가 사용해도 된다.
특히 기관지가 약한 사람이나 신장기능이 좋지 않은 사람에게 권장할만한 약이다.

약재 진피(陳皮), 생강, 청주, 계란

청주 한 컵을 부글부글 끓을 정도로 덥힌 후 계란 두 개를 깨 넣고 잘 풀리도록 저어 취침 전에 마시고 잔다. 초기 감기는 계란 술 한 산이면 해결된다.

계란술은 혈액순환을 좋게 하고 몸을 덥게 하는 작용이 있어 몸에 이롭다.

다른 이용법으로는 청주 한 컵에 계란을 먼저 풀고 여기에 귤껍질과 묵은 생강으로 만든 즙을 각각 한 스푼씩 가미하여 따뜻하게 덥혀서 마신다.

어떤 지방에서는 찬 청주에다 계란을 타 먹기도 하지만 따끈하게 덥혀서 먹는 것이 더 효과적이다.

약재 무, 인삼, 벌꿀

무 한 뿌리, 4년근 수삼 한 뿌리로 즙을 만들어 한 번에 한 컵씩 복용하는데, 한 컵에 벌꿀을 찻숟가락으로 둘씩 타서 먹는다. 벌꿀이 없을 때는 물엿이나 흑설탕을 대신 써도 된다.

약재 모과, 배, 벌꿀

모과를 잘게 썰고 배도 살만 저며 꿀에 재웠다가 꺼내 먹는다.

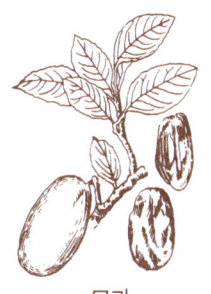

모과

약재 마늘, 사과, 소주

여름철에 심한 몸살과 감기가 겹쳤을 때는 소주에 마늘과 사과즙을 섞어서 몇 차례 복용하면 효과가 있다.

약재 살구씨, 도라지, 벌꿀

살구씨(행인)와 도라지(길경)를 각 30g씩 물 두 되에 달여 반으로 줄어들면 유리항아리에 보관해 두고 한 번에 한 컵씩 따뜻하게 해서 먹는데 먹을 때 꿀을 한 숟가락씩 타서 마신다.

약재 창출, 진피(陳皮), 갈근

세 가지 약재를 같은 분량으로 달여 그 물을 복용하고 땀을 낸다.

약재 생강, 파 뿌리, 콩나물, 물엿

20g 정도의 콩나물을 머리와 뿌리를 제거하여 깨끗이 씻은 후 물기를 없애고 여기에 생강 3g 정도를 짓찧어 넣은 후 그 위에 물엿을 부어 따뜻한 곳에 놓아 두면 물이 생기는데 그 물을 한 번에 커피잔으로 한 잔씩 마신다.

2) 기관지염

기관지에 생긴 염증(氣管支炎)으로 초기에는 헛기침이 나고 이어서 가래가 나온다. 가래는 처음에는 물처럼 투명하다가 점차 담홍색을 띠고 나중에는 농이 섞여 나온다.

보통 감기와 병발하는 게 특징이며 증상도 감기와 유사해서 목감기라고 부르기도 한다. 기침을 동반하는 감기의 십중팔구는 기관지염으로 이행된다.

식욕이 저하되고 머리가 아프며 열이 있다. 기관지염을 초기에 치료하지 않고 방치해 두면 폐렴이 합병되기 쉬운데 특히 어린이나 노인 등 저항력이 약한 사람에게서 그런 현상이 많다. 조기 치료가 무엇보다 중요하다.

<약재> 치자, 죽엽

치자는 옛날 식용색소의 재료로 애용되기도 했지만 한약 재료로 널리 쓰이고 있다.

말린 치자 20개 정도를 죽엽 10g과 함께 넣고 약한 불에 은근하게 달인다. 시간이 흐르면 위스키 빛깔이 나는데 이 물을 한 번에 큰 숟가락으로 하나씩 복용한다. 몇 번 복용하면 목의 불쾌한 감이 가시면서 기침도 멎는다.

이 약은 편도선염에도 아주 좋다.

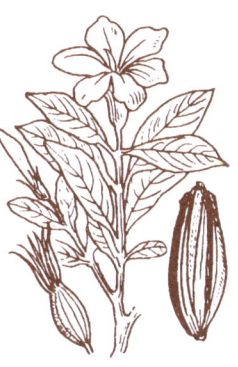

치자

<약재> 길경, 벌꿀

기관지염에는 길경주(도라지술)가 좋다. 길경주는 호흡기계통을 강화하고 기침을 멎게 하며 담을 없애고 답답한 목을 시원하게 해 준다.

산도라지(백도라지가 좋다) 잘게 썬 것을 300g정도 장만한다. 이것을 소주(25도 이상) 두 되와 함께 항아리나 유리용기에 담고 벌꿀 600g을 넣어 밀봉해 두었다가 1개월 이상 지나면 매일 식전이나 식후에 따끈하게 덥혀서 한 잔씩 마신다.

이 술은 병이 없을 때 건강을 위한 약용주로도 좋다. 도라지 대신 더덕을 쓰면 향기도 좋고 약 효과도 더 낫다.

약재 진피(陳皮), 검정팥, 벌꿀

검정팥을 잘 씻어 삶은 후 벌꿀과 진피를 잘게 썬 것을 넣고 다시 은근한 물에 조린다. 이렇게 조린 것을 한 번에 큰 숟가락으로 2~3개씩 복용한다.

검정팥은 콩의 일종으로 껍질이 검기 때문에 흑두(黑豆)라 부르기도 한다. 지방분은 다른 콩과 마찬가지로 대부분 리놀산, 리놀레인산으로 되어 있어 콜레스테롤이 함유돼 있지 않은 식품이다. 검정팥은 옛날부터 목소리를 좋게 하고 기침을 멎게 하는 작용이 있다고 알려져 있다.

또 귤껍질인 진피는 비타민C가 많이 들어 있는 한방 감기약으로 효과가 높다. 진피와 검정팥, 벌꿀이 혼합되어 기관지염에 좋은 작용을 하게 된다.

약재 연근, 귤껍질, 무

먼저 무를 잘게 썰어 유리항아리에 담고 벌꿀로 재워 10일쯤 보관해 둔다. 이렇게 하면 무에서 나온 수분과 벌꿀이 혼합되어 무엿처럼 되는데 여기에 연근을 조려서 생긴 액체에 적당히 단맛이 나도록 조미하여 연근탕을 만든다. 연근을 삶아서 만든 액체는 건조시킨 연근을 썰어서 주전자에 넣고 처음의 물이 반으로 줄어들 때까지 바짝 줄인다. 이렇게 하면 진한 갈색의 액체가 만들어 지는데 이것을 하루에 세 번에 나누어 복용하면 기관지염 치료에 효과적이다.

생연근을 갈아 생즙을 만들어 벌꿀을 타서 마셔도 된다.

약재 산초, 달걀

달걀은 삶아서 산초기름에 튀겨 먹는다.

약재 길경, 살구씨, 찹쌀

말린 백도라지 뿌리와 살구씨를 각 20g씩 가루로 만들어 찹쌀미음을 쑤어 한 공기에 티스푼으로 두 개씩을 타서 먹는다.

약재 모과, 밤나무잎, 무씨

모과는 적당히 잘게 썰고 응달에서 말린 밤나무잎을 20g 정도 물한 되에 함께 달여 처음의 물이 반으로 줄어들 때까지 졸인다.

무씨는 깨를 볶듯이 볶아 가루로 만든다. 무씨 가루 티스푼 하나를 앞에서 얘기한 모과, 밤나무잎 달인 물에 타서 먹는데 한 번에 커피 잔으로 하나 정도면 적합하다.

약재 과루인, 천문동

과루인과 천문동을 같은 분량으로 달여서 아침저녁 식후에 찻잔으로 하나씩 벌꿀을 타서 마신다.

천문동

약재 상백피, 복숭아나무

뽕나무껍질을 깨끗이 손질하고 복숭아나무는 작은 가지를 잘게 썰어서 함께 넣고 달여 복용한다.

상백피는 뽕나무 속껍질을 말하는데, 한약재로서 소염, 이뇨작용과 함께 강력한 진해 작용이 있어 기관지염에 좋다.

뽕나무 뿌리는 중풍치료약으로 쓰이기도 한다.

약재 수세미, 노회(알로에)

수세미와 알로에를 같은 분량으로 하여 짓찧어 즙을 내어 먹는다.

3) 폐렴

폐렴(肺炎)은 세균성폐렴과 기관지폐렴의 두 가지가 있는데 일반적으로 위험한 병으로 생각하고 있는 것이 세균성폐렴이다. 세균성폐렴은 폐렴쌍구균이라는 세균에 감염되어 발병하는 질환이다.

▶ 세균성 폐렴의 증상 : 급성 폐렴이라고도 하며 갑자기 섭씨 40도 전후의 고열이 나고 어린이들은 깜짝깜짝 놀란다. 고열이 계속되면 오한과 두통, 구토가 있고 호흡이 곤란해진다. 기침, 가래가 있으며 잠을 잘 못자고 괴로워한다. 고열은 1주일에서 10일정도 계속되다가 급속히 정상 체온으로 회복되는데 몸이 약하거나 심장이 허약한 사람은 고열을 견디지 못하여 사망하는 수가 있다. 옛날에는 소아사망의 큰 원인 중 하나가 폐렴이었으나 최근에는 좋은 항생제가 많이 개발되어 폐렴으로 생명을 잃는 예는 드물다.

▶ 기관지폐렴의 증상 : 감기가 기관지염 비슷한데 서서히 진행되는 것이 특징이다. 그러나 이 질환도 나중에는 섭씨 38~40도의 신열이 있고 세균성폐렴과 비슷한 병태를 나타낸다.

약재 **대추, 무, 벌꿀, 참기름**

좋은 무 한 개를 깨끗이 손질하여 썰고 대추 20개를 물 한 되에 같이 넣어 반으로 줄어들게 달인다. 반쯤 달이다가 참기름 큰 숟가락으로 2개, 벌꿀 세 숟가락을 넣고 같이 달여 아침저녁으로 찻잔으로 한 잔씩 복용한다.

약재 **매실, 현미**

현미 한 홉을 은근한 불에 죽을 쑤는데 매실을 3~4개 넣어서 만들어 하루 세 차례 먹는다.

약재 **길경, 감초, 뱀장어 기름**

뱀장어는 옛날부터 폐렴의 민간약으로 애용되어 왔다.

요즘은 뱀장어 기름을 건강식품으로 만들어 팔고 있다. 감초와 길경을 같은 분량으로 가루로 만들어 뱀장어 기름에 개어 한 번에 한 숟가락씩 복용하면 좋다.

복용하기가 번거로우면 뱀장어 두서너 마리를 푹 고아 살이 흐물흐물 해지면 국물과 살을 함께 먹어도 효과가 있다. 뱀장어는 약이 되면서 몸의 허약을 보해주는 역할도 한다.

특히 어린이나 노인 등 허약자의 폐렴에 아주 좋은 민간약이다.

약재 **오징어, 잣나무잎, 보리**

마른오징어 한 마리를 불에 까맣게 타도록 굽는다. 잣나무잎도 마른 것을 노란색이 나도록 굽는다. 이것을 같이 빻아 가루를 만들고 보리로 밥을 지어 위 두 재료로 만든 가루를 혼합하여 짓이겨서 폐의 환부에 붙이면 고열이 내리는데 한 번 붙인 것은 3~4시간 두었다가 다른 것으로 갈아 붙인다.

약재 잉어, 참기름

살아 있는 잉어 머리를 잘라 생피를 받아 참기름을 한두 방울 떨어뜨려 마신다.

약재 달팽이, 메밀

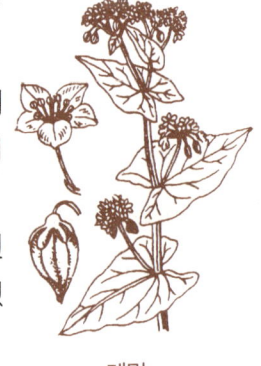

달팽이를 불에 까맣게 태워 가루로 만들고 여기에 약간의 메밀가루를 섞어 따끈한 물에 한 티스푼씩 타 한 번에 찻잔으로 한 잔씩 복용한다.

그러나 이 같은 가정요법은 응급수단이고 병원이나 한의원을 찾아가 근본적인 치료를 하는 것이 원칙이다.

메밀

4) 폐결핵

폐결핵(肺結核)은 결핵균의 감염에 의해 발병하는 소모성 만성질환이며 전염성 질환이다.

주증상은 미열, 체중감소, 식은 땀 등이며 처음에는 감기증세처럼 시작하여 오래 지속되다가 서서히 만성으로 진행하기 때문에 대부분 환자들은 정확한 발병 시기를 잘 모른다. 이 같은 증세 외에 기침, 가래, 흉통, 호흡곤란, 심한 권태감, 식욕부진 등이 나타나며 때로는 열만 심하고 아무런 다른 증상을 못 느낄 때도 있다.

일반적으로 폐결핵에 걸린 사람은 신경질적이 되고 감정이 예민해지는 게 보통이다.

폐결핵에 감염되면 식욕이 떨어지고 체중이 감소되며 빈혈이 동반되어 입술과 손톱의 붉은 빛이 없어진다. 여성의 경우는 월경이상이 생기기도 하고 월경전후의 심한 열이 있다.

좋은 항결핵제들이 많이 생겨 결핵퇴치에 크게 공헌했으나 아직도 결핵은 퇴치되지 않고 있다.

약재 맥문동, 금은화, 백급

맥문동 반 근, 금은화 한 근, 백급 150g을 가루로 만들고 여기에 껍질 벗긴 마늘을 짓찧어 한데 반죽하여 녹두알 크기로 환약을 빚어 매일 세 차례 식후 20알씩 복용한다. 증세가 심할 때는 복용량을 30알로 늘린다.

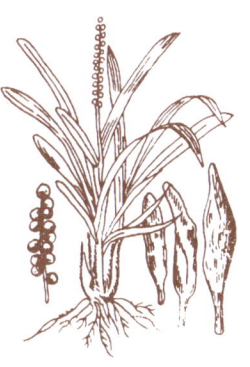

맥문동

약재 연근, 마늘, 돼지허파

연꽃 뿌리를 깨끗이 손질하여 잘게 썰고 돼지허파도 잘게 썰어 국을 끓여 먹는데 연근과 돼지허파는 각각 반씩으로 하여 여기에 마늘 한 통을 까 넣는다.

약재 은행, 콩기름

약간 덜 여문 은행을 두 되 정도 장만하고 여기에 콩기름을 은행이 충분히 잠길 정도 붓고 밀봉하여 100일 동안 저장해 두었다가 매일 식간(食間)에 은행 한 알씩을 꺼내어 씹지 않고 삼킨다. 이때 더운 물을 한 모금씩 마시는데 열흘이 지나면 한 번에 두 알씩, 1개월 후에는 세 알씩 계속 복용하면 뛰어난 효과를 나타낸다.

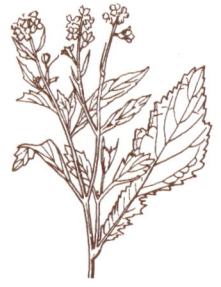

약재 겨자, 감자, 밀가루

감자를 갈아서 밀가루와 겨자가루로 반죽하여 하루 한번씩 가슴 앞뒤에 붙인다.

겨자

약재 뱀, 술

뱀은 폐결핵에 좋은 민간약으로 많이 이용되고 있다. 뱀(살모사나 능구렁이)을 잡아 산채로 큰 유리항아리에 넣고 40도 이상의 술을 부어 밀봉하여 한 달 이상 땅속에 묻어 두었다가 꺼내어 하루 세 차례씩 식사 때 반주처럼 먹는다.

또 누에로 술을 만들어 먹어도 효과가 있고 고슴도치를 고아 국물과 살을 먹어도 좋다.

약재 구기자엽, 지골피, 목이버섯

세 가지 약재를 40g씩 차처럼 끓여 매일 세 차례 식전에 복용하는데 한 번에 커피잔으로 한 잔씩이 적당하다. 먹을 때 벌꿀을 한 스푼씩 타서 마시면 더 좋다.

약재 산약, 갈근, 밤송이, 다람쥐

다람쥐 한 마리를 잡아 털과 내장을 제거하고 산약, 갈근 각 120g

씩 넣고 물 두 되가 한 되 정도로 줄어들 때까지 달여서 마신다.

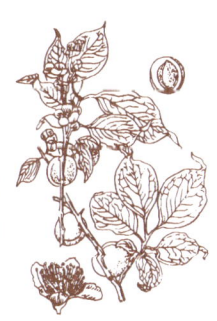

오매

약재 오매, 패모, 곶감

각혈을 하는 폐결핵 환자는 오매(烏梅)를 기왓장
위에 놓고 태워서 가루로 만들어 한 번에 3~4g씩
복용하는데 곶감과 패모(貝母) 달인 물에 복용하면
좋다.

약재 들국화, 검정깨, 검정콩, 호두, 솔잎

들국화 잎을 따서 말리고 검정깨와 검정콩은 잘 씻어 말려 볶는다.
호두는 껍질을 까고 속알맹이로 한다. 이것들을 한데 섞어 가루로 만
들어 오염되지 않은 솔잎 달인 물에 한 번에 4g씩 복용한다.

5) 천식

천식(喘息)은 보통 기관지천식이라 부르는데 한방에서는 효천증
(哮喘症)이 라고 한다.

천식은 심장성천식과 기관지성천식으로 구분하는데 대부분이 기
관지성이다. 그래서 천식을 기관지천식 또는 폐기관지천식이라고 한
다.

여러 병들 중 가장 참기 어렵고 고통스러운게 기관지천식이다.

발작이 시작하면 안색이 새파랗게 질리고 숨이 끊어지는 것 같이
고통스러우며 그르렁그르렁 가래 끓는 소리가 나는데 야간에 특히
심하다. 발작은 수 시간 계속되는 짧은 것에서부터 수 일동안 계속되
는 장기적인 것이 있는데 주기적으로 발작이 일어난다.

옛날에는 주로 노인층에 많았으나 요즘은 알레르기성천식이라고 해서 어린이들에게도 호발되어 난치병이 하나로 꼽히고 있다.

약재 행인, 벌꿀

천식은 특히 봄, 가을, 환절기에 심하고 가을에서부터 봄까지 지속되는 경우도 많다. 기후조건, 특히 봄철에 꽃가루가 바람에 날릴 때 심하다.

천식의 발작증세(전구증상)가 있을 때는 즉시 살구씨(행인)를 씹어 먹는데 이 때 벌꿀을 따끈한 물에 타서 먹으면 효과적이다.

행인은 천식에 애용되는 약이다. 그러나 행인 속에는 약간의 청산이 함유되어 있어 많이 먹으면 안 되고 한 번에 어린이는 세알, 어른은 다섯 알 정도가 좋다.

행인

약재 사삼, 수세미

수세미는 불교의학에도 나오는 천식약이고 사삼은 더덕의 한방약 이름인데 둘 다 천식에 좋다. 두 가지를 달여 먹어도 좋고 생것을 함께 즙을 내어 복용해도 치료효과가 높다.

심장병, 폐렴에도 좋다.

약재 백출, 무

백출은 삽주 뿌리의 한방약 이름이다. 건위, 이뇨, 진통 효과가 있는 이 약은 천식에도 좋다. 날깃을 생무와 함께 즙을 내어 먹으면 좋

은데 도시에서 구하기가 힘들기 때문에 건재약
방에 가서 건조된 것을 사다가 가루로 만들어
무즙에 섞어 먹으면 된다.

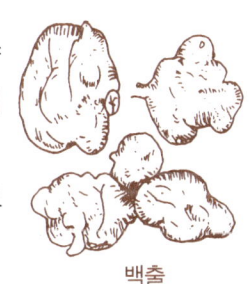

백출은 강력한 진통효과가 있어 신경통에도
좋다.

백출

약재 **지룡(지렁이), 개구리**

개구리와 지렁이는 둘 다 천식의 특효약이다. 말려 두었다가 가루
로 만들어 벌꿀을 탄 따끈한 물에 복용해도 좋지만 생것을 푹 달여
먹어도 효과가 있다.

약재 **하눌타리 열매, 벌꿀**

하눌타리 열매는 한방에서는 과려인이라고 한다. 이 약은 소염, 진
해 작용이 있어 기침약으로 애용되는데 하눌타리 열매 윗부분을 잘
라낸 후 속을 파내고 벌꿀을 채워 찜통에 넣고 찌면 물이 고인다. 이
물을 복용하면 천식발작이 치료된다.

약재 **백자인, 도인, 벌꿀**

폐결핵 환자가 천식까지 동반했을 때는 도인(桃仁) 300g 백자인
(柏子仁) 150g을 한데 짓찧어 벌꿀 600g과 함께 은근한 불로 서서히
달여 병에 담아 냉장고에 보관해 두었다가 매일 식후에 큰 숟가락으
로 하나씩 끓는 물에 타 마신다.

천식뿐 아니라 빈혈에도 좋고 여자들의 피부미용에도 효과적이다.

약재 마황, 녹두

한약재인 마황은 호흡곤란, 천식의 특효약이
다. 마황과 녹두를 같은 양으로 하여 가루로 만
들어 따끈한 물에 3~4g씩 복용하면 좋다.

마황을 가루로 만들 때는 약간 볶아 쓰는데
천식 발작으로 숨이 차고 몹시 고통스러울 때
복용하면 효과가 있다. 이때 토종꿀물에 복용
하면 더 좋고 토종꿀이 없을 때는 양봉 꿀도 괜
찮다. 꿀이 없을 때는 따끈한 물에 복용하거나
구기자차에 복용해도 된다.

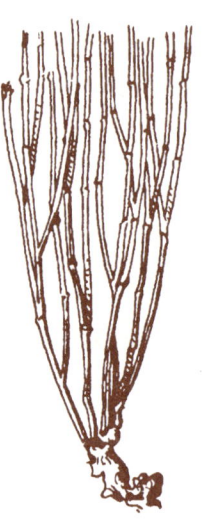

마황

약재 마황, 계란껍질

계란껍질은 속의 흰막이어야 한다. 이것을 많이 모아 40g 정도의
가루를 만든다. 여기에 마황을 살짝 볶아서 만든 가루 18g을 한데 섞
어 보관해 두었다가 갑자기 천식 발작이 시작되면 따끈한 물이나 벌
꿀을 탄 물에 1회 1g씩 복용한다. 매 시간마다 1~2회씩 복용하면 천
식 발작이 진정되고 천식 환자가 이것을 매일 식전마다 복용하면 발
작을 예방할 수 있다.

약재 진피(陳皮), 무, 벌꿀

무는 강판에 갈아 즙을 만들고 여기에 벌꿀과 진피(귤껍질)를 넣고
달여 먹는다.

무, 생즙에 생강을 짓찧어 함께 즙을 만들어 먹어도 효과가 있다.

약재 관동화(款冬花), 행인, 계피

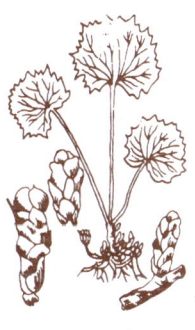

살구씨, 관동화, 계피의 세 가지 한약재를 같은 양
으로 섞어 가루로 만들어 두었다가 매일 한 번에 3g
씩 3~5회로 나누어 복용한다.

이 약도 꿀물에 복용하는 것이 효과적이다.

관동화

약재 도라지, 배, 진피(귤껍질), 모과

모두 생것을 약재로 쓴다. 도라지를 잘 씻어 겉껍질을 벗기고 저민
다. 귤껍질도 잘 씻어 썰고 모과도 칼로 빚어 함께 흑설탕이나 벌꿀
에 재어 둔다. 이렇게 하면 물이 생겨나는데 그 물을 먹으면 된다.

생 마늘을 장기간 먹어도 좋고 홍당무와 생강으로 즙을 내어 먹거
나 달여 먹어도 효과가 있다.

약재 패모, 잉어, 생강, 찹쌀, 진피(陳皮)

산 잉어 3~4근짜리를 비늘과 내장을 제거하고 찹쌀 두 홉, 생강 세
쪽, 귤껍질 3개분을 물에 붓고 걸쭉하게 죽을 쑤어 먹는다.

또 잉어에 패모 40g을 넣고 달여서 그 물을 마셔도 된다.

닭에 대추, 행인을 넣고 푹 고아 먹어도 효과가 있다.

달팽이를 말린 다음 가루로 만들어 꿀물과 함께 복용해도 좋다.

약재 상백피, 지골피, 감초

뽕나무껍질을 상백피라 하는데 소염, 이뇨, 완화, 진해 작용이 있
는 한방약이다. 상백피는 구기나무 뿌리인 지골피와 감초를 같은 분

량으로 하여 물 한 되를 붓고 너무 세지 않은 불에 달여 반으로 줄어들면 한 번에 찻잔으로 한 잔씩 하루 세 번 복용한다.

약재 연근, 생강, 벌꿀

천식 발작으로 고통이 심할 때 연근과 묵은 생강을 함께 즙을 내어 벌꿀(토종꿀이 좋다)을 타서 복용하면 가라앉는다.

약재 무씨, 산초씨

산초씨와 무씨를 섞어 살짝 볶은 후 가루로 만들어 꿀물을 복용한다. 마른 밤, 배추, 은행을 함께 삶아 먹어도 효과가 있다.

6) 해소

'알고 죽는 해소병'이라는 속담이 있다. 해소는 해수라고도 하는데 가래를 동반한 심한 기침을 말한다. 기관지천식과도 다르고 감기나 기관지염으로 인한 기침과도 구분되는 것이 해소인데, 말하자면 심한 기침의 총칭이며 현대 의학으로 말하면 폐성천식에 가까운 병이다. 주로 노인에 많이 생기고 겨울에 심한 것이 특징이다.

젊은 층이나 어린이들도 때로는 심한 기침을 하면서 가래가 끓는 수가 있는데 이는 모두 폐열이 울결되어 생긴다고 볼 수 있다.

약재 매실, 벌꿀

심한 기침에는 소금에 절여 말린 매실이 특효약이다. 매실을 5~6개 물 한 사발을 붓고 반으로 줄어들 때까지 달여 꿀을 타 마시면 기침이 멎는다.

약국에 가면 기침약으로 한외마약인 코데인제제를 주는데 이것은 기침을 멎게 하는 효능은 있지만 목을 잠기게 하는 등 부작용이 많아 좋은 약이라고 할 수 없다.

또 기침이 심할 때는 절대 술을 마셔서는 안 된다.

밤에 기침이 심해 잠자기가 어려울 때는 무즙에 벌꿀을 타서 먹으면 효과도 있고, 편도선이 부어 기침이 심할 때는 꿀에 마늘을 재어 두었다가 마늘을 꺼내놓고 꿀만 끓는 물에 타서 마신다.

약재   밤나무잎, 말린 생강, 진피

세 가지 재료를 등분하여 달여 마신다.

밤나무잎은 곤충에 물려 부은데, 음부 가려움증, 알레르기 피부염에도 좋다. 밤나무새잎을 잘 씹어 환부에 붙이거나 바르면 된다.

또 말린 밤은 신장병에 좋다. 말린 밤을 푹 삶아 물과 밤을 아침저녁으로 계속 먹으면 정력이 왕성해진다.

약재   소엽, 진피, 행인

세 가지 약재를 8g씩 물 한 되에 반으로 줄어들 때까지 열탕해서 차 마시듯이 수시로 마시면 기침에 좋다. 감기에도 효과가 있다.

약재   수세미, 생강

수세미에 생강 세 쪽을 넣고 생즙을 내어 먹으면 심한 기침도 잘 낫는다.

3. 순환기의 병

1) 심장병

심장병(心臟病)에는 여러 종류가 있는데 크게 나누어 허혈성 심장병과 심장판막증으로 구분된다.

심장은 근육으로 된 펌프인데 위장을 움직이는 평활근과는 달라서 스스로 움직이지 못하고 관상동맥을 통하여 흘러 들어오는 혈액이 운반해 오는 산소와 에너지원을 이용하여 혈액을 전신으로 순환시키는 펌프작용을 하게 된다. 심장으로 혈액이 흘러들어오는 관상동맥에 이상이 생겨 산소와 에너지원을 제대로 운반해 오지 못하는 허혈(虛血)로 인해서 생기는 심장병을 허혈성심장병이라 하는데 관상동맥경화증, 심근경색, 협심증이 이에 속한다.

허혈성 심장병은 모두 관상동맥이 경화되어 산소와 에너지를 제대로 공급하지 못해 심장의 박동운동이 약해지면서 가슴이 두근거리고 숨이 차며 심한 통증을 수반하는 병이다. 관상동맥경화가 악화되어 협심증이 되고 더 진전되어 심근경색이 되면 통증이 심하고 가슴이 꽉 막히는 것 같아 곧 죽을 것 같은 정신적인 불안을 동반하게 된다.

심장판막증은 심장이 삼첨판, 승모판, 폐동맥판 등 혈액 순환기의 밸브가 제대로 작동되지 않아 혈류에 변조를 가져오는 병으로 선천적인 경우와 후천적인 경우가 있다.

약재 홍화, 과루인

홍화는 다방면으로 널리 쓰이는 약인데 잇꽃을 말한다. 한방에서는 부인병에 많이 쓰이는데 꽃잎은 하눌타리 열매인 과루인과 함께 달여 먹으면 심장병에 좋다.

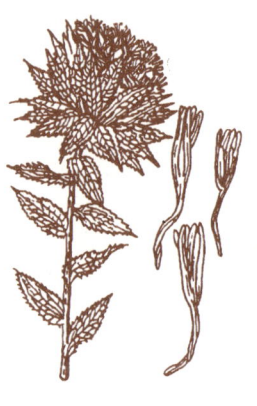

홍화

홍화는 이집트가 원산지이며 고대부터 여성의 미용제 또는 약용으로 활용되었고 프랑스의 나폴레옹이 이집트를 정벌한 후 유럽에 전해졌는데 특히 조세핀 황후는 홍화로 만든 입술연지를 애용했다고 한다.

과루인과 함께 달여 먹는 것 외에 홍화로 술을 빚으면 아주 좋은 약이 된다.

홍화주는 심장병뿐만 아니라 여성들의 냉증, 월경불순, 산후통의 신약이다.

홍화 300g과 설탕 600g, 35도 이상 소주 두 되를 함께 항아리에 담아 밀봉하여 냉음소에 보관했다가 아름다운 금적색으로 익으면 개봉하여 아침저녁으로 한 잔씩 먹는다.

약재 콩, 식초, 벌꿀

콩을 물에 불려 프라이팬에 볶은 다음 유리용기에 담고 쌀로 만든 식초와 벌꿀을 콩이 서로 엉킬 정도 넣고 잘 섞는다. 이것을 한 달 정도 밀봉해 두었다가 한 번에 콩 10개씩을 매 식전에 먹는데 식초와 설탕에서 생기 물로 한 숟가락씩 같이 먹으면 좋다.

약재 연자육, 백자인, 산조인

세 가지 약은 모두가 한방보약이다. 거심(去心)한 연자육 20개, 백자인 20개, 산조인 40g을 함께 으깨어 물 두 되를 붓고 반으로 줄어들 때까지 달여 벌꿀을 타서 하루 3회 한 잔씩 복용한다.

달여 먹기가 번거로울 때는 잎의 비율대로 약재를 장만하여 가루로 만들어 두고 꿀물에 타먹어도 된다.

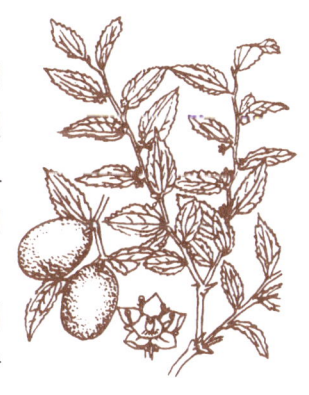

산조인

약재 용안육, 잣

잣이나 용안육은 모두 자양강장제이다. 초기 심장병에는 용안육 8g, 잣 10개를 으깨어 끓인 물에 풀어 벌꿀을 타서 한잔씩 마시면 효과가 있다.

약재 구기자, 사과

사과를 여러 조각으로 내어 뚝배기 속에 담고 약한 불에 연기가 나도록 굽는데 이때 연기가 밖으로 새어 나오지 않게 뚜껑을 덮어야 한다. 이렇게 태운 사과를 가루로 만들어 유리병에 보관해두고 구기자로 차를 만들어 한 번에 구운 사과가루 티스푼으로 하나에 구기자 차한 잔씩을 같이 복용한다. 심장병을 치료할 뿐 아니라 심장이 약한 사람이 장복하면 기능을 강화해 준다.

약채 연근, 선인장(알로에)

알로에와 연근 날것을 같은 분량으로 생즙을 내어 아침 저녁 한 잔씩 복용한다.

약채 감초, 검정콩, 계란

감초와 검정콩을 볶아 가루로 만들어 유리병에 보관해 둔다. 계란 노른자로 기름을 짜서 이 기름 한 숟가락에 감초, 검정콩으로 만든 가루를 개어서 먹는다. 하루 세 번 몇 주일만 계속 복용하면 심장병이 크게 호전된다.

약채 당근, 양파, 미나리

세 가지 야채를 깨끗이 손질하여 같은 양으로 해서 믹서에 갈아 주스를 만들어 아침, 저녁 한 잔씩 마시면 아주 좋다. 당근과 양파는 고혈압에도 좋은 건강식품이며 미나리는 해독작용과 함께 고혈압 동맥경화에 좋은 야채이다.

약채 인삼, 당귀, 돼지염통

돼지염통을 편으로 썰고 여기에 인삼, 당귀, 각 8g씩을 넣어 물 네 사발에 달여 한 사발로 줄어들면 약 짜듯이 즙을 짠다. 이것을 하루 3회 식후 따끈하게 데워 한 잔씩 복용하면 효력이 있다.

돼지염통 대신 소나 양의 염통을 써도 효과는 마찬가지이다.

심장병에 고혈압이 합병되었거나 체질적으로 인삼이 잘 안받는 사람은 인삼 대신 홍화를 쓰면 된다.

약재 삼백초, 차전자

차전자 즉 질경이는 어디서나 구할 수 있고 삼백초도 흔한 약초이다. 이것들을 채취하여 깨끗이 손질한 후 같은 양으로 해서 물에 달여 차처럼 수시로 마시면 심장병에 아주 좋다.

약재 행인, 갱미

살구씨 5g을 가루로 만들어 멥쌀 한 홉과 함께 죽을 쑤어 먹는다. 이것은 하루 분량인데 며칠 계속하면 한결 병세가 회복된다.

약재 은방울꽃, 서근초

은방울꽃은 줄기와 꽃을 함께 쓰고 서근초는 잎을 물에 담아 밀봉해 두었다가 그 물로 은방울꽃을 달여 취침 전에 한 잔씩 복용한다.

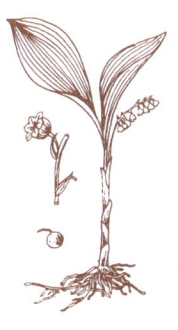

은방울꽃

약재 길경, 산치자, 벌꿀

도라지 300g, 산치자 150g을 가루로 만들어 따끈한 물에 벌꿀을 타서 커피잔으로 한 잔에 한 숟가락씩 복용한다.

약재 오미자, 구기자, 호두, 대추

호두는 껍질을 깐 것으로 300g, 대추도 씨를 발라내고 과육(果肉)으로 600g을 장만하고 여기에 구기자 150g을 함께 넣고 잘 찧어서 벌꿀 1kg으로 개어 항아리에 담아 두고 매일 식후에 큰 숟가락으로 하나씩을 끓는 물에 타서 복용한다. 이 약은 심장병은 물론 신경쇠약증에도 좋다.

만약 평소 신열이 있는 사람은 맥문동 300g을 함께 넣고 찧어도 된다.

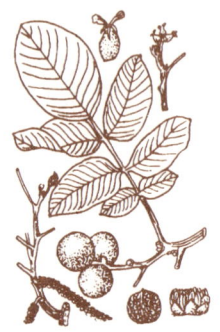

호두

약재 황기, 오리, 대추

오리 한 마리를 털과 내장을 제거(간, 콩팥, 염통은 버리지 않고 넣는다)한 후 그 속에 황기 200g, 대추 30g을 넣고 물 5되를 부어 2되 정도로 줄어들 때까지 달인 뒤 건더기는 짜내고 국물만 매일 식사 전후에 맥주컵으로 한 잔씩 복용한다.

고혈압 환자에게도 이 처방은 효과가 있다.

약재 갈근, 양파, 은방울꽃

갈근이나 칡덩굴을 은방울꽃과 함께 달여 그 물을 마시고 양파는 날것으로 먹는다. 양파는 밥반찬이나 술안주로도 얼마든지 먹을 수 있으며 고혈압에도 좋다. 고혈압에는 양파의 붉은 색 껍질을 달여 약용하지만 알맹이를 날것으로 먹어도 좋다.

양파는 심장을 지켜줄 뿐만 아니라 정력 강화에도 좋은 약이 된다.

또 심장병이 있는 사람은 냉수로 세수를 하면서 코를 씻는 것이 좋다. 되도록이면 콧구멍 깊숙이 찬물이 스미게 해야 한다. 아주 간단한 방법이지만 심장병을 치료하는데 크게 도움이 되고 심장병은 없더라도 평소 심장이 약한 사람은 이 방법을 계속 시행하면 강심장이 된다. 심장병이 악화되어 심근경색이 되어 갑자기 격렬한 통증이 일어나 견딜 수 없을 때도 허리를 웅크리고 엎드려 있으면 안 된다.

2) 고혈압

혈압이란 혈액이 혈관을 통하여 전신으로 순환할 때 혈관벽에 가해지는 압력을 말하며, 고혈압은 이 압력이 정상보다 높다는 뜻이다.

보통 혈압계로 혈압을 측정할 때 펌프 역할을 하는 심장이 수축하여 혈액을 내보낼 때와 심장이 확장하여 혈액을 흡입하는 주기에 의하여 혈압이 변동하게 되는데 심장이 수축하는 최초에 측정된 혈압치를 최고혈압이라 하고, 심장이 확장하는 최종에 측정된 혈압치를 최저 혈압이라 부른다. 따라서 고혈압이란 최고 혈압치와 최저 혈압치가 정상보다 높다는 얘기가 된다.

그런데 혈압은 연령, 계절, 아침, 저녁, 정신적 긴장이나 흥분, 운동 등에 따라 크게 달라지므로 그 사람의 정상혈압을 알려면 정신적으로나 육체적으로 안정된 상태에서 측정한 것이라야 한다.

일반적으로 고혈압이라고 하면 최고혈압치 160이상 최저혈압치 95이상을 말하며 정상혈압은 최고 140미만 최저 90미만이다.

고혈압은 혈압만 높을 뿐 다른 이상이 없는 본태성고혈압과 신장 등 다른 장기에 이상이 생겨 고혈압을 일으키는 2차성고혈압이 있는데 90%이상이 본태성고혈압이다.

약재 삼백초, 율무

한방에서 의이인이라고 부르는 율무는 자양강장제인 동시에 이뇨, 진통제로 널리 이용되는 약용식품이고 삼백초도 이뇨작용과 함께 혈압을 정상화시키는 작용이 있다. 이 두 약재를 매일 30g씩 달여서 차 대용으로 먹으면 혈압을 정상화시켜 준다.

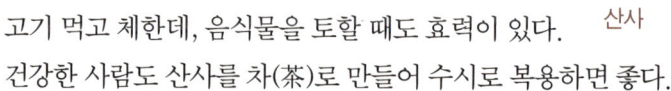

약재 산사(山査), 벌꿀, 휘청

산사(아가위)600g, 휘청 300g을 은근한 불에 약간 볶아 가루로 만들어 매일 식후에 큰 숟가락으로 하나씩 끓는 물에 타 먹는데 이 때 벌꿀을 한 숟가락씩 첨가한다.(휘청은 일명 진차례라고 한다.)

산사 달인 물은 혈관을 부드럽게 연화시키고 혈압을 내리며 소화를 촉진시키는 작용을 한다.

고기 먹고 체한데, 음식물을 토할 때도 효력이 있다.

건강한 사람도 산사를 차(茶)로 만들어 수시로 복용하면 좋다.

산사

약재 인삼, 무, 참깨

겨울철에 고혈압 환자가 뇌졸중으로 쓰러지는 사람이 많다. 이는 고혈압이 겨울에 악화되기 때문이다.

인삼은 보약의 대명사이고 무도 사람에게 아주 좋은 식품이다.

우리나라 속담에 '어느 놈은 인삼 먹고 어느 놈은 무 먹느냐' 는 말이 있는데 이 말은 무가 인삼 다음으로 몸에 좋다는 뜻을 내포하고 있다.

무와 수삼으로 즙을 내어 매일 아침저녁 한 잔씩 복용한다. 그런데 인삼은 냉한 사람에게는 잘 맞지만 속이 더운 체질은 오히려 역효과를 내는 수가 있다. 따라서 평소 인삼이 몸에 안 맞는 사람은 인삼을 빼고 무만으로 즙을 내어 먹거나 연근을 함께 써도 된다.

또 무즙에 참깨를 갈아서 함께 섞어도 좋다. 참깨는 혈관을 튼튼하게 하고 콜레스테롤을 제거하는 작용도 한다.

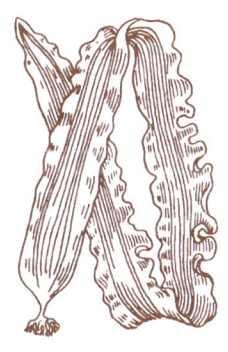
다시마

약재 다시마, 무, 마늘

다시마는 해조류 중의 왕자이다. 다시마에는 아르긴산, 요오드, 칼슘, 철분 등 미네랄이 많이 함유되어 있어 피를 맑게 하고 혈압을 내리는 작용을 한다.

다시마와 무로 국을 끓여 자주 먹으면 고혈압을 예방하고 높은 혈압은 정상으로 조절한다. 다시마 무국에는 마늘을 듬뿍 짓이겨 넣은 게 좋다. 이 세 가지 식품은 몸에 좋은 식품이면서도 혈압을 내리게 하는 작용을 한다.

다시마를 고를 때는 두껍고 질이 좋은 것으로 선택해야 한다. 또 다시마를 넣고 다니면서 껌 씹듯이 질겅질겅 씹어 먹어도 좋다. 하지만 고혈압에는 소금이 나쁘므로 다시마에 붙어 있는 소금기를 씻어 내기 위해 물에 한 번 씻어 말렸다가 먹는 것이 좋다.

약재 샐러리, 미나리

샐러리의 청혈작용은 옛날부터 알려진 사실이다. 영국 사람들은 샐러리가 피를 맑게 해 준다고 믿어 왔고 민간요법으로 애용했다.

샐러리와 미나리를 등분하여 즙을 내어 매일 아침저녁 한 잔씩 복용하면 혈압 걱정을 안 해도 된다.

샐러리만 날것으로 그냥 씹어 먹어도 된다.

또 샐러리에는 피를 맑게 하고 혈압을 내리게 하는 효과 외에 강정작용도 있기 때문에, 정력이 약한 사람에게는 정력제도 된다.

샐러리와 미나리로 즙을 만들어 먹을 때 여러 날 계속 복용하기가 역겨운 사람은 여기에 벌꿀을 좀 첨가해서 먹으면 된다. 그러나 설탕을 넣으면 안 된다. 벌꿀은 건강식품이지만 설탕은 산성식품으로 고혈압에 이롭지 않기 때문이다.

샐러리를 날 것으로 씹어 먹으면 변비에도 좋고 장이 나빠 속이 더 부룩할 때도 효력이 있다.

영국 사람들은 오래된 류머티즘에 샐러리를 먹고 환부에 즙을 발라 치료하였다고 한다.

약재 참깨, 고추, 식초

고추와 참깨는 토코페롤이 많이 들어 있는 식품이다. 토코페롤은 비타민 E인데 지방이 산화를 방지하여 몸의 노화현상을 막아 준다고 해서 각광받고 있으며 성기능을 높여주는 성분도 있는데 혈액속의 콜레스테롤을 제거하는 리놀산이 다량 함유되어 있어 고혈압, 동맥경화에도 좋다.

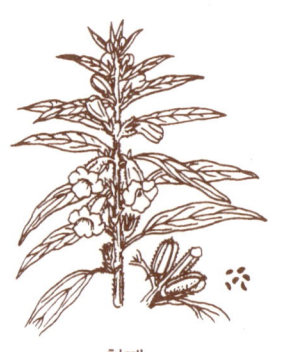

참깨

또 식초의 주성분은 초산으로 부신피질호르몬을 체내에서 생성하여 인체의 자연치유기능을 강화해 준다.

식초(양조하여 만든 쌀식초가 좋다)에 검정참깨와 고추를 통째로 넣어 보관해 두었다가 한 번에 한 숟가락씩 복용한다. 이것으로 음식을 조리할 때 조미료로 사용해도 좋다.

이 처방은 고혈압뿐 아니라 흰머리를 예방하고 통풍을 치료하며 여성들의 피부미용에도 그만이다.

약재 **산국화, 녹두껍질, 천마**

고혈압 환자, 특히 중년 이후의 고혈압 환자는
산국화 말린 것과 녹두껍질로 베갯속을 하고 그
속에 천마 40g을 가늘게 썰어 집어넣어 만든 베개
를 베고 잔다. 이 베개를 계속 쓰면 머리가 맑아지
고 고혈압도 호전된다.

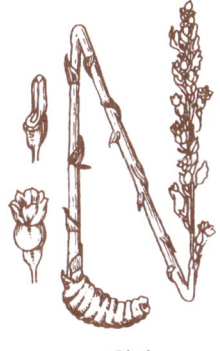

천마

약재 **원두충, 돼지 콩팥**

원두충 50g을 잘게 썰어서 연한 소금물에 담갔다가 볶은 뒤 돼지
콩팥과 함께 물 네 사발을 붓고 달여 반으로 줄어들면 유리병에 보관
해 두었다가 매일 3~4회 한 번에 한 컵씩 복용한다. 2~3일만 복용해
도 효력이 나타난다.

이것을 장복하면 혈압 걱정은 안 해도 되고 양기를 돋워 주어 남성
의 정력제로도 그만이다. 돼지 콩팥 대신 소나 양의 콩팥을 써도 되
고 해구신을 쓰면 더욱 좋지만 해구신은 값도 비싸고 가짜가 많으므
로 구태여 구하려고 애쓸 필요는 없다.

원두충은 고혈압뿐 아니라 신장기능을 강화하고 신경통에도 좋은
약이다.

몸이 몹시 허약한 고혈압 환자는 원두충과 함께 녹용 4g을 넣어서
쓰면 몸도 좋아지고 고혈압도 조절된다.

약재 **들깨, 땅콩, 밤**

들깨와 땅콩을 살짝 볶는다. 밤은 말린 것을 쓴다. 이 세 가지 재료

를 적당량 가루로 만들어 두고 솔잎 달인 물에 하루 세 번씩 한 번에 큰 숟가락으로 하나씩 복용한다.

약재 구기자잎, 감나무잎

구기자잎과 감나무잎을 반반으로 해서 달여 먹는다.

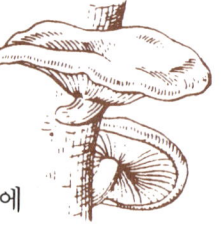

감나무잎

약재 상백피, 쑥

뽕나무잎, 뽕나무 뿌리, 뽕나무속껍질은 모두 고혈압에 좋다.
상백피 10g, 쑥 15g을 물 두 되에 달여 반으로 줄어들면 아침저녁 한 잔씩 마신다.

약재 양파, 표고버섯

양파의 겉껍질을 깨끗이 손질하여 표고버섯 과 함께 넣고 달여 그 물을 매일 식전에 한 잔씩 마신다.
또 양파와 당근, 생강으로 생즙을 내어 매일 식전에 한 컵씩 먹어도 좋다.

표고버섯

3) 저혈압

고혈압이 혈관벽에 가해지는 압력이 높은 현상이라면 저혈압은 혈액이 순환을 못해 맥이 약하고 혈압이 낮은 증상으로 고혈압이 나쁘니까 저혈압이 좋을 것 같지만 저혈압이 더 위험한 경우도 있다.

저혈압이 있으면 피로가 쉽게 오고 두통, 현운, 수족냉증이 오며 가슴이 두근거리고 어깨가 뻣뻣한 자각증상을 느끼게 된다. 저혈압은 체질적으로 오기도 하지만 편식으로 인한 영양실조에서 비롯되는 수가 많고 만성병을 오래 앓은 후에 나타나기도 한다. 빈혈이 있는 사람에게 흔하다.

약재 들깨, 땅콩, 잣

영양실조증으로 온 저혈압에는 음식을 잘 먹고 열심히 활동하는 것이 약이다.

들깨, 땅콩, 잣은 모두 영양분이 풍부한 건강식품이다. 이것을 등분하여 가루로 만들어 두고 매일 식전에 따끈한 꿀물에 한 숟가락씩 타먹으면 좋다.

또 믹서에 갈아 미음처럼 죽을 쑤어 매일 한 차례 간식으로 먹으면 저혈압증세가 호전된다.

약재 당귀, 백작약, 향부자

세 가지 약을 각 4g씩 한데 넣고 달여 한약처럼 짜 마신다.

또 향부자만 별도로 말려서 가루로 만들어 볶아서 쓴다. 향부자 가루를 원두충 달인 물에 한 티스푼씩 복용한다.

약재 다시마, 두부, 무

저혈압도 혈액이 혼탁해져서 그 흐름이 힘차지 못하여 생긴다. 혈액이 맑지 못하다는 점에서는 고혈압과 상통된다. 따라서 저혈압에도 다시마, 미역과 같은 해조류는 매우 좋다.

저혈압 환자는 적어도 하루 한 번은 다시마 국을 끓여 먹어야 되는데 두부와 무를 썰어 넣고 끓이면 고깃국 이상이다. 맛도 담백하고 병도 치료되니 1석2조이다.

약재 검정콩, 참깨, 좁쌀

세 가지 재료를 같은 분량으로 하여 볶아서 가루를 만들어 두고 미숫가루처럼 매일 물에 타서 마신다.

약재 대추, 밤, 오리

오리를 잡아 생피를 먹고 털과 내장을 제거한 후 속에 대추와 밤을 넣어 푹 고아 오리고기와 함께 국물을 먹는다. 이 때 인삼 술 한 잔을 곁들이면 좋다. 한방에서 닭고기는 풍열을 성하게 한다고 기피하지만 오리고기는 그렇지 않다.

4) 동맥경화

원래 혈액을 운반하는 동맥은 강인하고 탄력성이 풍부한 고무호스 같은 관(管)인데 유전적인 원인, 고령, 중독, 신진대사 장애, 전염병 등으로 인하여 혈관이 단단해지면서 탄력성을 잃어버리면 동맥경화 (動脈硬化)증이 되어 혈액 순환에 장애요소가 되고 뇌출혈, 뇌일혈 등의 원인이 되어 생명을 위태롭게 한다.

보통 동맥경화는 고혈압에서 진전되는 것으로 알고 있으나 저혈압에서도 생긴다. 고혈압 모세혈관이 경화가 많고 저혈압은 동맥의 경화가 많은 것으로 알려져 있다.

동맥경화는 고혈압과 함께 순환기계질환의 성인병 중 큰 비중을 차지하며 신경장애, 감각기관에 장애를 일으킨다. 관상동맥이 경화되면 허혈성 심장병을 일으키고 신장동맥이 경화되면 위축신이 된다. 이처럼 동맥경화는 무서운 병인데 주범은 콜레스테롤이다.

약재 솔잎, 뽕나무잎

누에의 먹이인 뽕나무잎은 동맥경화를 예방 치료하고 혈액순환을 유연하게 해 준다. 자생하는 재래종 뽕나무잎을 따다가 깨끗이 씻어 그늘에 말려 둔다. 솔잎도 늦은 봄 새로 나온 연한 잎을 채취하여 역시 그늘에 말린다. 이렇게 말린 것을 반반으로 하여 물에 달이는데 은근한 불에 반으로 줄어들 때까지 열탕한다. 이 물을 하루에 세 번 식전에 커피잔으로 한 잔씩 복용한다.

뽕나무 잎은 피를 맑게 하고 동맥을 유연하게 해줄 뿐만 아니라 발기력이 시원치 않은 임포텐츠에도 효력이 있다.

또 뽕나무열매인 오디로 술을 담가 먹으면 정력을 증강시키는 회춘의 명약일 뿐 아니라 중풍을 예방한다.

잘 익은 뽕나무열매를 35도 이상 소주에 넣어 밀봉해 두는데 흑설탕이나 벌꿀을 조금 넣으면 더 맛이 좋다.

뽕잎을 먹고 자란 누에똥은 옛날 중국 황제들이 불로장생의 강정약으로 애용했으며 누에번데기도 당뇨병 치료에 좋은 약이 된다. 이렇게 보면 뽕과 인간의 건강은 밀접한 관계가 있다고 할 수 있다.

한편 솔잎은 신선들이 양생(養生)을 위해 즐겨 먹었다는 전설이 있다. 본초강목(本草綱目)에도 솔잎을 오래 복용하면 몸을 가볍게 하고 불로장생한다고 기록되어 있다.

솔잎술은 신장을 강화하고 풍습을 제거하며 정력을 돋워 준다.

솔잎 600g에 벌꿀 600g을 35도 이상 소주 두 되에 넣고 밀봉해서 한 달 이상 저장하면 훌륭한 솔잎술이 된다.

약재 양파, 홍당무

양파 중치 1개, 홍당무 큰 것 한 개를 잘게 썰어 믹서에 갈아 즙을 만들어 아침저녁 한 컵씩 마신다. 고혈압 동맥경화를 치료할 뿐 아니라 정력에도 좋은 작용을 한다.

약재 콩, 참깨

콩은 모든 성인병에 좋은 건강식품인 동시에 약이다. 콩을 즐겨 먹는 사람은 고혈압이나 동맥경화에 안 걸린다고 한다. 콩 속에 풍부하게 들어 있는 리놀산과 리놀렌산이 혈관을 좁혀 경화시키는 콜레스테롤을 깨끗이 씻어내 주기 때문이다. 따라서 콩기름, 두부, 청국장 등 콩으로 만든 음식이면 무엇이든지 다 좋다.

먹는 방법은 콩 우유를 만들어 먹는 것이 제일 좋은데 콩을 물에 불려 비린내가 가시도록 살짝 삶는다. 이 때 너무 삶아지면 안 된다.

삶은 콩을 갈아 콩국을 만드는데 콩을 갈 때 볶은 참깨를 콩의 10분의 1정도 넣어 같이 간다. 우리 선조들이 여름철에 계절음식으로 잘해 먹던 냉콩국이 바로 콩 우유이다. 콩 우유를 만들어 냉장고에 보관해 두고 하루 두 번 아침저녁으로 한 컵씩 마시면 맛도 좋고 영양가도 높을 뿐 아니라 고혈압과 동맥경화를 예방·치료하는데 그만이다.

신경질을 자주 내는 사람, 감기에 잘 걸리는 사람, 얼굴에 생기가 없고 쉬 피로를 느끼는 사람은 콩 우유의 장복으로 체질을 개선할 수 있다. 주부들이 조금만 신경을 쓰면 돈을 많이 안 들이고 온 식구의 건강을 유지시킬 수 있다.

요즘 식품회사에서 여러 상품명으로 두유를 생산 시판하고 있지만 첨가제가 들어 있고 성분 함량도 집에서 만든 것만 못하다.

가정에서 두부, 콩·팥, 청국장, 된장, 콩비지 등 어떤 방식으로라도 콩으로 된 음식을 하루도 빼놓지 않는 것이 좋고 식용유도 콩기름을 쓰면 좋을 것이다.

콩으로 성인병을 예방·치료해 보자.

약재 구기자, 감초

구기자는 보약의 팔방미인이다. 자양강장제인 동시에 위장, 심장, 신장 등 오장육부의 기능을 보강해 준다.

구기자나무는 잎, 열매, 뿌리를 모두 약용으로 쓴다.

구기자잎은 나물을 만들어 먹거나 튀김으로 요리해 먹을 수 있고 구기자는 술을 빚거나 차로 만들어 먹는다. 어떻게 보면 약용보다 식용으로 더 애용된다고 할 수 있을 정도이다. 구기

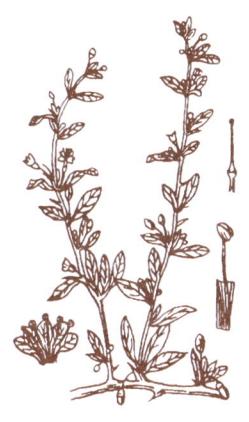

구기자

자나무 뿌리는 한방에서 지골피라고 부르며 이뇨작용이 있어 역시 고혈압에 효과적인 약이다.

구기자는 탁한 혈액을 깨끗이 하여 혈액순환을 부드럽게 하고 혈관벽에 붙어 있는 콜레스테롤 등 찌꺼기를 말끔히 청소해 준다.

구기자는 여러 가지로 이용할 수 있지만 구기자 6g에 감초 1g을 넣고 끓여 충분히 우러나면 차 대신 수시로 마시는 것이 좋다. 감초에서 단맛이 우러나 별도로 설탕을 넣지 않아도 된다. 구기자를 끓일 때는 살짝 볶아서 쓰는 것이 효력이 있다. 감초도 역시 구워서 쓴다.

구기자차가 매일 먹기가 질리면 당두충차와 번갈아 먹어도 된다.

또 구기자술을 만들어 약용주로 한 잔씩 먹어도 효과가 있다.

잘 익고 충실한 구기자 300g과 벌꿀 300g을 함께 35도 이상 소주 두 되에 담아 밀봉해서 2개월 이상 저장해 둔다. 보통 두 달이 지나면 충분하다. 구기자술을 식전 또는 식후 따끈하게 데워 한잔씩 복용하면 정력강화는 물론 동맥경화에도 좋다. 구기자 대신 구기자나무잎으로 술을 담가도 된다. 구기자술에 자초 40g을 넣으면 술 빛깔이 아름다워진다. 약용으로 할 때는 취하지 않게 한 잔씩만 먹어야 한다.

약재 반하, 차전초

겉껍질을 솔로 깨끗이 긁어낸 반하 뿌리를 진한 소금물에 하루 담가 두었다가 다음날 맑은 물에 담가 헹구어 낸다. 이렇게 떫은 맛을 완전히 제거한 후 차전초와 함께 달여 그 물을 하루 아침저녁 한잔씩 마신다.

반하는 주로 구토 등 위장질환에 통용되지만 심장병, 동맥경화에도 효과가 있다. 그러나 떫은맛을 제거치 않고 잘못 사용하면 복통, 설사, 뇌신경마비 등 부작용을 일으킬 수 있으므로 앞에서 설명한대로 소금물과 맹물에 교대로 담가 떫은맛을 완전히 없앤 후에 사용해야 한다.

반하

우슬, 상백피

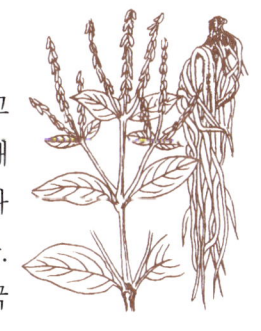

우슬은 한방약 이름이고 보통 쇠무릎지기라고
부르는데 산이나 들에 흔한 잡초이다. 우슬을 채
취하여 응달에서 말려두었다가 뽕나무껍질과
함께 달여 차대신 장복하면 동맥경화증에 좋다.
우슬은 뿌리째 뽑아 깨끗이 씻어 말린다. 중국
사람들은 허리 아픈데, 남성의 성기능장애, 배뇨

우슬

곤란증에 민간약으로 애용했다고 하는데 임신부는 피하는 게 좋다.

우슬은 한방에서 피를 맑게 하는 정혈제(精血劑)로 쓰이지만 이뇨
제, 진통제로서도 효과가 있어 널리 애용되는 한약이다.

상백피는 뽕나무 뿌리 껍질인데 고혈압, 동맥경화로 인한 두통에
도 좋고 완화제, 이뇨제, 소염제로서 효력이 있으며 가래를 없애주는
작용도 한다. 혈압을 내리는 역할은 이뇨작용에 의한 것으로 보인다.

5) 중풍

중풍(中風)은 고혈압이나 동맥경화로 인하여 뇌혈관이 터져 뇌출
혈이 되거나 뇌혈관이 막혀 뇌혈전증으로 뇌신경 기능에 장애를 일
으켜 전신 또는 반신불수를 보이는 뇌혈관 질환의 총칭이다.

중풍에 걸리면 생명을 잃는 경우도 있지만 생명에 지장은 없다고
하더라도 전신 또는 반신을 움직일 수가 없게 되기 때문에 병석에 누
워 고생하다가 필경 재발이 되어 죽는 경우가 많다. 따라서 뇌졸중은
예방이 최고이며 원인이 되는 고혈압이나 동맥경화를 잘 조절해야
한다. 식생활을 통해 콜레스테롤 양을 줄이고 과로 등 심신의 스트레
스를 받지 않도록 노력해야 한다.

감, 생강, 명태

갑자기 뇌졸중으로 쓰러졌을 때 생감 한 개에 생강 세 쪽을 함께 갈아 그 즙을 복용하면 효과가 있다.

또 곶감과 명태포를 함께 달여 먹으면 좋다.

솔잎, 오가피, 우슬

세 가지 약재를 각각 10g씩 섞어서 물 두 되를 붓고 달여 반으로 줄어들면 하루 세 번 복용한다.

솔잎은 고혈압이나 당뇨병에도 좋은 민간약이다. 솔잎을 깨끗이 씻어 하루 100개씩 씹어 먹으면 중풍에는 물론 당뇨병, 천식, 불면증에도 좋고 늑막염도 치료한다.

또 솔잎을 날것으로 씹어 먹기가 어려우면 응달에서 말렸다가 가루로 만들어 따끈한 꿀물에 타 마셔도 되고, 달여서 솔잎차로 만들어 먹어도 된다.

솔잎은 양생(養生)에 애용하였는데 천금방(千金方)이라는 중국의 한의학 책에서 솔잎에 대한 대목을 옮겨 보면 다음과 같다.

'종남산에 한 사람이 살았는데 그는 옷도 입지 않고 온 몸에는 털이 무성했으며 산속을 달리는 것이 나는 것처럼 빨랐다. 하루는 산 아래 마을 사람들이 합심하여 그를 포위하여 잡아 본 결과 여자였다. 놀란 마을 사람들을 향해 그녀는 '나는 옛날 진나라 궁인인데, 적이 쳐들어 와서 황제가 항복하자 궁에서 달아나 산중에 들어 왔으나 먹을 것이 없어 굶어죽을 형편이 되었다. 한 백발노인이 나타나 솔잎 먹는 법을 가르쳐 주었다. 그대로 하였더니 처음에는 먹기가 역겹고 소화가 안되었으나 나중에는 맛이 나고 힘이 솟아 겨울에도 추위를 모르고 살았다' 고 하였다. 그녀의 말대로라면 3백년을 산 셈이어서 마을 사람들은 더욱 놀랐으며 이후 솔잎은 불로장수하는 약으로 애용되었다.'

약재 **창포, 생강, 돼지머리**

돼지머리에 창포 뿌리 20g, 생강6g을 넣고 삶아서 그 국물을 복용한다.

약재 **인삼, 대추, 밤, 피문어**

피문어 큰 것 한 마리를 잘게 썰고 수삼(4년근 이상 된 것)한 뿌리, 대추 10g, 밤 10g을 같이 넣어 물 두 되를 붓고 달여 반으로 줄어들면 매일 식전에 한 잔씩 마신다.

약재 **인삼, 목화씨, 잉어**

산 잉어 3~4근 짜리 한 마리에 인삼 4년근 이상 한 뿌리와 목화씨(겉껍질 깐 것)12g을 함께 넣고 푹 고아 먹는다.

약재 **쥐, 소주**

쥐를 잡아 털과 내장을 제거하고 깨끗이 씻어 물기가 완전히 제거되면 35도 이상 소주 한 되에 넣어 밀봉하여 한 달 이상 땅속에 묻어 두었다가 꺼내어 아침저녁으로 소주잔으로 한두 잔씩 복용한다.

약재 콩, 호두

콩 한 되를 호두 껍질 깐 것 5개를 넣고 가루로 만들어 따끈한 물에 한 숟가락씩 하루 세 번 복용한다. 콩은 검정콩을 쓰는 게 좋고 호두는 딱딱한 겉껍질만 까고 속의 엷은 껍질은 그대로 이용해야 한다.

약재 숙지황, 쑥, 호박

늙은 호박의 속을 다 파내고 여기에 숙지황 15g, 쑥 20g을 넣고 물에 삶아 수시로 마신다.

약재 식초, 들기름

들기름 큰 숟가락으로 하나에 식초 두어 방울을 떨어뜨려 매일 아침저녁 복용한다.

약재 비단개구리, 개쓸개, 찹쌀

비단개구리 50마리 정도를 잡아 내장을 제거하고 말린다. 개쓸개도 역시 말리는데 개구리가 50마리분에 개쓸개 1개 비율로 가루를 만들어 찹쌀로 쑨 풀에 개어 녹두알 크기로 환약을 만들어 두고 하루에 세 번 한 번에 10알씩 장기 복용한다.

6) 구안와사

구안와사(口眼喎斜)는 풍(風)의 일종이다. 풍중으로 입과 눈이 한쪽으로 쏠리는 병인데 흔히 발병하지는 않지만 어느 날 갑자기 입이 돌아가는 수가 있다. 초기에는 침 치료도 잘 듣고 한방약도 있어 치료가 가능하지만 오래되면 그대로 굳어져 버려 보기 싫게 된다.

약재 **도꼬마리, 미나리**

도꼬마리와 미나리를 2대 1 비율로 해서 생즙을 내어 마신다.

약재 **하고초, 피마자**

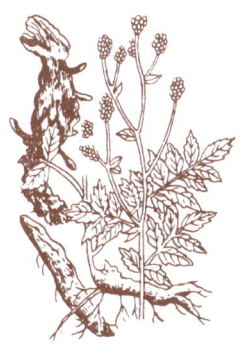

하고초는 자하초라고도 하는데 월경불순, 눈병 등에 쓰이는 한방약이다. 하고초와 피마자(아주까리)를 함께 넣고 찧어 입이 돌아간 반대편에 붙이고 반창고로 고정시킨다.

작약꽃잎을 짓이겨 입이 돌아간 반대편에 붙이기도 하고, 우엉잎을 같은 방법으로 해서 붙여도 효력이 있다.

오이풀 뿌리

또 메기껍질을 붙이기도 하고 오이풀 뿌리에 소금을 약간 넣고 짓찧어 붙여도 좋다.

약재 **할미꽃 뿌리, 우렁이**

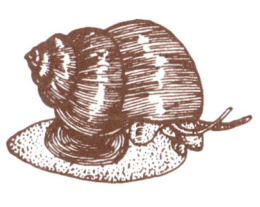

할미꽃 뿌리를 깨끗이 손질한 것 8g에 우렁이 3개를 함께 짓찧어 입이 돌아간 반대쪽에 붙이고 잔다. 이렇게 며칠간 계속하면 초기 구안와사는 정상으로 회복된다.

우렁이

7) 빈혈

빈혈(貧血)은 몸 안에 흐르는 혈액 속에 있는 적혈구 수가 감소되거나 혈색소의 양이 적어져 있는 상태를 말한다.

뇌빈혈은 뇌 안으로 흘러 들어가는 혈액량이 적은 것을 말하며 보통 빈혈과는 구분된다.

빈혈상태에서는 산소를 세포조직 속으로 운반하는 기능이 저하되어 심장이 그것을 보충하기 위해 박동량을 높여야 하기 때문에 유혈속도가 빨라져서 어지럽고 두통이 따른다. 빈혈증은 남자보다 여자가 많은 편이고 빈혈이 있으면 피부가 생기를 잃어 거칠어지고 나빠진다.

약재 자소엽, 파세리, 시금치

빈혈은 철분과 관계가 있다. 따라서 빈혈 치료에는 철분함량이 많은 자소잎과 파세리가 좋다.

자소잎 100g에는 철분이 10mg이나 들어 있으며 파세리 속에는 7.5mg, 시금치에는 3.3mg이 함유되어 있다고 한다.

또 시금치 속에는 카로틴 함량이 많아서 비타민A 섭취에 안성맞춤이다. 자소잎과 파세리, 시금치로 녹즙을 만들어 매일 아침 한 컵씩 복용하면 빈혈을 걱정할 필요가 없다.

약재 인삼, 삼백초

인삼은 빈혈의 묘약이다. 인삼과 삼백초를 2대 1 비율로 해서 달여 수시로 차 마시듯 복용하면 빈혈증세가 해소되고 몸이 좋아진다.

인삼은 녹용과 함께 한방 보약의 대명사인데 강력한 조혈기능이 있어 아주 좋은 약이다. 그러나 체질적으로 맞지 않는 사람도 있기 때문에 한의사에게 진단을 받아본 후 복용해야 한다. 인삼이 안 받는 사람은 삼백초만 달여서 매일 아침 한 컵씩 먹어도 효과가 있다.

약재 호박, 당근

혈액 속 적혈구의 헤모글로빈이 감소되면 빈혈이 되기 쉽다. 이것은 철분과 단백질 부족이 원인이다. 이런 때 호박과 당근이 좋다.

호박과 당근 속에는 카로틴이 많이 들어 있다. 호박 100g에는 5,000IU가 함유되어 있고 당근 100g에는 4,000IU가 들어 있어 모두 빈혈에는 더 없이 좋은 식품이다.

당근은 생즙을 내 먹는 게 제일 좋은데 호박은 생즙으로 적합지 않다. 늙은 호박에 팥을 넣고 삶아 먹는 것이 좋다. 호박과 팥을 삶은 물에 당근주스를 곁들이면 이상적이다.

팥 속에는 빈혈에 좋은 철분과 함께 비타민 B_1이 많이 들어 있어 빈혈에는 대단한 효력을 발휘한다.

팥만을 그대로 삶아 먹어도 되는데 여기에 벌꿀을 조금 넣으면 맛이 일품이다. 팥죽도 빈혈에 좋다.

약재 머루, 벌꿀, 소주

산에서 채취한 야생 머루로 술을 담가 먹는다. 머루 600g에 벌꿀 300g을 35도 이상 소주 두 되에 넣어 밀봉하여 두었다가 1개월쯤 지나 꺼내어 하루 세 번 식전에 소주잔으로 한두 잔씩 복용한다. 알코올에 약한 사람도 한 잔 정도는 괜찮다.

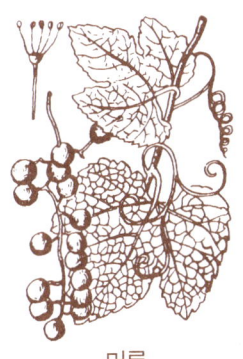

머루

전복, 찹쌀

전복은 조개류 중의 왕자이다. 따라서 값도 비싸다. 전복은 빈혈뿐 아니라 자양강장제로도 최고이다. 찹쌀로 전복죽을 쑤어 먹는다.

전복에는 담즙 성분의 하나인 타우린이 많이 들어 있어 빈혈을 예방 치료한다.

해삼도 빈혈에 좋고 대합 등 조개류는 다 좋다.

빈혈이 있는 사람은 평소 조갯국을 많이 먹으면 좋다. 옛 어른들은 여성들이 출산을 하고 나면 홍합, 대합, 조개 등을 넣고 미역국을 끓여 먹었는데 이는 피를 맑게 해 주고 빈혈을 예방하기 위한 것이었다.

해삼은 생것으로 먹어도 되지만 말린 것을 녹차 속에 불려 식초를 가미하여 먹으면 맛도 좋고 효과도 있다. 빈혈뿐 아니라 고혈압 치료에도 탁월한 효과를 나타낸다.

4. 대사·내분비의 병

1) 당뇨병

당뇨병(糖尿病)은 당질이 대사기능 장애로 인하여 생긴 병이다.

췌장의 베타세포에서 만들어져 혈당을 조절하고 당질이 세포내 흡수를 도와주는 인슐린의 생산 분비가 안 되거나 부족할 때 이 병이 생긴다.

사람이 섭취한 음식물은 위장에서 소화 흡수되어 신체조직을 만들고 활동하는데 필요한 에너지를 발생시키는 데 쓰인다.

음식물에서 흡수되는 단백질은 아미노산으로 되어 에너지원이 되기도 하지만 주로 신체조직을 만드는 데 쓰이고, 지방질은 주로 에너지원이 되는데 그 중에서도 에너지원으로 많은 비중을 차지하는 것이 당질이다.

당질은 탄수화물 또는 전분이라고도 부르며 몸 안으로 흡수될 때는 포도당의 형태가 된다. 포도당은 주로 에너지원으로 작용하고 쓰고 남은 포도당은 간에서 지질로 바뀌어 피하(皮下)에 저장된다.

그런데 이 포도당은 세포 안으로 흡수하여 에너지원으로 쓰도록 도와주는 인슐린이 부족하면 혈액 속에 섞여 전신의 구석구석 분포되어 있는 세포 안으로 포도당을 흡수시키지 못해 신장에서 여과할 때 오줌으로 배설되어 버린다. 그래서 당뇨병 환자의 오줌은 많은 포도당이 섞여 있어 달기 때문에 단 오줌을 눈다고 해서 당뇨병(糖尿

病)이라고 부르게 된 것이다.

당뇨병에 걸리면 에너지원인 당질을 제대로 활용하지 못하기 때문에 부족한 에너지원으로 인해 체내의 지방질이나 단백질을 쓰게 되어 자꾸만 몸이 마르고 기력이 없어지며 저항력이 상실되어 여러 가지 합병증을 유발한다. 또 자꾸 배가 고파지는데 너무 많이 먹으면 혈당치가 상승하여 당뇨성 혼수를 일으켜 생명을 잃는다.

한방에서는 당뇨병을 소갈(消渴)에 포함시켜 상·중·하소(上·中·下消)로 분류하여 치료한다.

약재 옥수수수염, 녹두, 돼지췌장

돼지췌장(소, 양의 췌장도 괜찮다. 그러나 소의 췌장을 쓸 때는 반 개만 쓴다) 한 개를 깨끗이 씻은 후 물 두 되를 붓고 물이 반으로 줄어들 때까지 열탕하여 매일 차 마시듯 갈증이 날 때마다 마시고 익은 췌장은 그것대로 먹어도 좋다.

또 소의 췌장(싱싱한 것으로)을 엄지손가락 크기로 썰어 매일 7~8개씩 참기름소금에 찍어 날것으로 먹어도 효과가 있다.

이 처방은 양방에서 실시하는 인슐린요법과 같은 효능이 있다.

약재 상백피, 누에고치

누에고치 40g에 뽕나무 뿌리 껍질인 상백피 10g에 물 두되를 붓고 달여 반으로 줄어들면 구갈증이 있을 때마다 물 대신 마신다. 이것을 오래 복용하면 요당은 현저히 줄어들고 혈당치도 내려간다.

약재 두릅나무, 구기자나무

구기자나무와 두릅나무를 같은 분량으로 하여 잘게 썰어 차 끓이 듯이 오래 끓여 수시로 마신다.

'봄철 두릅은 금이요, 가을철 두릅은 온이다'고 하는 말이 있다. 이른 봄 두릅의 새순을 따다가 끓는 물에 살짝 데쳐 초고추장에 찍어 먹으면 그 맛이 일품일 뿐 아니라 강정작용이 있어 정력에 아주 좋 다. 주로 가지를 사용하는 게 효과가 있다.

새로 뻗어난 두릅나무는 날카로운 가시가 있는데 날카로운 것일수 록 약효가 좋다.

두릅나무는 당뇨병 환자에 있어서는 '생명의 나무'라고 해도 좋을 정도이다. 두릅나무와 구기자나무 달인 물은 당뇨병뿐만 아니라 신 장병, 간장병에도 좋다고 한다.

약재 지골피, 녹미채

바다에서 나는 녹미채는 육상식물과 달리 섬유질이 적다. 그러나 섬유성물질임엔 틀림없으며 칼슘과 요오드가 풍부하게 함유되어 있 는데 먹는 방법은 다양하다.

녹미채는 약용보다 식용으로 먹는 게 좋다. 초간장에 무쳐 나물처 럼 해 먹어도 좋고 어육이나 다른 채소와 함께 조리하여 먹어도 된 다. 다시마를 귀족의 해조류라고 한다면 녹미채는 서민들이 즐기는 해조류라고 할 수 있다.

녹미채는 바닷물이 빠지고 난 바위에 융단처럼 밀생하는 것을 채 취한다. 김처럼 말려 두었다가 자반으로 만들어 먹어도 되지만 지골 피와 함께 달여 마셔도 효과가 있다.

약채 버섯, 가지, 보리밥

당뇨병 환자에게는 쌀밥 대신 보리밥을 먹도록 권장하고 있다. 보리도 같은 곡물이기 때문에 전분이 많은데 굳이 보리밥을 권장하는 것은 보리 속에는 혈당상승을 억제하는 성분이 있기 때문이다. 보리밥에 가지와 버섯으로 조리한 반찬을 곁들이면 금상첨화가 된다.

버섯은 야채이지만 균류(菌類)이기 때문에 열량이 적고 소화가 잘 된다. 여기에 고혈압, 동맥경화에 좋고 해독, 소염, 소종작용이 있는 가지와 어우러지면 당뇨병에는 더 없이 좋은 식품이 된다. 무침으로 해서 먹어도 되지만 샐러드를 만들어 먹으면 더 좋다.

약채 검정콩, 검정참깨, 호두

세 가지 재료를 등분하여 10세 미만의 남자 오줌을 받아 하룻밤 담가 두었다가 말려서 가루로 만들어 하루에 세 번 식전에 큰 숟가락으로 하나씩 복용한다.

콩은 당뇨병에 더 없이 좋은 건강식품이다. 말린 콩을 물에 불려 하루 10알씩 날것으로 씹어 먹으면 효력이 있다.

당뇨병에 걸리면 당질의 에너지원으로 사용하기가 어렵기 때문에 간에 저장돼 있는 글리코겐을 사용하게 되어 피로감이 쉽게 온다. 글리코겐은 필수아미노산으로 간에서 만든 엑기스 같은 것이다. 콩에는 아스파라긴산, 틸로신, 라이신과 같은 필수 아미노산이 풍부해 글리코겐의 보고(寶庫)라고 할 수 있기 때문에 당뇨병환자에게는 매우 좋다.

그러나 날콩을 먹기는 좀 힘들다. 비린내가 나기 때문이다. 이런 때는 코를 막고 씹어 먹으면 비린내가 덜 난다. 아니 비린내를 덜 느끼게 된다. 씹어 삼킨 후에는 얼른 물을 마신다. 이 때 먹는 물이 두릅나무와 구기자나무를 삶은 물이면 더욱 좋을 것이다.

코를 막고도 물에 불린 날콩을 씹어서 먹기가 어려운 때는 물에 불린 콩을 믹서에 갈아 즙을 만들어 먹는데 먹기 전에 구기자술을 소주잔으로 한 잔 먹고 나서 먹으면 비위가 상하지 않는다.

구갈증이나 물이 먹고 싶을 때 콩즙을 먹는 습관을 들여 놓으면 당뇨병은 눈에 띄게 호전된다.

또 다시마를 잘게 썰어 검정콩과 함께 통조림을 만들어 두고 식사 때마다 먹어도 효과가 좋다.

약재 **곡물의 배아(胚芽)**

일반적으로 배아식(胚芽食)이라고 하면 현미(玄米)를 연상하게 된다. 현미는 쌀눈을 깎아 내지 않은 쌀이기 때문에 배아식의 대표주자격임에는 틀림없다. 하지만 현미에만 매달릴 필요는 없다. 잡곡류를 많이 먹으면 자연히 배아식이 되기 때문이다.

콩, 팥, 조, 수수, 율무 등 여러 가지를 섞어 밥을 지으면 이 중의 한두 가지에는 틀림없이 배아가 있기 마련이다.

잡곡밥은 당뇨병 환자뿐 아니라 건강한 사람, 고혈압 등 성인병 환자에게 다 좋다. 잡곡밥을 상식하게 되면 우선 영양분의 균형을 맞출 수 있고 자연스럽게 푸른 야채 반찬을 곁들이게 되어 이상적인 식단이 된다.

또 잡곡밥은 자주 잡곡을 바꾸어 가면서 사용할 수 있어 물릴 염려도 없다.

잡곡은 껍질을 벗기지 않고 사용하기 때문에 싹눈이 그대로 있을 뿐 아니라 껍질 속에 있는 섬유소가 변비를 예방하고 대사기능을 강화해주기 때문에 좋다. 당뇨병 환자는 대개 고혈압이나 동맥경화 같은 혈관 질환을 합병증이 발생할 수 있는데 이때 잡곡밥은 좋은 약이 된다. 변비가 없어지고 고혈압이나 저혈압이 정상으로 회복된다.

따라서 당뇨병 환자는 여러 가지 잡곡을 이용한 잡곡밥을 상식하여야 한다.

약재 토사자, 오미자, 백복령, 산약

토사자 400g을 술에 담갔다가 말리고 오미자도 250g을 술에 담가 볶아서 말린다. 여기에 백복령 120g, 심과 껍질을 제거한 연자육 120g, 산약 200g을 함께 혼합하여 가루로 만들어 녹두알 크기로 환약을 만들어 하루 세 차례 식전에 20~30알씩 복용한다. 이것을 원토환이라고 하는데 당뇨병 치료뿐 아니라 신장병에도 아주 좋은 약이다.

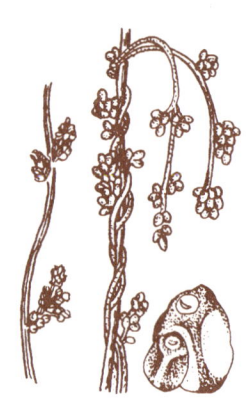

토사자

약재 황기, 산약

황기 40g, 산약(참마) 40g을 물 두 되를 붓고 반으로 줄어들 때가지 달여 목이 마를 때 수시로 마신다. 황기와 산약을 함께 구할 수 없을 때는 그 중 한 가지만 달여 먹어도 된다.

산약은 쪄서 익힌 후 껍질을 벗기고 감자처럼 그냥 먹어도 되는데 매일 식전에 먹어야 효력이 있다.

약재 **오배자, 녹두**

녹두 한 홉에 오배자 20g을 넣고 물 두 되를 붓고 달여 반으로 줄어들면 구갈이 있을 때마다 물대신 마신다.

이 차는 갈증을 풀어수는 농시에 진액을 생성시기는 작용이 있어 당뇨병에 매우 좋다.

또 생지황 120g, 우슬 4g을 달여 물마시듯 마셔도 당뇨병을 호전시킨다.

녹두와 쌀을 함께 죽을 쑤어 먹는 방법도 있다.

녹두는 찬 성질을 가지고 있어 열성의 구갈(口渴)을 치료하며 특히 여름철에 먹으면 효과적이다.

약재 **국화, 감초**

국화는 산이나 들에서 피는 야생국화가 좋다. 감초와의 분량은 같이 160g으로 하고 물 한 되와 술 한 되를 함께 붓고 달여 반으로 줄어들면 3~4회로 나누어 아침저녁 시간에 복용한다. 이 처방은 당뇨병으로 피부병이 합병됐을 때 효과가 좋다.

약재 **백작약, 감초**

백작약과 감초를 40g씩 함께 가루로 만들어 매일 세 차례씩 따끈한 물에 큰 숟가락으로 한 숟가락씩 복용한다. 장복하면 당 조절에 좋은 작용을 하는데 감초는 구워서 써야 더 좋다.

산수유

약재 육종용, 오미자, 산수유

세 약재를 각각 300g씩 합쳐 가루를 만들고 산약가루로 풀을 쑤어 녹두알 크기로 환약을 만든다. 이것을 매일 세 차례 식간마다 따끈한 물에 20~30알씩 복용한다.

이 약을 삼자환(三子丸)이라고 하는데 당뇨병으로 정력이 감퇴되었을 때 좋은 약이다.

또 삼선환(三仙丸)이라고 하는 약의 처방이 있다. 의이인, 껍질과 속심을 제거한 연자육, 껍질 벗긴 감인을 각 300g씩 섞어 가루로 만들어 찹쌀풀로 녹두알 크기의 환약으로 만드는데 역시 따끈한 물에 20~30알씩 매일 식간마다 세 차례씩 복용한다.

약재 구기자, 지골피

당뇨병으로 구갈이 심하고 기아감(허기증)이 있을 때는 구기자 12g, 지골피 4g을 달여 마신다. 물 두 되를 붓고 반으로 줄어들 때까지 달여 구갈이 나서 물이 먹고 싶을 때 수시로 마시면 된다.

약재 계내금, 천화분

천화분은 당뇨병이 특효약이다. 특히 갈증을 치료하는데 효력이 있고 당뇨병 한방처방에 많이 쓰이는 약이다. 천화분 300g과 닭똥집 속껍질인 계내금을 깨끗이 씻어 잘게 썰어 볶은 것을 함께 가루로 만들고 찹쌀로 풀을 쑤어 녹두알 크기로 환약을 만들어 매일 식간에 하루 세 번 20~30알씩 복용한다.

구갈이 심한 당뇨병의 단방약으로 상백피 20~40g을 물 한 되를 붓고 열탕하여 반으로 줄어들면 차 마시듯이 수시로 마신다.

상백피는 번갈아 치료하는 작용이 있다.

약재　**모려(굴을 말린 살), 잉어**

산 잉어 2~3근짜리를 내장과 꼬리를 제거하고 모려가루 600g을 넣고 물 세 되를 붓고 가열하여 절반으로 줄어들면 매일 식전 후에 한 컵씩 따끈하게 데워 먹는다. 장복하면 당뇨병이 호전된다. 잉어 고기는 먹지 않아도 된다.

약재　**천화분, 돼지콩팥**

돼지콩팥 5개와 천화분 80g을 물 한 되를 붓고 끓이는데 물이 완전히 줄어들 때까지 가열한다. 물이 졸아들면 꺼내어 말렸다가 가루로 만들어 찹쌀가루로 쑨 풀로 녹두알 크기의 환약을 만들어 매일 식간에 20~30알씩 더운 물에 복용한다.

오래 계속 복용하면 혈당이 내려가면서 당뇨병 증상이 호전된다.

약재　**배, 홍당무, 무, 우유**

네 가지를 같은 분량으로 하여 즙을 만들어 매일 식후에 한 컵씩 먹으면 효력이 있다.

수박과 배는 당뇨병 환자에게 좋은 과일이다. 둘 다 과당이 함유되어 있지만 갈증을 치료해 주고 강력한 이뇨작용이 있어 목이 마를 때 수박이나 배를 먹으면 좋다. 이들 과일 속에 들어 있는 당분은 당뇨병을 악화시키지 않는다.

일반적으로 당뇨병 환자가 단 것을 먹으면 안 되는 것으로 알고 있으나 사람이 당질을 섭취하지 않으면 체력을 유지하지 못할 뿐 아니라 당분 섭취가 안 되면 저혈당을 일으켜 저혈당 혼수를 유발하게 된다. 당분을 극도로 제한하면서 인슐린을 투여할 경우 저혈당 혼수가 오기 쉬운데 이런 때는 오히려 설탕이 약이 된다. 그래서 당뇨병 환자는 저혈당 혼수에 대비하여 알사탕을 비상약으로 지니고 다녀야 한다. 따라서 과일 속에 들어있는 과당은 오히려 당뇨병 환자에게 필요하다고 할 수도 있다. 다만 과다하게 섭취하는 것은 좋지 않다.

약재 누에고치 물

누에고치에서 생사(명주실)를 뽑아내기 위해서는 누에고치를 삶아야 하는데 이 물을 마시면 좋다.

약재 계란, 소주

병아리가 자라 어미닭이 된 후 처음 낳은 계란 3개를 깨어 흰자와 노른자가 잘 섞이도록 저어서 소주 한 홉에 넣고 따끈하게 데워 아침 저녁 한 잔씩 복용한다. 술을 잘 못 먹는 사람은 소주와 물을 반으로 섞어서 쓰면 된다. 닭이 처음 낳은 계란을 구하기 어려울 때는 그냥 계란도 괜찮다. 다만 처음 낳은 계란이 약효가 더 좋다는 것이다.

그냥 계란도 양계장 닭이 낳은 것보다 놓아먹이는 재래종 토종닭이 낳은 계란이 더 좋다.

약재 상백피, 매실

상백피 40g, 매실 20g을 물 두 되를 붓고 달여 반으로 줄어들면 갈증을 느낄 때 수시로 마신다.

약재 천화분, 해당화 뿌리

천화분 40g을 곱게 가루로 만들고 해당화 뿌리 40g을 물 두 되를 붓고 반으로 줄어들 때까지 열탕하여 수시로 마시는데 해당화 뿌리 달인 물 한 컵에 천화분가루 찻숟가락으로 하나씩 타서 복용한다.

약재 인진쑥, 피문어

피문어 중간치 한 마리에 인진쑥 12g을 넣고 피문어가 삶아질 때까지 끓여 그 물을 먹는다. 삶은 피문어는 피문어 대로 먹으면 된다.

약재 연전초(連錢草), 구기자

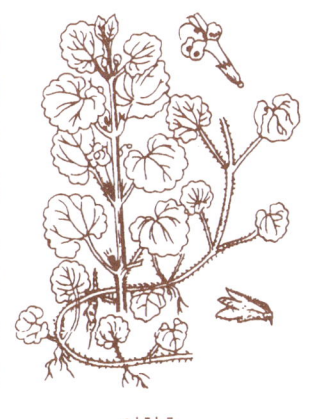

연전초는 적설초라고도 한다. 꿀풀과에 딸린 여러해살이 덩굴풀인데 당뇨병의 민간약으로 정평이 나 있다. 연전초를 뿌리째 깨끗이 손질하여 말려두고 쓰는데 뿌리, 줄기, 잎을 함께 사용하면 더 좋다. 말린 연전초 20g에 구기자 8g을 함께 넣고 두 되의 물에 반으로 줄어들 때까지 달인다. 이렇게 달인 물을 주전자나 유리병에 담아 두고 갈증이 날 때마다 마신다.

연천초

연전초는 잎을 따서 야채튀김을 만들어 먹어도 좋다. 잎을 손가락을 비벼보면 박하냄새 같은 향기가 진동한다.

유럽의 라틴아메리카 사람이나 아랍사람들은 건강한 사람도 차(茶)로 연전초를 끓여 먹는다고 하는데 이들에는 당뇨병 발생률이 적다고 전한다.

연전초는 당뇨병뿐만 아니라 신경을 안정시키고 스트레스를 풀어주며 어린이들의 야뇨증에도 탁월한 효과가 있다.

또 생연전초로 즙을 만들어 먹으면 지독한 감기도 퇴치할 수 있다. 연전초에는 강장성분이 함유돼 있어 감기가 치유된 후에도 탈진감이 없고 몸이 가뿐하다.

약재 콩나물, 마늘, 참깨

콩이 당뇨병에는 특효약이며 건강식품이라는 것은 이미 소개한 바 있거니와 콩나물도 좋은 약이 된다.

콩나물 500g을 소금 작은 숟가락으로 하나, 물 한 사발을 넣고 냄비에 삶는다. 김이 무럭무럭 나면 냄비뚜껑을 열고 익은 콩나물을 소쿠리에 담아 물기를 빼어 식힌 후에 마늘 다진 것, 깨소금을 가미하여 무쳐 먹는다. 이렇게 만든 콩나물무침은 당뇨병 약도 되고 미용식도 되면서 훌륭한 야채식이 된다.

콩나물은 비타민 C가 많아 옛날부터 감기에 민간요법으로 애용되었다.

콩나물은 숙취를 푸는 데도 도움을 주기 때문에 전주의 전통음식인 콩나물해장국은 전국적으로 이름이 나 있다.

산약, 벌꿀, 소주

산약술은 원래 기력을 높이고 정력을 증강시키며 조루증, 유정(遺精), 백대하를 치료하는데 효과 높은 약주이다. 보통 말린 생약 300g, 벌꿀 300g, 25도 이상 소주 두 되로 술을 담그지만 당뇨병 환자가 약으로 먹으려면 벌꿀 양을 대폭 줄여 100g 정도만 넣는다.

벌꿀 100g도 부담스러우면 아주 빼버리고 산약과 소주만으로 해도 된다.

백자기항아리나 유리병(주둥이가 넓은 것)에 담아 밀봉하여 산약의 약효가 충분히 우러나도록 1개월 이상 보관해 두었다가 먹는다.

산약술은 하루 세 차례 식전에 따끈하게 덥혀서 작은 소주잔으로 한두 잔씩 체질에 맞도록 복용하면 된다. 약으로 먹는 것이기 때문에 취하도록 먹어서는 안 된다.

산약술을 복용할 때 레몬즙이나 귤즙을 약간 타면 맛도 좋고 약효도 배가 된다.

구기자나 황정으로 술을 담가 먹어도 좋은데 술 담그는 요령은 산약술에 준하면 된다.

황정술은 정혈작용이 강하므로 당뇨병은 물론 신경계통의 병에도 좋고 정력증강에도 효력이 있다.

2) 비만증

비만증(肥滿症)에는 두 가지 종류가 있다. 하나는 운동은 않고 많이 먹어서 과잉된 영양분이 피하지방으로 저장되는 양이 늘어나 지방층이 두꺼워져 비만이 되는 경우와, 내분비 이상으로 이상비대증이 되는 경우이다.

그러나 비만의 80% 이상이 식생활 잘못에서 온다.

일반적으로 비만이라고 하면 표준체중을 훨씬 상회하는 뚱보를 말하는데 서양 여성들의 가장 큰 고민이 비만이라고 한다. 그런데 우리 나라 여성들도 요즘 비만으로 고민하는 사람이 많아졌다.

몸이 뚱뚱해지면 움직이기가 둔하여 운동하기가 싫고 큰 덩치를 지탱하기 위해서는 자꾸 먹어야 하므로 더 뚱뚱해 지는데 비만증이 되면 당뇨병, 고혈압, 심장병과 같은 성인병을 유발하는 원인이 되기 때문에 건강의 적(敵)으로 여기고 있다.

▶ 살빼는 비결

(1) 운동이 좋다 : 운동선수들은 식사를 많이 해도 살이 찌지 않는다. 운동으로 에너지를 소모하기 때문에 섭취한 영양분이 에너지를 만들기 위해 연소되어 없어지므로 피하에 지방형태로 저장될 겨를이 없다. 또 운동은 근육의 긴장을 풀어 주고 신진대사를 활발히 하여 주며 스트레스를 없애줄 뿐만 아니라 심장과 폐의 기능을 강화시켜 준다.

그러나 운동은 자기 체력에 알맞게 규칙적이고 지속적으로 해야 한다. 갑자기 많은 운동을 하거나 운동을 하다가 중단하면 효력이 없다. 오히려 역효과를 나타낸다.

체중이 불지 않게 하기 위해서는 매일 규칙적으로 미용체조를 하거나 달리기, 수영 등의 운동이 좋다.

특히 남성의 경우는 걷는 운동이 좋다.

(2) 식사는 균형 있게 한다 : 일반적으로 비만의 원인은 '영양의 과잉섭취' 라고 단정하기 쉽다. 물론 그런 점이 있는 것은 사실이

다. 하지만 영양의 밸런스가 파괴돼서 오는 경우가 더 많다. 단 음식을 편식하거나 기름기 있는 육류를 좋아하는 사람, 술, 특히 맥주를 많이 먹는 사람들에 비만증이 많다. 살을 빼기 위해서 다이어트를 한다고 결심을 하거나 감식을 하면서 아이스크림과 같은 단 음식을 즐기는 여성들이 있다. 이것은 체력은 떨어뜨리면서 살은 더 찌게 하는 결과를 초래한다.

에너지원이 되는 당질과 지방은 자신의 활동량(운동량)에 알맞게 섭취하고 여기에 조직을 만드는 단백질, 저항력을 기르고 영양의 대사와 생명력을 길러주는 비타민군과 미네랄을 균형있게 섭취해야 한다. 그러기 위해서는 인공첨가물이 함유되어 있는 가공식품보다 자연식품, 그 중에서도 야채와 과일, 해조류, 생선류 등을 많이 먹는 것이 좋다.

(3) 콩 요리는 몸을 날씬하게 한다 : 콩은 양질의 단백질이 풍부한 알카리성 식품으로 영양이 풍부한 건강식품이면서 살이 찌지 않는 식품이어서 비만증으로 고민하는 사람에게 아주 좋다.

콩물 180cc에 레몬 반개를 짜 넣고 천천히 저으면서 벌꿀로 입맛에 맞도록 단 맛을 낸다. 벌꿀은 당분이 많으면서도 설탕과는 달리 살이 찌지 않는 건강식품이다. 젓고 있는 동안에 레몬 속에 함유된 산(酸)으로 인하여 점차 걸쭉해져서 흡사 요구르트처럼 되는데 이 때가 제일 먹기 좋다. 콩물에 벌꿀과 레몬즙을 넣고 저을 때 불이 너무 세지 않게 조심해야 한다.

또 콩물과 계란 흰자를 섞어 벌꿀을 타서 먹어도 좋다. 소화기능이 약한 사람이나 콩물냄새가 싫은 사람은 생강즙을 몇 방울 떨어뜨린다.

(4) 군살 빼는 데는 쇠귀나물 : 쇠귀나물은 자고(慈姑)라는 식물인데, 옛날부터 살을 빼는 음식으로 애용해 왔다. 특히 체내의 지방을 없애주는데 효과가 있다고 한다.

기름기가 많은 고기요리에는 쇠귀나물을 함께 쓰면 살찔 염려가 없어 안성맞춤이다.

쇠귀나물을 고기요리에 넣으면 질긴 힘줄고기도 연하게 해주는 작용이 있으며 임파선이 부었을 때 민간약으로도 좋다.

고기류 특히 지방질을 좋아하는 식성을 가진 사람은 쇠귀나물을 부지런히 먹어 두는 것이 좋을 것이다.

살을 빼기 위해 무리하게 굶거나 약을 먹고 체력이 쇠약해져서 생명까지 위협을 받는 방법은 옳지않다. 그대신 식생활의 지혜를 이용하여 날씬해지는 비법을 익히면 되는 것이다.

(5) 미나리와 솔잎 : 미나리는 나물을 만들어 먹거나 김치를 담그기도 하지만 복매운탕, 대구매운탕 등 생선요리에 반드시 들어가는 조미 식품이다. 강력한 해독작용과 함께 이뇨작용이 있어 비만 치료하는 민간약으로 쓰인다.

미나리와 솔잎을 반반으로 해서 즙을 내어 아침저녁 한 컵씩 복용한다. 먹기가 거북할 때는 생강즙 몇 방울을 떨어뜨리거나 벌꿀을 약간 첨가하면 된다.

(6) 대나무잎 : 대나무잎을 삶아서 그 물을 수시로 마신다. 대나무잎도 이뇨작용이 있어 살을 빼는데 도움을 준다.

(7) 의이인 삼백초 : 삼백초는 고구마잎과 비슷한데 냄새가 좋지 않

으나 이뇨제로는 탁월한 효력을 지니고 있다. 비만증으로 고혈압이 걱정되는 사람은 의이인과 삼백초를 반반으로 해서 하루 30g씩 달여 차 대용으로 먹는다.

또 중국 사람들이 애용하는 차(우롱차)를 상복하면 좋고 변비가 있는 사람은 알로에의 생즙을 복용하면 효과가 있다. 당뇨가 있으면 옥수수수염에 돼지췌장을 달여 먹는다.

(8) 살 안찌는 식사요령 : 식사는 평소 배부르게 먹던 양의 70%선으로 약간 줄인다. 좀 더 먹었으면 싶을 때 수저를 놓는 것이 좋다. 될 수 있는 대로 육식은 피하고 야채, 과일을 많이 먹되 부족한 지방질과 단백질은 콩 요리, 식물성 기름, 담백한 생선(문어, 명태, 조개 등)을 대신 먹는다. 미역, 김, 다시마 등 해조류는 매 끼니 빼놓지 말고 버섯, 굴 요리를 자주 먹는다. 술은 일체 안 먹는 것이 좋다.

5. 비뇨기의 병

1) 신장병

신장(腎臟)은 혈액을 걸러서 불순물을 제거, 오줌으로 농축하여 세
뇨관을 통해 배설시키고 삼투압(滲透壓)을 조절하여 몸 안의 각 세포
가 활동하기 좋은 환경을 조성하는 역할을 한다.

신장은 주먹만한 크기의 작은 장기이지만 신장을 통과하는 혈액량
은 일년에 1톤이나 되며 사구체에서 하루 걸러내는 혈액양도 180 l
(한 드럼 정도)에 달한다. 신장이 하루 걸러내는 혈액은 180 l 나 되
지만 신장에서 농축되는 뇨량(尿量)은 그 1%도 못되는 양이고 걸러
진 혈액의 99%는 다시 혈액 속으로 흡수된다. 이처럼 중요한 역할을
하는 신장의 사구체가 세뇨관에 이상이 생기면 혈액을 걸러내는 기
능이 마비되거나 여과된 혈액을 재흡수하는 일에 지장을 초래한다.
혈액을 걸러내어 노폐물을 오줌으로 농축하는 역할을 담당한 사구체
에 병변이 생긴 것을 신염(腎炎)이라 하고, 걸러진 혈액을 재흡수하
는 역할을 하는 세뇨관에 병변이 생긴 것을 네프로제라 하는데 일반
적으로 신장병하면 이 두 가지 병을 지칭한다.

신장병이 생기면 부종이 오고 혈뇨, 단백뇨 등을 보이기 때문에 증
상이 곧 나타난다.

초기증상은 열이 나고 입이 마르면서 허리에 가벼운 통증이 온다.
병증이 진전되면서 80% 이상이 혈압이 상승하고 부종이 생긴다.

약재 소자, 나복자, 상백피

소자는 차조기씨이며 나복자는 무씨의
한방약 이름이다. 신장병 특히 신염에는 소
자와 나복자 각 150g을 살짝 볶아 가루로
만들어 매일 식간에 세 번 상백피의 달인
물에 5g씩 먹으면 된다.

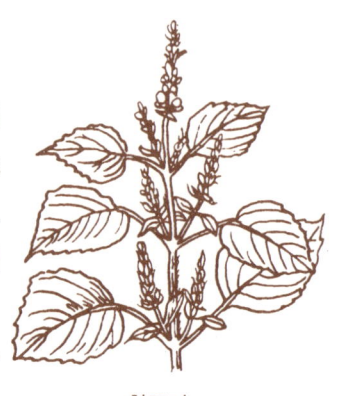

차조기

상백피를 달일 때는 상백피 50g을 물 두
되를 붓고 반으로 줄어들 때까지 열탕한다.

상백피 달인 물은 열을 내리고 혈압을 내리는 작용이 있어 신장병
으로 인한 고혈압을 조절한다.

약재 메꽃, 참취

메꽃을 따서 참취잎과 함께 녹즙을 만들어 하
루 세 번 커피잔으로 한 잔씩 복용하면 좋다.

메꽃은 몸 안이 불필요한 수분을 몸 밖으로
배설시키는 작은 작용이 있어 부종을 치료하고
참취도 신장병에 효과 높은 약이 된다.

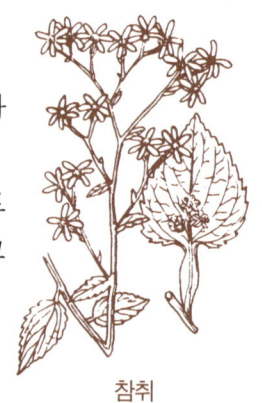

참취

약재 식용달팽이, 골분

신장병에는 잘못된 요법보다 단식이 좋다. 그러나 허약한 사람이
나 몸을 움직여야 하는 사람은 단식이 어렵다. 신장병에는 프랑스 사
람들이 즐겨 요리로 만들어 먹는 식용달팽이가 특효약이다.

식용달팽이를 산채로 불에 굽는다. 구워진 달팽이살을 꼬챙이로

찍어 그냥 먹어도 되지만 햇볕에 말렸다가 물을 붓고 끓여서 그 국물에 생선뼈가루를 타서 복용한다.

물고기의 뼈는 신장병에 특효약인데 그냥 먹을 수가 없으므로 햇볕에 말려 가루로 만들어 먹는다. 생선뼈 가루를 구운 달팽이 삶은 물에 타서 복용하면 웬만한 신장병은 치료된다.

식용달팽이나 생선뼈 속에는 칼슘이 풍부하여 칼슘요법이라고 할 수 있는데 신장병의 가정요법으로는 더 이상 좋은 것이 없다.

약재 상백피, 붉은팥

붉은팥 80g, 상백피 70g을 물 두 되를 붓고 반으로 줄어들 때까지 달인다. 이 물을 매일 물이 먹고 싶을 때 계속 장복한다.

또 누런콩 40g, 검정콩 40g, 율무쌀 20g을 같은 방법으로 달여 수시로 먹어도 된다.

약재 옥수수수염, 율무

옥수수수염 말린 것 40g, 율무쌀 20g을 열탕하여 매일 3~5회 씩 복용하면 효과가 있다.

이 처방은 담석중에도 좋고 신장결석을 치료하는 데도 그만이다. 당뇨병 환자의 갈증에도 효력이 있다.

약재 맥아, 포도껍질

맥아 20g에 포도껍질 20g을 함께 달여 수시로 복용한다. 맥아는 자연적인 효모작용으로 발효되어 맥주를 만든다. 또 포도껍질도 포도에 붙어 있는 자연효모가 작용하여 포도주가 만들어진다. 맥주의 원료인 호프나 포도주의 원료인 포도에 효모작용이 없다면 그냥 썩어버리겠지만 효모가 있기 때문에 발효하여 맛있는 술이 된다.

효모는 위장의 활동을 정상화하고 신장기능을 강화하여 신장병을 예방 치료하는 효능을 지니고 있다.

약재 마황, 연교, 붉은 팥

붉은팥은 신장병에 아주 좋은 약용식품이다. 적두 한 홉에 연교 12g, 마황 8g을 물 두 되를 붓고 달여서 식간에 한 잔씩 복용한다.

연교

약재 지골피, 파초 뿌리

구기자나무 뿌리가 지골피이다. 지골피는 한방에서 이뇨제로 쓰이지만 임포텐츠, 불감증, 노이로제에도 좋다.

지골피와 파초 뿌리를 등분하여 잘게 썰어 적당량의 물을 붓고 달여 반으로 줄어들면 주전자나 유리병에 담아 두고 수시로 마신다.

파초 뿌리는 신장병에 좋을 뿐 아니라 이뇨, 지혈, 수렴, 해열약으로도 효과가 높다. 파초의 이뇨작용은 칼슘에 의한 것이라고 하는 설도 있는데 아무튼 이뇨작용 때문에 신장병을 개선한다.

약재 메주콩, 오리신장

오리의 콩팥 10쌍에 메주콩 한 홉을 물 세 되를 붓고 열탕하여 매일 식전에 한 컵씩 마시면 신장병이 낫는다.

신장병은 물론 신경쇠약, 양기부족이 있을 때는 동물의 콩팥이 좋은 약이 된다. 이것을 장기요법(臟器療法)이라고 해서 간이 나쁘면 동물의 간을, 신장이 나쁘면 동물의 콩팥을, 성기능에 장애가 있으면 동물의 생식기를 약용으로 쓰는 것을 말한다. 그러나 신장염에는 소금이 금물이므로 이들 동물의 장기를 먹을 때 될 수 있는 대로 소금을 섭취하지 않도록 해야 한다.

약재 **자라, 마늘, 붉은팥**

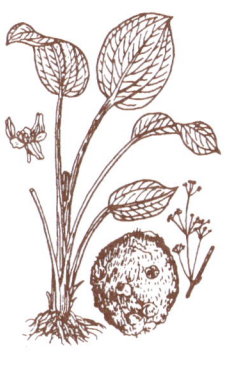

600g쯤 나가는 산 자라 한 마리를 내장을 빼고 잘게 토막 낸다. 여기에 마늘 5통을 까고 붉은팥 한 홉을 잘 씻어 물 5되에 넣고 물이 3분의 1 정도 줄어들 때까지 은근한 불에 달여 매일 차처럼 수시로 마신다. 자라를 구하기 힘들 때는 미꾸라지를 대신

자라

써도 된다. 자라 600g 대신 미꾸라지 600g으로 대치하면 되는데 이때도 마늘, 붉은팥의 양은 같다.

약재 **택사, 동아껍질, 검정콩, 미꾸라지**

검정콩 한 홉에 동아껍질과 택사 20g을 미꾸라지 150g과 함께 물 두 되를 붓고 반으로 줄어들 때까지 달여 그 물을 매일 식전에 한 컵씩 마신다.

또 미꾸라지 150g에 율무쌀, 껍질 벗긴 땅콩을 함께 넣고 물 세 되를 달여 반으로 줄어들면 국물만 따라 놨다가 매일 식전에 한 컵씩 마신다.

택사

약재 감자, 밤

감자는 몸 안에 불필요한 수분을 제거해 주는 성분을 지니고 있어 신장병에는 아주 좋은 식품이다.

신장병은 아니더라도 공연히 얼굴이나 몸이 붓는 경우가 있다. 동양 사람의 몸 안에는 서양 사람보다 수분함량이 많다고 한다. 그 이유는 동양 사람은 채식위주의 식사를 하기 때문에 수분 섭취가 많은 것인데 수분은 노화를 촉진하고 성기능을 약하게 한다. 이런 때 감자는 좋은 약이 된다. 신장병이 있으면 싱싱한 감자 2개에 생밤 3개를 함께 갈아 즙을 만들어 먹으면 된다. 감자 생즙이 먹기에 안 좋으면 갈아서 죽을 쑤어 먹어도 된다.

감자를 돼지콩팥과 함께 넣고 끓여 먹어도 좋다.

감자는 충치를 예방하고 노화를 방지하며 정력을 강화시켜 주기도 한다. 서양에서는 한때 감자를 만병통치약으로 생각했고 독일의 프리드리히 대왕은 국민적 건강식품으로 감자를 먹으라는 칙령까지 내렸다고 한다.

편도선이 부었을 때 감자즙을 부은 목에 바르면 잘 낫는다.

약재 수박, 은행

수박을 갈라 잘 익은 속을 파내어 으깨면 수박즙이 된다.

이 수박즙을 먹으면서 은행알을 구워서 한번에 5알씩 복용한다.

수박은 이뇨제로서 신장병에 좋은 식품이다. 수박살을 잘게 썰어 냄비에 올려 놓고 끓인다. 썬 상태가 흐물흐물해졌을 때 일단 헝겊으로 걸러낸다. 걸러내고 남은 즙을 다시 끓인다. 이렇게 해서 색이 거무스름해지면서 끈기가 있는 엿 모양의 수박당(糖)이 만들어지면 유리항아리에 담아두고 한 스푼씩 떠서 따뜻한 물에 타서 마시면 좋다. 하루 1~2회 계속 며칠동안 복용하면 신장병이 호전된다.

약재 **피라미**

살이 오른 겨울 피라미는 신장병의 묘약이다. 피라미를 구어서 먹거나 찜을 해서 먹는데 될 수 있는 대로 소금을 제한한다.

피라미는 음위증, 췌장염에도 좋고 산모가 젖이 안나올 때 복용하면 젖이 많아진다.

약재 **피라미**

팥잎과 파 뿌리에 모유(母乳)를 조금 짜 넣고 달여 마신다.

2) 신우염

사구체에서 농축된 오줌이 세뇨관을 통하여 내려와 수뇨광을 거쳐 방광으로 가기 전에 모이는 곳이 신우이다. 여기에 대장균이 침입하여 염증을 일으켜 신우염(腎盂炎)이 되는 경우가 많은데 대장균은 혈액, 임파선을 통하여 침입하기도 하지만 항문에서 방광, 수뇨간을 거쳐 신우에 침입하는 수가 많다.

특히 여성의 경우는 항문과 요도가 접근해 있어 신우염의 발병률이 높다. 또 강한 중독성 약품을 사용했을 때도 신우염이 생기는 수가 있으며 증상은 처음엔 감기와 비슷한 열과 오한이 있다가 두통과 요통이 오고 식욕이 떨어진다. 임질에 걸렸을 때처럼 소변을 볼 때 묵지근한 불쾌감이 있고 자주 소변을 보고 싶은 느낌을 받지만 오줌이 시원스럽게 나오지 않고 오줌빛깔은 탁하다.

약재 동과자, 백봉령, 방기

동과는 동아라고도 하며 박과에 딸린 덩굴 풀인데 그 열매를 동과자라 한다. 동과자껍질 과 백봉령껍질을 쓰는데 각 25g에 방기 30g 을 생강 5편과 함께 물 두 되를 붓고 달여 반 으로 줄어들면 매일 식간에 한 컵씩 복용한다.

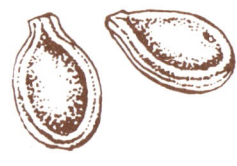

동과자

약재 목이버섯, 닭의 볏, 식초

목이버섯은 삼백초와 함께 이뇨작용을 하여 수독(水毒)을 제거해 주는 역할을 한다. 여기에 닭의 볏(닭머리에 맨드라미처럼 빨갛게 놓 은 것을 말한다.)을 함께 살짝 데쳐 참깨, 식초에 무치면 맛 있는 요 리가 되는데 신우염에 좋다.

약재 으름덩굴, 백출, 택사

세 가지 약재를 등분하여 물 두 되를 붓고 반으로 줄어 들 때까지 달여 보관해 두고 목이 마르면 수시로 마신다.

약재 호두, 은행

둘 다 겉껍데기를 까고 속 알맹이만 각 15g씩 물에 달여 장복한다. 또 두 가지를 구워서 가루로 만들어 따끈한 물에 한 숟가락씩 타서 마셔도 좋다.

약재 **결명자, 붉은팥**

결명자를 깨 볶듯이 볶고 팥도 콩 볶듯이 볶는다. 이 두 가지를 차처럼 끓여 빨갛게 우러나면 담아 두고 수시로 마신다.

그러나 신우염도 신염이나 네프로제와 같이 안정이 필요하며 적절한 식이요법을 시행해야 한다. 붉은팥은 신장병의 좋은 약이므로 밥을 지어 먹고 맵고 짜고 신 것은 자극성이 있어 해로우므로 피해야 한다.

약재 **마늘, 벌꿀**

마늘을 까서 불에 구워 벌꿀에 찍어 먹는다.
대싸리씨나 무장다리를 달여 먹어도 효험이 있다.

3) 신장결석

사람의 오줌 속에는 광물질 성분이 많이 들어 있는데 이 성분이 어떤 계기로 응고되어 결석(結石)을 형성하면 오줌이 세뇨관을 통과할 때 세뇨관의 내벽을 자극하여 심한 통증을 일으키고 오줌 누기가 힘들며 혈뇨를 누게 된다. 대개 신우에서 결석이 형성된다. 작은 것은 소변을 통하여 나오지만 큰 것은 수술로 꺼내야 한다.

결석에는 요산성결석과 수산성결석의 두 종류가 있다.

약재 **산초나무 뿌리, 상백피**

뽕나무 뿌리 껍질인 상백피와 산초나무 뿌리를 잘게 썰어 물에 달여 마신다. 매일 식후 세 번씩 커피잔으로 하나 정도 복용하면 된다.

약재 구기자나무, 메밀

구기자나무는 잘게 썰어 푹 삶아서 그 물을 먹는데 메밀가루 한 숟가락씩을 타서 복용한다.

약재 목단피(모란뿌리껍질), 망초, 복숭아씨

세 가지 약재를 각 8g씩 한데 넣고 물 두 되를 붓고 반으로 줄어들 때까지 달여 하루 세 번 복용한다.

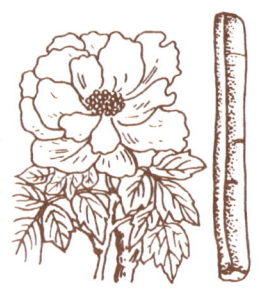

목단

약재 목단피, 망초, 복숭아씨

하고초, 해바라기씨는 10g, 옥수수수염은 20g을 함께 달여 먹는다.

4) 방광염

방광(膀胱)에 대장균, 포도상구균 등의 세균이 감염되어 발병하며 급성과 만성이 있다.

방광염을 흔히 오줌소태라고도 하는데 소변을 참을 수가 없어 하루에도 수 없이 화장실을 들락거리게 되는데 특히 야간이면 심하고 소변을 볼 때 통증을 느끼고 소변에 피가 섞여 나오거나 단백이 섞여 나온다. 따라서 방광염은 빈뇨, 배뇨통, 소변의 혼탁이 특징이다.

만성은 급성보다 증상은 덜 하나 빈뇨와 소변의 혼탁이나 혈뇨는 같다.

방광염은 신우염과 마찬가지로 여자들에게 발병률이 좋은데 그 원인은 요도구와 항문이 근접해 있어 세균이 요도를 통하여 방광으로 침입하기가 남성보다 훨씬 용이하기 때문이다. 그래서 방광염을 여성의 병이라고 하지만 남자도 연령이 많아지면 잘 걸린다. 한방에서는 소변불리로 다스린다.

약재 지부자, 누에똥

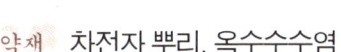

지부자는 대싸리씨이다. 대싸리는 명아주과에 속하는 한해살이 풀인데 싸리비를 만들어 쓴다. 대싸리씨 20g에 누에똥 10g을 함께 넣어 달여 먹는다. 달이는 법은 물 한 되를 붓고 반 되로 줄어들 때까지 가열하면 된다. 이것을 물마시듯이 수시로 먹으면 된다. 만약 누에똥과 대싸리를 함께 구할 수 없을 때는 어느 것 한 가지만 달여 먹어도 된다.

지부자

약재 차전자 뿌리, 옥수수염

원래 옥수수염은 신장병의 민간약이다. 옥수수염은 이뇨작용과 함께 수독(水毒)을 다스리는 작용이 있기 때문인데 여기에 질경이 뿌리인 차전자 뿌리를 함께 달여 먹으면 급·만성 방광염에 효과가 있다. 두 가지를 함께 구하기 힘들 때는 단방으로 사용해도 괜찮다.

약재 인동덩굴, 파 뿌리

인동덩굴에는 강한 이뇨작용이 있어 신장병, 고혈압에 써도 좋은 약이다. 인동덩굴에 파 뿌리를 조금 섞어 차로 만들어 먹으면 방광염에 좋다.

방광염은 특히 여름철에 잘 걸리는데 이는 여름이 계절적으로 세균번식에 좋은 환경이기 때문이다. 이런 때 이뇨제를 써서 방광 내에 침입한 세균을 자주 자주 씻어 내는 것이 좋은데 인동덩굴차는 아주 이상적인 민간약이다.

약재 하고초, 수박씨

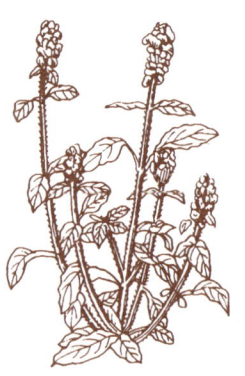

하고초는 꿀풀의 한방약 이름이다. 그늘에서 말린 하고초를 잘게 썰어 1회분 8g, 수박씨 10g 을 한데 넣고 달여서 그 물을 차처럼 수시로 마신다. 자주 달이기 번거로우므로 2~3일분을 한꺼번에 달여 두고 먹으면 된다.

여름에 수박을 먹을 때 씨를 버리지 말고 모아서 말려 두고 하고초도 여름철에 채취하여 응달에서 말려두면 방광염의 특효약이 된다.

하고초 한 가지만 달이거나 수박씨만을 단방

하고초

으로 사용해도 효과가 있다. 두 가지를 쓰는 것은 효과를 높이는 상승작용을 기대하기위한 것이다.

약재 진달래 뿌리, 엿기름, 쌀

진달래 뿌리를 캐다가 잘게 썰어 깨끗이 씻은 후 푹 삶는다. 이렇게 만든 물로 식혜를 만들어 먹으면 좋다. 식혜를 만들기가 번거롭고 힘들면 진달래나무 뿌리 삶은 물을 복용해도 되는데 좀 진하게 달여 벌꿀을 타서 먹는다.

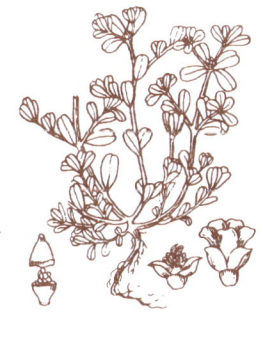

약재 **삼백초, 오행초**

삼백초가 신장병의 묘약이라는 것은 이미 설명한 바 있다. 삼백초에 쇠비름인 오행초를 함께 녹즙을 만들어 먹으면 방광염 치료에 그만이다.

쇠비름은 여름철 꽃이 피기 전에 뜯어다 나물을 해먹기도 하는데 설사, 이질에도 사용되는 민간약이다.

쇠비름

5) 전립선비대증

전립선 비대증(前立腺肥大症)은 노인성질환의 하나이다.

전립선은 방광의 출구에 있는 요도를 싸고 있는 밤알처럼 생긴 기관인데 이것이 비대해져 요도를 압박하게 되면 요도가 좁아져 배뇨가 어려워진다. 전립선은 성기능과도 연관이 깊기 때문에 전립선에 염증이 생기거나 비대증이 되면 성기능이 저하된다.

50대 이상의 남성으로서 야간에 자주 요의를 느끼고 배뇨하려고 하면 오줌이 나올 때까지 시간이 많이 걸리며 배뇨상태가 좋지 않고 배뇨 후에도 잔뇨감이 있는 증상이 있으면 일단 전립선비대증을 의심해봐야 한다.

전립선비대증은 일종의 호르몬 분비이상에서 생기는 병이다. 엔드로겐과 에스트로겐이라고 하는 남녀 성호르몬 분비에 균형이 파괴되어 에스트로겐의 분비가 강해지면 방광경부와 정구 사이에 있는 요도 주위 결체조직이 에스트로겐에 예민하게 작용한다. 이 조직이 결절을 형성하고 결절조직 속에 있는 선세포에 침입, 증식을 일으켜서 전립선이 비대해진다.

약채 산약, 호두, 참깨, 마늘, 검정콩

전립선비대증은 노화현상에서 오는 정력 쇠퇴의 한 증상이기 때문에 정력을 북돋워 주는 게 좋다.

참마인 산약, 호두, 참깨, 검정콩은 모두 정력에 좋은 강정식품인 동시에 약이다. 이것들을 함께 가루로 만들어 매일 큰 숟가락으로 하나씩 꿀물에 타 먹으면 된다.

또 참마와 당근에 참깨, 호두를 함께 믹서에 갈아서 즙을 만들어 먹어도 좋다.

전립선비대증은 노년기로 접어들면서 생기기 때문에 '이제 인생이 다 되었구나' 하는 생각에서 심리적으로 위축되는 경우가 많은데 이렇게 자신감을 상실하면 병증은 더욱 악화되기 마련이다. 따라서 우선 마음을 밝고 명랑하게 갖고 건강체조를 시행하거나 많이 걷는 운동을 하면 약을 안 써도 호전되는 경우가 있다. 자신감을 갖고 운동을 실시 하면서 앞에서 거론한 강정식품들을 섭취하면 병도 낫고 몸도 튼튼해져서 1석 2조의 효과를 얻을 수 있다.

약채 달래, 벌꿀, 소주

달래는 이른 봄 입맛을 돋우어 주는 식용야채이다. 소형의 염교처럼 구근이 있고 파처럼 가는 뿌리가 달려 있다. 이것은 군생하는 습성이 있어 한 과에서 많이 채취할 수 있다. 실 뿌리, 구른, 줄기까지를 다 쓰는데, 깨끗이 손질한 달래 600g에 벌꿀 300g을 35도 이상의 소주에 담아 밀봉하여 그늘진 곳에 1개월 이상 저장해 두었다가 꺼내 먹는다. 매일 식전에 따끈하게 덥혀서 소주잔으로 한두 잔씩 먹으면 전립선비대증이 치료된다.

호박은 여름에서 가을까지 가장 맛이 드는 시기이다. 씨, 덩굴, 잎사귀, 열매꼭지 등 모두가 좋은 민간약이다.

전립선비대증에는 애호박이 나는 계절에는 조개와 마늘을 넣고 호박국을 끓여 장복하면 잘 치료된다. 애호박을 구할 수 없는 겨울철에는 늙은 호박을 쓰는데 노란색이 짙을수록 맛이 좋고 약효도 있다. 카로틴 성분이 많이 들어 있기 때문이다.

호박씨는 혈압을 조절하고 호르몬 분비를 정상화시켜 전립선비대증에 좋고 정력도 증강시켜 준다. 호박씨에는 최음작용을 하는 성분이 있다고 한다.

말린씨를 살짝 볶아 가루로 만들어 벌꿀과 섞어 먹으면 된다.

호박의 어린잎은 삶아서 된장을 찍어 먹는다. 미네랄 성분이 많이 들어 있고 맛도 좋아 여름철 입맛 없을 때 좋은 반찬이 된다.

호박에는 비타민 B_1, B_2와 칼슘, 철분이 풍부하여 빈혈에도 특효약이고 저혈압에도 아주 좋다.

또 호박은 인슐린 생산 분비를 촉진하는 작용이 있어 당뇨병에 빼놓을 수 없는 야채이기도 하다.

호박을 많이 먹는 중국에 미인이 많은 것은 호박이 미용효과도 지니고 있기 때문이다.

이외에도 전립선비대증에 효과 높은 '오줌건강법' 이 있다.

소변을 볼 때 발끝으로 서서 가슴을 쫙 펴고 등뼈에 힘을 준다. 이러한 자세를 취하면 자연히 하체가 앞으로 나오게 된다. 이 때 좌우 발의 폭은 어깨넓이로 펴는 것이 적당하다. 이 같은 자세를 취한 뒤 눈을 똑바로 크게 뜨고 어금니를 꼭 문 다음 소변을 본다. 이렇게 사흘 동안만 하면 소변이 힘차게 나오게 되는데 이는 내장기능이 좋아졌다는 증거이다. 자신을 가지고 오래 계속하면 전립선비대중의 치료는 물론이고 정력도 세진다.

'오줌건강법'의 요령을 다시 한번 설명하면 먼저 항문의 근육을 수축 시킨다. 그리고 두 무릎을 앞으로 내밀 듯 하는데 이 두 가지 점이 중요하다. 이 자세는 치골근, 항문괄약근 등 모든 근육을 동원하는 결과를 가져와 남성호르몬의 생성 분비가 활발해지면서 정력이 눈에 띄게 강화된다. 전립선비대중도 고치고 정력도 기르게 되니 금상첨화가 아닐 수 없다.

약재 호박, 조개, 마늘

이것을 임포텐츠 치료제로 사용하고 있다. 이것을 소금을 약간 섞어가면서 불에 구워 가루로 만든다. 이 가루를 따끈한 꿀물에 타서 하루 두 번 아침저녁으로 복용한다.

전립선비대중 치료는 물론 정력을 강화시키는데 그만이다.

6) 요도염

요도는 이름 그대로 오줌을 밖으로 배설하는 관(管)인데 요도에 염증을 일으키는 병이 요도염(尿道炎)이다.

요도염은 급성이 많으며 남녀에 따라 그 증상이 다르다.

소변을 볼 때 요도가 따끔거리고 용변에 불편을 느끼게 되는데 임질과 혼동하기 쉽다. 세균감염으로 생기며 요도결석, 요도결핵 등에서 오는 염증도 있다.

약재 인동덩굴, 상추

인동덩굴에는 강한 이뇨작용이 있어 요도염에 좋은데 여기에 상추 잎(생것이나 말린 것을 다 쓴다)을 함께 넣고 달여 차처럼 하루에 두세 잔씩 마신다.

약재 월귤, 벌꿀, 소주

술을 담가 월귤주로 이용하는 것이 제일 좋다.

월귤은 열매가 팥알만 하고 빛깔은 붉어서 마치 복숭아 같은 느낌을 주는데 이것을 600g 정도에 소주 한 되, 벌꿀 300g을 넣어 밀봉해 두었다가 1개월 이상 경과하면 꺼내 먹는다. 아침저녁으로 작은 소주잔으로 한두 잔씩 마시면 요도염의 치료는 물론 여성의 빈혈에도 특효약이 된다.

월귤주를 담글 때는 가지째로 채취해서 열매와 가지, 잎을 함께 약재로 쓰면 더 좋다.

월귤

또 술을 담그기가 힘들고 1개월 이상 저장하는 불편이 있어 당장 이용이 어려운 경우에는 월귤열매를 으깨어 주스로 만들어 1회에 큰 숟가락으로 하나씩 복용하면 된다. 월귤주스는 여성의 방광염, 남성의 요도염에 효과 높은 민간약이다.

약재 배나무잎, 사삼

더덕은 한방에서 사삼이라 부르는데 원기를 돕고 오장(五臟)의 기능을 강화시키는 역할을 한다.

요도염으로 통증이 있을 때는 배나무잎 20g에 사삼 10g을 함께 넣고 물 한 되에 달여 반으로 줄어들면 매일 식전에 세 차례 커피잔으로 하나씩 복용한다.

요도염으로 소변 보기가 어려울 때는 은행을 하루 5~7개씩 날것으로 씹어 먹으면 좋다.

또 커피를 마시는 것도 효과가 있다. 특히 소변보기가 힘들 때는 용변시에 허리에서 엉덩이를 둥글게 마사지하면 효력이 있는데 반드시 맨살 마사지를 해야 한다.

6. 운동기의 병

1) 관절염

관절염에는 여러 종류가 있다.

관절염을 크게 분류하면 외상성 관절염, 류머티즘성 관절염, 임균성 관절염, 비특이성 관절염, 결핵성 관절염 등이다.

▶ 외상성 관절염 : 관절 부위의 타박으로 생기는 것으로 타박 부위에 내출혈이 생겨서 혈종을 만들거나 수종을 만든다. 증상은 외상 부위에 열이 나면서 통증을 느끼게 되는데 비교적 가벼운 편이지만 심할 때는 화농이 되고 그 부위의 관절이 부어올라 운동에 지장을 초래한다.

▶ 류머티즘성 관절염 : 습도가 높고 햇볕이 부족한 지방 사람이 잘 걸린다. 따라서 일종의 기후병이라 볼 수 있으며 날이 궂거나 비가 오려고 할 때 관절의 마디마디가 쑤시고 아프다.

▶ 임균성 관절염 : 임질균으로 인하여 발생하며 갑자기 통증이 생기는데 참기가 어려울 정도이다. 남자는 무릎관절, 여자는 손 관절에 잘 생긴다. 높은 열을 동반하고 관절이 부어올라 운동에 지장을 초래한다. 특히 임균성 관절염은 치료 후에도 관절이 경직되는 수가 있다.

▶ 비특이성 관절염 : 포도상구균, 연쇄상구균 등의 세균침입으로

발병한다. 외부에서도 침입하지만 체내에 염증이 생겼을 때 그 염증 근처 관절로 침입하는 경우도 있다. 높은 열과 함께 심한 통증이 오는데 임균성, 결핵성 관절염과 함께 고질적인 병으로 치부된다.

약재 오공(지네), 닭

토종닭 한 마리에 오공 20마리를 넣고 푹 고아서 매일 식전에 그 국물을 커피잔으로 한 잔씩 마신다. 닭고기는 맛이 없지만 먹어도 되고 먹기 싫으면 버려도 된다.

닭에 무씨(나복자)와 삼씨를 넣고 고아 먹어도 효과가 있으며 닭에 천궁, 당귀, 백작약, 삼씨를 넣어 고아 먹어도 좋다.

닭에 찔레꽃을 넣어 달여 먹기도 한다.

약재 계피, 골담초, 담배씨

계피와 골담초를 등분하여 물 한 되를 붓고 반으로 줄어들 때까지 열탕한다. 이렇게 달인 물에 담배씨를 한 숟가락씩 복용한다. 하루 두 번 아침 저녁으로 식전에 먹는다.

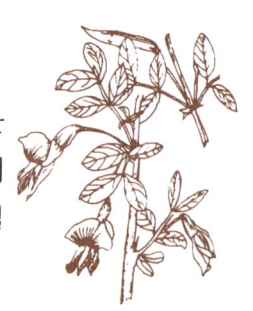

골담초

약재 알로에, 미꾸라지

알로에 두 줄기에 미꾸라지 한 마리를 함께 짓이겨 환부에 붙이고 붕대로 싸매는데 저녁에 자기 전에 이렇게 하고 아침이면 떼어 낸다. 며칠동안 계속하면 증상이 호전된다.

오가피, 율무, 생강, 고양이

고양이를 잡아서 털과 내장을 제거하고 배 속에 오가피, 율무를 각각 12g, 생강 3쪽을 넣어 푹 삶아서 고기와 국물을 먹는다.

고양이가 관절염에 좋다는 속설은 많으며 실제 고양이를 고아 먹고 효과를 보았다는 사람이 많다. 그런데 먹는 방법도 가지가지여서 고양이를 털째로 고아 먹는 방법, 고양이에 밤, 엄나무 뿌리와 가지를 잘게 썰어 넣고 삶아 먹는 방법 등이 있다. 하지만 고양이는 애완동물이기 때문에 본인이 해 먹거나 알고 먹기가 힘들고 대개 다른 사람이 환자는 무슨 고기인지 모르게 해 주어야 한다.

소금, 구기자, 상백피

구기자와 상백피는 등분하여 물 한 되를 붓고 반으로 줄어 들 때까지 열탕한다. 이 물을 하루 세 번 식전에 한 잔씩 복용하면서 굵은 호렴(가공하지 않은 소금)을 프라이팬에 5~6분 동안 볶아 식기 전에 부어오른 관절에 찜질을 한다. 이 치료법은 매우 좋은 효과를 보인다.

용뇌, 연자육, 홍화, 소회향

네 가지 약재를 각각 8g씩 45도 이상의 소주(배갈)에 3일 이상 담가 두었다가 그 술을 하루 4~5회씩 환부에 바른다.

월계수 열매를 말려 가루로 만들어 참기름에 개어 환부에 붙여도 좋다.

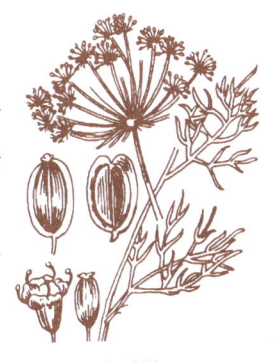

소회향

약재 상백피, 민들레 뿌리, 엄나무

위 세 가지 약재를 등분하여 오래 삶는다. 약기운이 충분히 우러났다고 생각되면 그 물로 식혜를 만들어 두고 매일 식전에 한 컵씩 먹는다.

오동나무 삶은 물로 식혜를 만들어 먹어도 효과가 있고 소나무 뿌리 삶은 물로 식혜를 만들어 먹어도 좋다.

또 소나무 뿌리 삶은 물에 밥을 해서 먹어도 괜찮다.

약재 인삼, 지네, 계란

인삼 30g, 지네 10마리로 가루를 만드는데 지네는 불에 구워서 써야 한다. 두 가지 약재 가루를 계란 노른자로 반죽하여 녹두알 크기로 환약을 만들어 하루 20알씩 복용한다.

약재 인삼, 벌꿀, 호박

늙은 호박의 속을 파내고 인삼 30g, 벌꿀 100g을 넣고 푹 삶아서 먹는다. 호박에 밤, 생강을 넣고 삶아 먹어도 효과가 있고 오미자를 넣어 삶아 먹기도 한다.

약재 오미자, 술찌끼

쌀 등 곡물로 막걸리를 만들면 술찌끼(재강)가 나온다.
여기에 오미자를 짓찧어 함께 개어 따뜻하게 해서 환부에 붙인다.

오동나무, 홍어

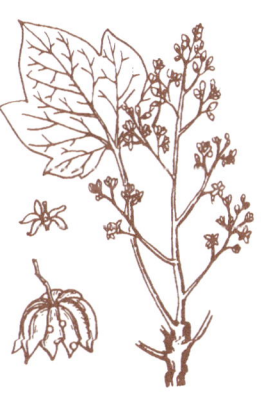

오동나무 가지를 잘게 썰어 삶는다. 이 물에 홍어를 넣고 달여 먹는다.

오동나무 삶은 물에 식혜를 만들어 먹어도 관절염에 좋다.

서두에서 말한대로 외상성이거나 세균성이라도 습도가 높은 궂은날에 악화되므로 습도를 조심하고 산성식품을 먹지 말아야 한다.

오동나무잎

관절염도 체질과 깊은 관계가 있다. 산성체질자에 호발한다는 얘기다. 따라서 항상 몸을 차지 않게 보온에 힘쓰면서 칼슘, 인 등 미네랄이 풍부한 해산물, 야채식을 많이 먹는 것이 좋다. 관절염의 예방은 혈액을 약알칼리성으로 유지시키는 게 중요하다.

고추냉이, 올리브기름

류머티즘성 관절염은 특히 여름 장마철에 극성을 부린다. 관절이 붓고 쿡쿡 쑤시고 아플 때는 고추냉이를 깨끗이 손질하여 올리브기름을 약간 첨가하여 짓이겨 환부에 바른다. 이는 통증을 자극하여 반사적으로 아픈 감각을 부드럽게 하는 역요법의 하나다. 꽃고추냉이, 잎고추냉이 등의 흰꽃과 줄기를 잘게 썰어 생무 같은 것과 잘 개는데 여기에 올리브기름을 조금 첨가한다. 이것을 환부에 바르거나 붙이고 싸매 준다.

고추냉이는 뿌리와 줄기만 수입되므로 잎의 꽃은 구하기 힘들다.

약재 산귀래(山歸來), 들미나리

들미나리를 날것으로 즙을 내어 먹어도 되지만 말린 것을 뿌리 달린 산귀래와 함께 달여 하루 세 번 복용한다. 들미나리는 혈액을 맑게 하고 산귀래와 작용하여 통증을 멎게 한다.

약재 쑥, 솔잎, 산나리꽃 뿌리

연한 쑥잎, 새로 돋은 소나무잎을 채취하여 깨끗이 손질하고 산나리꽃은 마늘처럼 생긴 구근을 쓴다. 이 세 가지를 강판에 갈아 헝겊을 대고 물을 받아내 담아 두고 관절염 환부에 수시로 바른다. 류머디즘성 관절염 치료에 탁월한 효력이 있다.

바르는 방법은 거즈 같은 데에 적셔서 환부에 대면 된다.

2) 요통

요통(腰痛)은 허리의 통증을 말한다.

인간은 원래 네 발로 기어 다니던 동물이었는데 진화됨에 따라 두 발로 서서 다니게 되면서 허리의 통증은 숙명적으로 따라 다니게 된 병이었다.

인간도 짐승처럼 사지로 기어 다닌다면 몸의 중력을 버티는 힘이 균형을 이루어 문제가 없을 것이다. 그런데 두 발로 받치고 다니기 때문에 역학적으로 허리에 약점이 생겨 자주 통증이 생기고 고장이 잘 난다.

특히 운동선수들은 요통에 잘 걸린다. 야구의 투수, 테니스선수, 골프를 치는 사람, 축구선수들이 요통에 잘 걸리는데 이는 운동할 때 허리를 많이 쓰게 되고 이 때 무리가 생기면 요통을 일으키게 된다.

또 어떤 무거운 물체를 들어 올리거나 밀고 당길 때 척추뼈 사이의 연골판이 파괴되어 그 내용물이 삐져나와 주위에 있는 신경을 압박 또는 자극함으로써 요통을 일으킨다. 하지만 소위 디스크라고 말하는 추간판탈출은 신경통으로 분류되는 것이 보통이므로 여기서도 신경계의 병에서 다루기로 한다.

요통의 발병원인은 크게 둘로 구분되는데 첫째는 내장기능에 이상이 생겨 발병하는 경우, 둘째 허리에 외상을 입어 생기는 경우이다.

요통을 발병빈도별로 보면 요통증이 50%, 추간판탈출증 15~20% 등이다.

약재 **개다래나무, 마늘, 두충**

개다래나무는 뿌리와 줄기도 쓰지만 열매가 더 좋다. 이것을 적당량 생강 한 개를 잘게 썰어 넣고 달이는데, 처음 부은 물이 반으로 줄어들 때까지 열탕한다. 이것을 매일 하루 세 번씩 식전에 복용하면 허리 아픈데, 어깨가 뻐근하게 결리는 데에 좋다. 이 약은 외상이 없고 내부의 원인에 의해서 통증이 생겼을 때 쓰이며 외상으로 인해 요통이 생겼을 때는 상처를 치료하면서 복용하면 효력이 빠르고 치료가 잘된다.

개다래나무 열매는 '먹는 온천' 이라고 불리울 만큼 하반신에 온기를 불어넣어 주는 식물이다. 매일 아침 이것을 먹으면 정력이 왕성해진다.

개다래나무 열매는 소금에 살짝 절였다가 먹는데 벌꿀이나 소주에 담가 먹으면 더 좋다. 많이 먹으면 코피가 나는 등 부작용이 있으므로 하루에 한두 개씩만 먹는다.

또 개다래나무 줄기, 잎, 열매를 넣고 끓인 물을 욕조에 넣고 찬물과 섞어 적당히 식힌 뒤 몸을 담그고 있어도 좋다.

이 목욕법은 요통뿐 아니라 여성의 냉증, 불감증에 아주 좋은 효과가 있다.

약재 오가피, 벌꿀, 소주

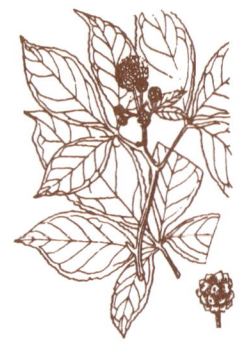

오가피술을 만들어 먹는다. 오가피술은 신경통, 요통에 좋을 뿐 아니라 양기를 북돋아 정력을 강화시켜 준다.

오가피를 잘게 썰어 300g쯤 장만하고 벌꿀도 300g을 구해서 함께 25도 이상의 소주 두 되에 넣고 밀봉하여 냉음소에 3개월간 저장해 두었다가 매일 식전에 소주잔으로 한두 잔씩 먹는

오가피

다. 1개월만 넘으면 먹어도 되지만 오래 저장할수록 좋다.

오가피에는 콜레스테롤을 제거하는 성분이 함유되어 있어 피를 맑게 해주어 동맥경화에도 좋다. 대개 어깨가 결리고 팔다리가 저리며 허리가 아픈 것은 혈액순환이 나쁘기 때문이며 특히 노인들의 허리 통증은 그런 경향이 많다. 이런 때 오가피술은 특효약이다.

약재 자소엽, 마늘, 계란

마늘 30개를 잘게 썰어 물을 약간 가하면서 믹서에 간다. 이렇게 간 마늘즙을 약한 불에 30분쯤 잘 저으면서 졸이면 수분이 증발하면서 끈적끈적해진다. 이런 상태가 되면 계란 4~5개를 깨 넣고 다시 수분이 없어질 때까지 잘 저으면서 가열하면 반죽하여 이기는 것같이

된다. 이것을 말려서 가루로 만든다.

자소잎이나 줄기는 30g 정도에 물 두 되를 붓고 반으로 줄어들 때까지 가열한다. 이렇게 달인 자소차에 앞서 만들어 놓은 마늘, 계란 가루를 한 숟가락씩 복용하는데 하루 세 번씩 식전마다 계속 하면 요통은 말할 것도 없고 신경통, 어깨 결리는 데 매우 신효하다.

약재 모려, 달팽이

중년 이후에 허리 고장이 잘 생기는 것은 거의 칼슘부족에서 온다. 이런 때는 칼슘이 풍부한 굴껍질과 달팽이가 좋은 약이다.

달팽이 30g 정도, 굴껍질 15g 정도를 가루로 만드는데 달팽이는 불에 구워서 가루로 만든다. 달팽이 대신 우렁이를 써도 된다. 이 가루를 오가피술에 하루 세 번 찻숟가락으로 하나씩 복용하면 된다. 오가피술이 없을 때는 소주를 써도 되고 따끈한 물에 복용해도 상관없다.

달팽이에는 껍데기에 많은 칼슘성분이 있고 속살에는 단백질이 많으므로 몸에 좋다. 갑자기 허리가 삐끗하여 움직이기가 어려울 때는 달팽이와 굴껍질 가루를 복용하면 좋은데 특히 척추뼈를 튼튼하게 하여 줌으로 허리가 약한 사람은 요통이 없더라도 예방약으로 복용하면 좋다.

약재 부추 뿌리, 소주

담이 결려 허리나 가슴이 아플 때는 부추 뿌리를 깨끗이 손질하여 짓이겨 소주에 넣고 달여서 식힌 후 소주잔으로 한 잔씩 복용한다.

또 담이 결릴 때는 대추를 쪄서 말렸다가 무화과 열매와 함께 달여 먹어도 좋으며 생강을 짓찧어 환부에 붙이거나 소 쓸개를 막걸리에 타서 먹는다.

담 결린 데 무엇보다 좋은 것은 송진이다. 송진을 따뜻하게 하여 기름종이에 대고 환부에 붙이는데 만약 담이 아니면 붙지 않는다. 붙으면 송진이 떨어질 때까지 붙여주면 담이 풀리면서 통증이 멎는다.

송진가루를 막걸리에 타서 먹기도 하지만 붙이는 방법이 제일 좋다.

또 생강을 찧어서 환부에 붙이기도 한다. 송진만은 못해도 송진을 구하기 어려울 때는 생강으로 대용해도 효과가 있다.

찰흙을 빙초산으로 반죽하여 붙이는 방법도 있다.

담이 들어 허리나 가슴, 옆구리가 결리고 아플 때는 지네를 구워 가루로 만들어 소주에 타서 마셔도 효과가 있으며 하눌타리를 소주에 담가 하룻밤 지난 후 먹으면 좋다.

엉겅퀴 뿌리를 소주에 담가 두었다가 계란과 함께 먹어도 담이 잘 풀린다.

또 막걸리에 참기름을 타서 마셔도 효과를 보고 콩을 물에 불렸다가 갈아서 먹으면 결린 데가 풀리는 수도 있다.

그러나 무엇보다 평소 허리가 유연하도록 적당한 운동을 게을리하지 말고 자세를 바르게 가지며 갑자기 허리에 무리가 가는 운동이나 작업은 하지 않도록 해야 한다.

특히 중년 이후의 사람은 허리를 조심해야 하는데 신장이 허약하면 허리고장이 잘 생기므로 평소 허리에 자신이 없는 사람은 보신환, 팔미지황탕, 육미지황탕 등 한방 보약을 먹어 두는 것이 좋다. 어떤 병이나 발병 후 고생해 가면서 치료하는 것보다 병이 생기지 않도록 예방하는 것이 좋다. 외상으로 허리통증이 생겼을 때는 안정을 취하면서 치료해야 한다.

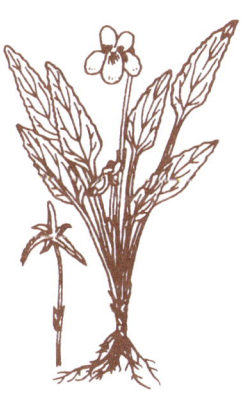

제비꽃

인동덩굴, 제비꽃 잎사귀

인동덩굴 말린 것을 잘게 썰어 제비꽃 잎사귀를 조금 넣고 달여 놓고 물대신 수시로 먹는다.

또 제비꽃 생잎을 소금으로 문질러 비벼서 통증이 있는 곳에 하루 수차례씩 계속 붙여도 좋고 알로에 즙을 만들어 환부에 붙이는 방법도 있다.

3) 신경통

사람의 몸에는 무수한 신경이 거미줄처럼 망을 이루면서 주행하고 있는데 그 기능에 따라 중추신경, 자율신경, 말초신경 등 여러 가지로 구분한다.

신경통(神經痛)은 발생 부위에 따라 다음 세 가지로 분류한다.

▶ 삼차신경통 : 삼차신경은 안면주생신경으로 이 신경에 통증을 일으키는 것을 삼차신경통이라고 한다.

통증발작이 시작되면 참기 어려울 정도로 격렬하다.

▶ 좌골신경통 : 허리와 하지에 오는 신경통을 말한다.

좌골신경통은 척추뼈 추간판의 핵이 탈출하여 신경근을 압박하거나 또는 요추의 전위성 종양으로 요추가 파괴되어 직접 신경근을 압박하면 요통과 함께 하지에 뻗어 있는 신경근이 지배하는 부위의 신경통과 함께 일부 근육마비를 초래하게 된다.

통계적으로 좌골신경통의 90%는 추간판핵의 탈출에서 생기는데 이를 디스크라고 부르기도 한다.

약재 오가피, 해동피(엄나무껍질), 계피, 참나무껍질(굴피)

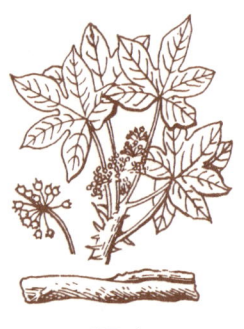

해동피

오가피, 해동피, 굴피를 각각 등분하고 여기에 계피를 위 세 가지 나무껍질의 3분의 1만 넣어 오래 끓여 약효가 충분히 우러나면 그 물로 식혜를 만들어 매일 아침저녁으로 한 컵씩 먹는다.

약재 오공, 닭

닭을 잡아 털과 내장을 제거하고 그 속에 지네 15마리를 넣고 푹 고아 국물만 먹는다. 또 닭을 삶아 내고 그 물에 삼씨 20g을 넣고 달여 먹어도 효력이 있다.

계란노른자만 모아 기름을 내어 먹어도 좋으며 달걀껍질을 잘 씻어 말려 가루로 만들어 먹어도 좋다. 쌀로 만든 양조식초에 달걀노른자를 섞어서 복용해도 신경통을 치료한다.

약재 담쟁이덩굴, 대나무 뿌리

담쟁이덩굴 10g, 대나무 뿌리 10g을 함께 달여 그 물을 복용한다. 담쟁이덩굴 뿌리를 써도 좋다.

약재 버드나무껍질, 막걸리

버드나무 껍질을 벗겨(속의 흰 것만 쓴다) 막걸리에 담가 두었다가 1주일쯤 뒤에 마신다.

보리수나무 삶은 물로 술을 담그거나 식혜를 만들어 먹어도 좋고 뽕나무 뿌리와 산사나무를 잘게 썰어 달여서 먹거나 그 물로 그 식혜를 만들어 먹으면 신경통이 치료된다.

북어와 다시마로 국을 끓여 먹어도 좋으며 벌집(노방)을 달여 먹어도 효험이 있다.

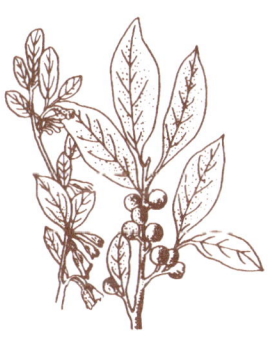

보리수나무

약재 **생지황, 솔잎**

생지황 4g, 솔잎 3g을 함께 찧어 신경통이 있는 환부에 붙인다.

약재 **엄나무, 으름덩굴, 인동초**

세 가지 약재를 적당량 등분하여 달여 은행을 한 두알 구워서 같이 먹는다.

약재 **토란, 생강, 밀가루**

토란과 생강은 강판에 갈아 즙을 만든다. 이 즙에 밀가루를 개어 환부에 붙인다.

또 너삼 뿌리를 짓이겨 붙여도 되고 알로에를 찧어 붙여도 효과가 있다.

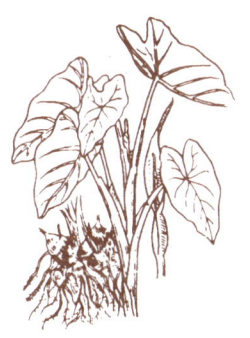

토란

약재 **갈근, 생강, 흑설탕**

칡 뿌리 12g, 생강 4g에 흑설탕 20g을 함께 넣고 달여서 하루 세 번 한 잔씩 복용한다.

또 솔잎에 흑설탕을 넣고 달여 먹거나 오가피, 골담초, 엄나무를 함께 달여 먹어도 효과가 있다.

약재 불개미

불개미를 한 홉쯤 솥에 넣고 쪄서 환부에 찜질한다.

약재 진피, 인삼, 생강, 마늘, 대추, 소금, 당근, 붕어, 밤

위 재료를 적당량 달여서 그 물에 소금을 조금씩 넣어 마신다.

약재 소루쟁이풀 뿌리, 소주

소루쟁이풀 뿌리를 깨끗이 씻어 물기가 가시면 소주에 담가 3일쯤 두었다가 공복에 마신다.

약재 창출, 백출, 오가피, 엄나무, 솔잎, 인동덩굴

창출 12g, 백출 6g, 인동덩굴 3g, 오가피 · 엄나무 각 40g, 솔잎 8g 의 비율로 한데 넣고 달여 그 물로 식혜를 만들어 먹는다.

할미꽃 뿌리 삶은 물이나 진달래꽃나무 뿌리와 참빗나무 뿌리를 한데 넣고 달인 물로 식혜를 만들어 먹으면 신경통이 호전된다.

약재 오공, 소주

지네의 발을 떼어내고 몸통만 철판에 구워 가루로 만들어서 소주 한 잔에 티스푼으로 하나씩 타서 아침저녁으로 복용한다.

약재 목화씨, 오리

목화씨 20g을 빻아서 걸러낸 물에 오리를 삶아 오리고기와 국물을 함께 먹는다.

약재 율무, 방기, 황기

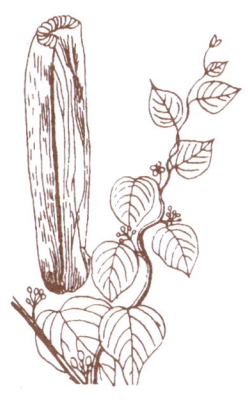

율무쌀 150g을 약간 볶아서 방기 100g, 황기 150g과 함께 가루로 만들어 매일 식간(食間)에 세 번 따끈한 물이나 청주에 복용한다.

복용하는 방법은 가루를 큰 숟가락으로 하나 정도씩 먹어도 되지만 세 가지 약 가루로 환약을 빚어 한 번에 20~30알씩 복용하는 것이 좋다. 환약은 벌꿀로 반죽하여 녹두알 크기로 만들면 된다.

방기

이 처방은 신경통만이 아니라 비만증과 만성 신장염, 무좀, 남성의 음낭 밑이 항상 축축한 증세와 여성의 냉증, 대하증에도 통용된다.

또 율무쌀로 죽을 쑤어 매일 아침저녁 2회씩 먹거나 살짝 볶아서 미숫가루로 만들어 매일 벌꿀 물에 타서 먹어도 효과가 있다.

율무쌀 미숫가루는 여드름, 가려움증, 습진성 피부염의 치료에도 좋은 약이 된다.

약재 모과, 식초, 소주

모과 180g을 편으로 썰어서 소주 두 되와 함께 항아리에 담아 밀봉하여 한 달 이상 저장하였다가 매일 식사 전후에 소주잔으로 한 잔씩 계속 복용하면 신경통이 없어진다. 모과주는 전신 신경통이 있을 때 쓰이는데 다른 과실주처럼 벌꿀이나 설탕을 넣지 않는 게 특징이다. 또 부분적으로 신경통이 올 때에는 모과 80g에 술과 식초를 약재가 잠길 정도 붓고 끓여 모과가 완전히 익으면 짓이겨서 매일 아침저녁으로 환부에 붙인다.

여자가 출산 후 산후풍으로 신경통이 오고 사지가 쑤시고 아플 때는 검정콩 한 되를 소주 세 되에 넣어 밀봉해 두었다가 만 하루가 지나면 한 번에 큰 숟가락으로 하나, 또는 둘씩 복용하는데 따끈하게 데워 먹어야 한다. 허리가 아프거나 수족냉증, 어깨 결리는 데도 좋고 추위를 몹시 탈 때 먹어도 효험이 있다.

약재 도인, 당귀, 찹쌀

도인은 복숭아씨를 말하는데 딱딱한 껍질을 깨어 속씨를 노랗게 볶은 것 300g, 찹쌀 볶은 것 300g, 당귀 300g을 함께 가루로 장만하여 벌꿀로 녹두알 크기의 환약을 빚어 따끈한 물이나 술에 한번에 20~30알씩 복용한다.

고혈압이나 심장병과 신경통이 합병되었을 때 매우 좋은 약이다.

잘 낫지 않는 고질적인 신경통에는 검정개의 가죽(털이 있는 것)을 불에 태워 그 재를 술에 타서 매일 식간에 한 잔씩 복용하면 잘 치료된다.

또 풍습으로 인한 좌골신경통, 특히 하반신 신경통에는 참외씨 600g을 빻아서 소주 두 되에 넣어 잘 밀봉하여 1개월 정도 두었다가 매일 식사 전후에 한 잔씩 먹으면 효과가 있다.

신허(腎虛)에서 생기는 신경통에는 기름기 없는 소살코기 150g을 잘게 썰고 여기에 솔잎 150g과 함께 물 2~3되를 붓고 반으로 줄어들 때까지 달여서 즙을 짜고 씨꺼기를 건져낸 다음 매일 식사 중간에 데워서 한 컵씩 복용하는데 술을 타서 먹으면 더 좋다. 장복하면 신경통 치료는 물론 정력증강과 기력을 돋우는데 효과적인 약이 된다.

풍습으로 생긴 신경통에는 마늘 50개를 물 한 되를 붓고 반으로 줄어들 때까지 달여 매일 식사 중간에 한 잔씩 복용한다. 마늘 달인 물은 남성의 음낭습증, 여자의 대하증과 음부가려움증, 식중독에도 효과가 있다.

또 뽕잎과 쑥 각 600g씩을 물에 오래 삶아 뽕잎과 쑥은 건져내고 그 물에 하루 한 번씩 목욕을 하면 풍습 신경통에 좋다.

마른 더덕(사삼)을 달여 차처럼 수시로 마셔도 된다.

약재 소자(蘇子), 죽순, 소주

소자 두 되를 살짝 볶아서 가루로 만들고 죽순도 6~7개를 편으로 썰어 기왓장 위에 올려놓고 까맣게 태워 역시 가루로 만든다. 이렇게 만들어진 소자가루와 죽순가루를 소주 두 되에 넣고 잘 풀리도록 저어 항아리에 담아 밀봉하여 한 달 이상 보관해 두었다가 매일 식전후에 한 잔씩 복용한다.

변비를 동반한 신경통이나 신장염과 신경통이 합병되었을 때는 마른 수세미를 잘게 썰어 약간 볶아 가루로 만들어 매일 식사 중간에 더운물이나 술에 타서 4~5g씩 복용한다. 오래 복용하면 차도가 생긴다. 수세미가루를 벌꿀에 개어 환약을 만들어 두고 먹어도 되는데 수세미 환약은 당뇨병에도 효과가 있다.

마른 수세미를 물에 달여 먹어도 된다. 수세미는 강력한 이뇨작용을 가지고 있는 민간약이다.

약재 호랑이뼈, 포부자

호랑이뼈는 옛날부터 신경통 치료에 특효약으로 잘 알려져 있으나 구하기가 힘들어 일반인들이 민간약으로 쓰기는 어렵다. 호랑이뼈를 깨어 가루로 만든 것 300g, 포부자를 잘게 썰어 볶아서 만든 가루 300g을 벌꿀로 개어 환약을 만들어 15~20알씩 더운 물이나 술에 복용하면 신경통이 잘 낫는다.

호랑이뼈를 구하기가 힘들 때는 곰의 뼈나 사슴뼈를 써도 되고 그것도 힘들면 소의 경골(脛骨)로 대용해도 상관없다.

뱀술도 신경통의 특효약으로 알려져 있다. 살모사나 독사를 산채로 잡아 항아리에 넣고 35도 이상의 소주를 부어 밀봉하여 땅에 묻어 3개월 이상 경과되면 먹는데 따끈하게 데워서 한 번에 소주잔으로 한두 잔씩 복용한다.

신장이 허약하고 허리나 다리에 신경통이 있으면서 양기가 부족하고 고혈압 증세가 있는 사람은 껍질 벗긴 밤(속껍질은 그냥 둔다) 30개, 원두충 25g을 잘게 썰어 소금물에 담갔다가 노랗게 볶아서 물 한 되를 붓고 반으로 줄어들 때까지 달여 찌꺼기는 버리고 물만 매일 식사 중간에 한 컵씩 먹는다. 장기간 복용하면 효과가 나타난다.

돼지콩팥과 밤을 한데 넣고 삶아 먹어도 신경통, 만성요통, 관절염을 치료한다. 생밤도 신경통에 좋다.

갈근은 칡 뿌리의 한방약 명칭인데 날것을 씹으면 달콤한 국물이 나온다. 칡 뿌리는 날것을 채취하여 써도 되지만 건재상에서 건조된 것을 사다가 써도 된다. 토종 돼지고기와 갈근을 등분하여 은근한 불에 끓여 걸쭉한 수프를 만들어 먹는다. 돼지고기칡수프를 아침저녁으로 1주일만 복용하면 오래 고생한 신경통도 깨끗이 낫는다.

돼지고기칡수프를 쉽게 만들기 위해서는 미리 필요한 재료를 준비하여 적당량을 봉지에 넣어 두었다가 끓는 물에 타 먹어도 된다. 돼지고기와 칡 뿌리를 가루로 만들면 된다. 물론 돼지고기는 말려서 가루로 만든다. 돼지고기칡수프는 회춘의 효과도 높으며 남성에는 정력강화, 여자에게는 최음제 역할을 한다.

또 한 가지 방법은 소나무 뿌리에서 추출한 기름도 신경통에 좋고 정력에는 탁월한 효과를 보인다.

약재 거북이고기, 흑설탕

홍콩이나 대만에 가면 거북이살코기 요리가 있다. 거북이 고기는 강정식으로 인기가 있고 성병을 예방한다고 생각해서 남성들이 좋아한다.

그런데 최근에는 거북이 고기가 정력강화, 성병예방과 치료뿐 아니라 모든 성인병을 예방하고 신경통에도 좋다는 것이 확인되었다고 한다.

거북이 등쪽 구갑을 가열하면 뜨거워져서 거북이가 움직임을 멈춘다. 이 때 칼로 등판을 탁 치면 등껍질판과 몸뚱이가 쉽게 분리되고 살코기가 나타난다. 살코기를 베어내어 흑설탕과 간장을 넣고 끓인다. 이렇게 끓인 것을 고기와 국물을 같이 먹으면 되는데 맛도 매우 좋다.

거북이를 구하기 어려울 때는 자라를 쓴다. 자라도 약효는 거북이와 거의 같고 맛도 비슷하다.

거북이나 자라의 살코기탕은 오래된 신경통도 깨끗이 치료한다.

자라를 쓸 때 등껍질과 몸뚱이를 분리시키기 어려울 때는 통째로 오래 끓이면 껍질만 남고 나머지는 국물이 되어 버리는데 여기에 흑설탕을 쳐서 먹는다.

거북이나 자라는 강정식으로 좋으므로 자주 먹어서 해로울 것이 없다.

자라는 시장 민물고기 파는 곳에 가면 얼마든지 구할 수 있다.

약재 석곡, 벌꿀

석곡 300g에 벌꿀 500g을 35도 이상 소주 두 되에 넣어 항아리에 담아 밀봉하여 두었다가 1개월 이상 되면 매일 세 차례 한 번에 소주 잔으로 한두 잔씩 따끈하게 데워서 먹는다.

석곡주는 신경통, 수족냉증에 좋으며 신경쇠약, 건위정장제로도 효과가 있다.

7. 정신·신경의 병

1) 불면증

이름 그대로 잠이 안 오는 증상이다. 인간은 일생의 3분의 1을 잠을 통해 휴식을 취하게 된다. 잠은 에너지 축적과 신체정신적인 과로 현상을 해소하기 위하여 절대로 필요한 것이다.

그런데 밤이 돼도 잠을 못 잔다는 것은 고통일 뿐 아니라 정신적으로나 신체적으로 스트레스가 쌓여 건강을 해치고 끝에 가서는 쓰러지고 만다.

범죄수사에서 가혹행위 중 잠을 안 재우는 것과 먹을 것을 안 주는 것이 제일 고통이 심하다고 할 정도로 잠을 못 자는 괴로움은 겪어보지 않은 사람은 잘 모른다.

불면증은 거의가 정신적인 장애가 작용한다.

경증은 잠을 이루기가 힘든 정도이지만 중증은 꼬박 뜬눈으로 날밤을 새우게 된다. 정신적인 불안이나 과로에 유인하는 경우가 많고 생리적 원인에서 오는 수도 있다.

약재 달래, 사과

사과 큰 것 하나에 달래 5~6 뿌리를 함께 생즙으로 만들어 계속 먹어도 잠이 잘 온다.

등심초, 낙화생잎

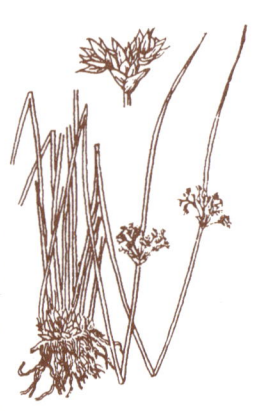

등심초 4g, 건조된 낙화생잎 4g을 함께 물 두 되를 붓고 달여 반으로 줄어들면 식후에 커피잔 으로 한 잔씩 복용한다. 이 물은 불면증을 치료 하는 외에도 심장병, 고혈압, 신장병, 당뇨병에 도 매우 효과적인 약이고 중독성이 없어서 장기 복용해도 좋다.

신장결석 때도 이 물을 장복하면 결석을 씻어 내리게 한다.

등심초

낙화생잎을 구하기가 어려울 때는 등심초만을 달여 먹어도 된다.

등심초는 한방약으로 소염, 이뇨, 지혈 등의 효능을 가지고 있다. 여름에 잘라서 햇볕에 말려 두었다가 쓰면 된다.

인삼, 벌꿀

불면증이 경중일 때 술을 약간 먹으면 잠이 잘 오는 수가 있다. 그 런데 정신을 안정시키는 효과를 지니고 있는 인삼술은 중증의 불면 증이나 신경쇠약, 냉증을 치료하는 좋은 약이다.

4년근 이상 백삼(마른인삼) 300g, 벌꿀 600g과 35도 이상의 소주 두 되를 항아리에 넣고 밀봉하여 최소한 1개월 이상 저장해 두었다 가 인삼의 약성분이 충분히 우러나면 저녁 식사 후 자기 전에 소주잔 으로 한두 잔씩 복용한다.

인삼술은 불면증, 신경쇠약의 치료는 물론 보혈, 정력증강에도 좋 은 강정약이 된다. 여자들의 냉증, 잠 잘 때 식은 땀이 많이 나는 데 도 좋은 효과를 보인다.

약재 땅두릅, 참깨

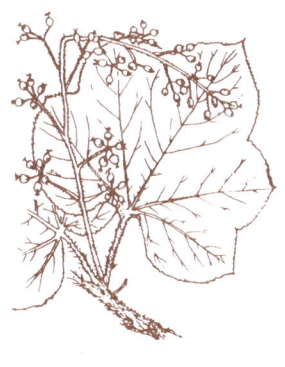

땅두릅의 뿌리와 줄기로 즙을 만들어 먹는데 3대 1의 비율로 참깨를 섞어 같이 즙을 낸다.

원래 땅두릅은 정신적으로 불안함이 심하여 노이로제 증세를 보일 때 효과적인 민간약인데 여기에 정신을 안정시켜 주는 작용을 하는 참깨를 섞어 함께 생즙을 만들어 먹으면 불면증을 말끔히 치료한다.

땅두릅

약재 대추, 파 뿌리

대추는 강장제인 동시에 불로장생약이고 신경안정제이다. 정신적인 불안, 신경성으로 오는 불면증에는 대추 15개를 파 뿌리 7개와 함께 달이는데 처음에 부은 물이 반으로 줄어들 때까지 열탕한다. 이렇게 달인 물을 저녁에 한두 잔씩 복용하면 잠이 잘 온다.

또 대추를 밀(소맥)과 함께 달여 먹어도 좋은데 대추 15개에 밀 반 홉 정도를 넣어서 달인다.

약재 상추, 쑥갓

상추와 쑥갓은 주로 쌈으로 먹는 야채이다. 여름에 보리밥에 상추 쌈을 싸서 먹고 나면 잠이 솔솔 와서 낮잠을 자게 되는 수가 많다. 상추 속에는 잠을 오게 하는 성분이 들어 있기 때문이다. 상추와 쑥갓을 반반으로 해서 녹즙을 만들어 저녁마다 한 컵씩 먹으면 웬만한 불면증은 완치된다.

오랑캐꽃 뿌리를 채취해 두었다가 조금씩 달여 빈속에 복용해도 불면증이 없어진다. 또 해바라기씨 달인 물을 장복해도 좋고 파 뿌리, 대추, 보리를 넣고 달인 물을 차처럼 수시로 마셔도 불면증이 치료된다.

약재 양파

양파는 고혈압에 좋은 민간약이다. 양파는 날것은 매운 맛이 나지만 익으면 단맛이 난다. 잠이 잘 오지 않아 고통스러울 때는 양파를 몇 개 썰어서 머리맡에 놔두고 자면 잠이 잘 온다.

또 날파를 자주 먹으면 불면증이 없어진다. 큰 붕어(월척이상)를 고아서 자기 전에 한 잔씩 먹어도 불면증을 해결할 수 있다.

약재 반하, 생강

반하는 원래 한방에서 이기(理氣)약으로 활용되며 주로 거담과 구토에 쓴다. 반하 8g과 생강 세 쪽을 달여서 한 번에 소주잔으로 한 잔씩 저녁식사 후 복용하면 불면증에 좋다.

약재 용안육, 연자육

연자육은 연꽃씨를 이른다. 겉껍질과 가운데 심을 제거한 연자육 20개와 용안육 40g을 물 두 되를 붓고 달여 반으로 줄어들면 유리병에 넣어두고 매일 세 차례씩 식후에 큰 숟가락으로 하나씩 복용한다. 여기에 벌꿀을 조금 가해서 소주잔으로 한 잔씩 마시면 잠이 잘 오고 맛도 좋다.

168

신경쇠약, 신경과민, 기력이 쇠약하여 불면증이 왔을 때는 호두 20개를 까서 불에 볶아 가루로 만들어 두고 이것을 한 번에 한 숟가락씩 조석으로 먹으면 좋다. 더운물에 복용해도 되지만 용안육, 연자육 달인 물에 복용하면 약효가 배가하여 불면증을 쉽게 퇴치할 수 있다.

또 다른 방법은 호두를 볶아서 가루로 만들지 말고 그냥 한 번에 2~3개씩 먹는다. 호두는 지방질이 많아 며칠 계속 먹으면 배탈이 나는 수가 있는데 이런 때는 며칠 쉬었다가 복용한다. 이 처방은 뇌기능을 좋게 하고 심장 및 양기를 강화시키는 작용이 있어 공부하는 학생들의 뇌기능 강화에 적합하다.

약재 콩, 돼지골, 천마

콩은 물에 담가 싹을 낸다. 이렇게 싹이 뾰죽하게 돋아난 콩 한 컵에 돼지골 한 개, 한약인 천마 8g을 잘게 썰어 물 두 되를 붓고 달여 반으로 줄어들면 이것을 매일 세 차례씩 식후에 커피잔으로 반 잔 정도 마신다. 이 처방은 모든 불면증을 치료하는 외에 신경쇠약, 심장쇠약증에도 아주 좋은 약이다. 일종의 보식(補食)으로 건강증진에 좋은 약이다. 장기간 복용하여도 탈이 없다. 또 백자인 21개, 껍질 깐 호두 3개에 씨를 뺀 대추를 잘게 썰어 달여 먹어도 불면증을 치료해 준다.

2) 노이로제

노이로제는 일종의 신경증상이다.

노이로제는 특히 중년 이후 갱년기의 여성들에게 많다. 대개가 욕구불만, 병에 대한 공포감(건강염려증), 심신의 과로와 지나친 긴장,

호르몬 분비 이상이나 자율신경실조 등에 기인한다.

육체적으로는 이상이 없는데 병이 있는 것 같고 실제로 두통, 심계항진 등의 여러 증상이 나타나 이 병원 저 병원으로 진단을 받으러 다니지만 의사들은 병이 없다고 말한다.

노이로제는 가정이 원만치 못하거나 직장에서 대인관계가 좋지 못하고 연속되는 스트레스 때문에 생기기도 하고 소외감에서 오는 수도 있다. 그래서 노이로제는 진단이 어렵다. 병의 원인에는 항상 플러스 알파가 있기 때문이다. 소심하고 내성적인 성격의 사람에게 잘 생긴다.

약재 산초나무열매, 찹쌀

현대인들에게 노이로제 현상이 많은 것은 생활환경이 복잡해지고 생존경쟁이 각박해진 데에도 원인이 있지만 식생활에 더 큰 문제가 있다.

육류, 아이스크림 등 단 음식 등 맛있는 음식들은 거의가 산성식품들이다. 산성식품은 뇌세포에서 칼슘을 빼앗게 되고 결과적으로 신경의 안정을 잃고 불안, 초조, 흥분상태가 된다.

산초나무 열매를 갈아서 찹쌀가루와 반죽하여 녹두알 크기로 환약을 빚어 하루 세 번 빈 속에 5~8알씩 복용하면 마음이 안정되면서 노이로제 현상이 사라진다.

산초나무열매를 갈아서 찹쌀가루와 반죽할 때 벌꿀을 조금 넣으면 반죽도 잘 되고 환약을 빚기가 좋다.

잉어머리, 돼지골

잉어는 옛날부터 약용으로 애용되는 민물고기이다. 어류 중에는 비타민 A의 함량이 많은 것이 드문데 잉어에는 1700IU라는 많은 비타민 A가 들이 있다.

잉어머리를 몇 토막으로 내어 물에 고다가 돼지골을 넣고 간장으로 간을 맞춘다. 이것을 세 번에 나누어 먹는데 빨리 효과가 나타나는 사람은 1회분으로 족하지만 대개 2~3회 그렇게 만들어 먹고 나면 노이로제가 완치된다. 잉어머리에 붉은팥을 넣고 고아 먹어도 좋다. 이것은 신경을 안정시키고 뇌기능을 활발하게 할 뿐만 아니라 성호르몬 분비를 자극하여 최음효과를 나타내기도 한다.

뱀장어도 효과적인 약이 된다. 뱀장어는 스태미너 회복에 좋고 육체적으로도 좋으며 정신적으로도 좋게 작용한다.

뱀장어를 사다가 통째로 식칼로 다져서 경단을 만들어 돼지뼈를 고아 만든 수프와 곁들여 먹는다. 돼지뼈를 고운 물에 뱀장어를 다져서 만든 경단을 집어넣고 파를 썰어 넣어 소금을 가해서 간을 맞추어 먹는다. 뱀장어의 뼈, 내장까지 모든 것이 합쳐져서 비타민 A와 칼슘이 풍부하고 고단백이어서 아주 좋은 스태미너식이면서도 노이로제를 치료해 준다.

칼슘이 부족하면 신경이 날카로워지고 흥분을 잘 한다. 그래서 호전적이 된다. 대개 노이로제는 칼슘과 인의 밸런스가 깨져서 생긴다고 볼 수 있다. 이런 때 민물뱀장어 경단즙은 더없이 좋은 치료제가 된다.

또 뱀장어에는 정력 강화에 좋은 강정성분이 듬뿍 들어 있어 정력 강화에도 큰 몫을 하게 된다.

약재 대추, 소주

대추는 강장제로 쓰이는 약인 동시에 과일이다. 한방 보약에는 으레 대추가 들어가고 보차(褓茶)인 쌍화차, 인삼차에도 대추가 들어간다. 그런데 대추에는 강장작용 외에도 신경을 안정시키고 과민성의 긴장을 해소시키는 안신(安神), 안정(安靜)작용을 하는 성분이 있어 마음의 병을 고치는 데도 아주 좋은 약이다.

노이로제 증세가 심한 사람은 대추술을 만들어 두고 매일 저녁 취침 전에 한 잔씩 복용하면 그 어떤 약보다 좋다.

대추 600g에 벌꿀 300g을 35도 이상 소주 두 되에 넣고 항아리에 담아 밀봉하여 1개월 이상 보관하였다가 저녁 취침 전에 커피잔으로 한 잔 정도씩 복용한다. 대추술은 잠을 잘 오게 하고 여성들의 피부 미용에도 아주 좋다. 그러나 약용으로 먹을 때는 취하도록 먹으면 안 되고 그야말로 약 먹듯 하되 장복하면 좋다.

약재 참여로, 돌외

여로는 여로과에 딸린 여러해살이 풀이다. 연분홍의 꽃이 피는데 향기가 좋다. 참여로는 부작용이 없는 각성제라고 생각하면 된다. 꽃송이를 위주로 해서 잔가지째로 채집하여 말려 두었다가 달이는데 여기에 암 예방에 좋은 게르마늄이 듬뿍 들어 있다는 돌외를 잘게 썰어 같이 넣고 끓인다. 이 물을 하루 두 번 아침 저녁으로 커피잔으로 한 잔씩 복용하면 머리가 상쾌해지면서 우울했던 기분이 싹 가신다.

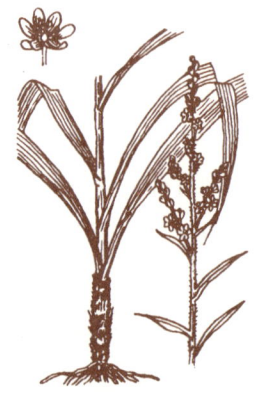

여로

밤늦도록 공부하는 수험생에게도 아주 좋은 약이 된다. 중독성이 없고 부작용도 없는 각성제 구실을 하기 때문이다.

돌외는 박과에 속한 여러해살이 덩굴풀로서 둥근 열매가 열린다.

돌외는 인삼이 무색할 만큼 사포닌 함량이 많아 허약체질, 당뇨병, 임포텐츠에 탁월한 효과를 나타낸다.

돌외는 세포에 활력을 불어넣어 주고 유해물질을 제거시켜 기분을 상쾌하게 해 준다. 돌외와 참여로가 서로 협동하여 노이로제 증상을 개선하는 것으로 생각된다.

약재 **구기자나무, 솔잎**

구기자나무 가지를 잘라 썰어서 물 두 되에 180g 정도 넣어서 물이 반으로 줄어들 때까지 열탕하여 유리병에 담아 보관해 둔다. 솔잎은 늦은 봄 새로 돌아난 어린잎을 채취하여 깨끗이 씻어 말려서 가루로 장만하여 둔다.

솔잎에는 옥실팔티민산이 들어 있어 불로장수하는 신약으로 알려져 있으며 신선들이 이것을 생식하며 살았다는 전설이 있을 정도이다. 솔잎가루를 구기자나무 달인 물에 타서 먹는데 커피잔 한 잔에 티스푼으로 한 개씩 넣어 아침저녁으로 매일 복용한다. 그러면 노이로제 증상이 호전되고 기분이 상쾌해진다.

약재 **계란, 초**

계란은 껍질째로 식초에 재워둔다. 하룻밤만 재워두면 껍질이 흐물흐물해 지는데 이것을 걸러내면 계란초즙이 된다. 이렇게 만들어 진 계란초즙에는 칼슘을 비롯하여 여러 가지 유효성분이 한데 어우러져 신경을 안정시켜 주고 불안, 초조감을 없애준다.

계란초즙은 히포크라테스가 사람들에게 만들어 먹기를 권했다고 하는 민간약이다.

약재 당귀, 구기자

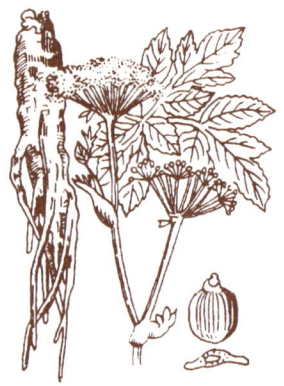

당귀는 한방에서 보혈제로 쓰이는 약인데 미나리과에 딸린 여러해살이풀이며 그 뿌리를 약용한다.

당귀작약산은 부인들의 대표적인 한약이고 귀룡탕은 어린이 보약의 대명사인데 모두 당귀가 들어가며 주약(主藥)이 된다. 당귀란 중국이름이고 우리나라에서는 승검초라고 불러왔다. 당귀에는 다음과 같은 일화가 있다.

당귀

'부인병에 걸려 고생하던 아내가 수치스럽게 생각하고 집을 뛰쳐나가 버렸다. 남편은 간 곳을 알 수 없는 아내 생각에 신경과민으로 노이로제가 생겼다. 그런데 부인병으로 고생하던 아내가 이 약초를 먹고 병이 낫자 집으로 돌아와 보니 이번에는 남편이 노이로제 병에 걸려 있었다. 아내는 자기가 먹은 약의 신통한 약효를 체험한 바 있어 남편에게도 복용시켰더니 노이로제도 깨끗이 치료되었다. 이때부터 당귀(當歸)라고 하는 이름이 붙게 되었다.'

당귀 뿌리를 썰어 그늘에 말린다. 말린 당귀 뿌리 80g에 구기자 40g을 함께 넣고 물 두 되를 붓고 반으로 줄어들 때까지 열탕해서 유리병이나 주전자에 담아 보관해 두고 매일 수시로 복용한다. 이렇게 계속 복용하면 자율신경 실조증이 정상으로 돌아오고 호르몬의 분비가 왕성해지며 노이로제, 불면증, 신경과민은 씻은 듯이 없어진다.

또 당귀줄기와 잎을 목욕물에 우려내어 사용하면 혈액순환을 좋게 하여 냉증이 있는 여성들에게 매우 좋다.

최근에는 당귀차도 개발되어 다방에서 팔고 있는데 심신의 스트레스 속에 생활하는 현대인들은 커피 대신 당귀차를 먹으면 좋다.

약재   우엉, 당근, 양파

당근은 비타민 A가 많이 들어 있는 야채인데 특히 피콜로당근이 좋다. 피콜로당근은 뿌리가 소시지처럼 크고 색이 유난히 붉다. 잎에는 비타민 C가 많이 들어 있어 약용으로 할 때는 잎과 뿌리를 같이 쓰는 게 좋다.

우엉은 혈액을 맑게 해주면서 신경을 안정시키는 작용이 있다. 우방자라고 하는 한약은 우엉의 씨이다. 우엉은 뿌리를 조리하여 먹는데 섬유질이 많아 변비에도 좋다.

양파는 민간요법의 왕자라고 불릴 정도로 다양한 효능을 지니고 있다.

각종 요리에 널리 쓰이는 양파는 피로회복에 좋을 뿐 아니라 고혈압, 당백뇨, 건위, 정장, 해독은 말할 것도 없고 신경통에도 좋은 약용식품이다. 마늘, 파, 달래, 부추까지를 양파와 함께 묶어 양파가족이라고 하는데 이들의 효능은 이미 과학적으로 입증되어 있다.

노이로제에 당근, 양파, 우엉으로 생즙을 만들어 매일 아침저녁으로 한 잔씩 복용하면 효과가 있다. 이 생즙요법은 성인병을 예방, 치료하고 정력을 강화시켜 준다. 돈 많이 안들이고 건강을 증진할 수 있는 좋은 처방이 당근, 우엉, 양파 생즙요법이다.

약채 다시마, 멸치, 된장

다시마는 한 번 쪄서 말린 것으로 사용한다. 다시마 4g과 멸치 5g을 물 두 사발을 붓고 끓여 그 국물이 충분히 우러나면 된장을 풀어 국을 끓인다. 이 때 냉이를 좀 넣거나 모시조개를 넣고 끓이면 맛도 좋다. 이 된장국이 노이로제 치료에 좋은 역할을 한다.

3) 신경성 두통

두통이 오는 경우는 매우 다양하다.

열성질환, 신경통, 치통, 혈관계질환에서도 두통이 오고 소화기질환이나 감기 등 호흡기 질환에서도 두통이 온다. 몸의 어떤 부위에 병이 생기더라도 이것이 뇌신경에 작용하여 두통이 올 수 있다. 그런데 여기서 말하는 신경성두통(神經性 頭痛)은 육체적으로 아무런 이상이 없는데도 순전히 신경성, 또는 정신적 작용에 의해 일어나는 두통을 말한다. 특히 신경성 두통의 대표적 질환이 편두통이다.

편두통은 주기성, 발작성으로 일어나며 일반적으로 젊은 여성층에서 호발하고 유전성이 있다.

약채 우방자, 쑥

말린 쑥잎 20g에 우방자 10g을 넣고 물 한 되에 반으로 줄어들 때까지 달여 먹는다.

우방자, 쑥 달인 물을 복용할 때 참깨를 조금씩 씹어 먹으면 편두통도 치료되고 혈액도 정화된다.

특히 부인병이 있어 편두통이 생겼을 때 아주 잘 듣는다.

약재 **무, 콩비지**

통증이 격렬할 때 무즙을 아픈 쪽의 콧구멍에 조금씩 넣으면서 두부를 만들고 난 비지(오래 되지 않은 것이라야 한다)를 따뜻하게 하여 헝겊주머니에 넣어 아픈 쪽 머리에 댄다. 이렇게 하면 통증이 멎는다.

약재 **지부자, 우엉 뿌리**

지부자 8g, 우엉 뿌리 12g을 한데 넣고 물 한 되에 달여 반으로 줄어들면 하루 세 번 식전에 한 잔씩 복용한다.

약재 **당귀, 고삼**

고삼 8g, 당귀 8g을 함께 달여 먹는다. 이 처방은 빈혈이 있으면서 편두통이 오는 여자에게 좋다.

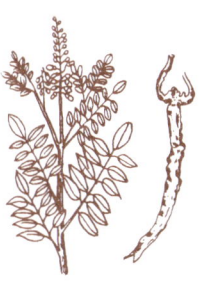

고삼

약재 **당귀, 벌꿀**

가벼운 발열과 함께 일어나는 두통, 고열과 의식불명을 수반하는 심한 두통, 구토와 시력 장애를 수반하는 두통, 이상 혈압을 수반하는 두통, 노이로제, 신경성으로 오는 두통, 부인의 편두통에는 벌꿀 요법이 효과적이다.

두통이 일어나면 벌꿀 한 스푼을 그냥 먹는다. 30분쯤 지나면 통증이 가신다. 그러나 이것은 임시방편이다.

편두통은 근본적으로 체질을 개선해 주는 식이요법이 중요하다. 벌꿀요법으로 통증이 멎고 나면 쑥과 당귀를 등분하여 진하게 달여 매일 소주잔으로 한두 잔씩 계속 복용하면 신경성으로 오는 두통이

나 편두통이 예방된다. 약국에서 진통제를 사다 먹는 것도 임시방편 밖에 안 되고 잘못하면 습관성이 생긴다.

4) 차멀미

배를 타고 여행할 때 심한 파도 때문에 동요가 심하면 속이 뒤집히고 메스꺼워 멀미를 하는 사람이 많다. 그런데 자동차만 타도 멀미를 하는 사람이 있다.

멀쩡하다가도 차만 탔다 하면 골치가 아프고 구역질이 나서 먹은 것을 토하게 된다. 차멀미는 대개 신경성으로 오는데 여간 귀찮은 게 아니다. 최근에 멀미약들이 많이 나와 있지만 민간요법으로 차멀미를 예방할 수도 있다.

약재 **진피(陳皮), 생강**

귤껍질과 생강을 2대 1 비율로 달여서 수시로 차 마시듯 복용하면 차멀미 체질을 개선한다.

차멀미를 잘 하는 사람은 차 타러 가기 전에 복용하고 가면 좋다.

약재 **인삼, 솔잎**

4년근 이상의 인삼과 깨끗이 손질하여 말려 둔 솔잎을 주머니에 조금 넣고 여행하면서 차 안에서 인삼과 솔잎을 씹으면서 간다. 그러면 차멀미를 예방할 수 있다.

인삼만을 씹으면서 여행해도 멀미가 예방되므로 번거로우면 솔잎은 준비하지 않아도 된다.

8. 어린이의 병

1) 백일해

최근 예방접종 덕택으로 백일해(百日咳)를 앓는 어린이는 흔치 않으나 간혹 기침으로 고생하는 어린이도 없지 않다.

시초는 보통 감기 때 나오는 기침과 구별하기 힘들다. 하지만 유행성이기 때문에 잘 관찰하면 감기와 다른 것을 알 수 있다.

주 증상은 경련성의 해수 발작인데 해수 발작 때 점조(粘稠)한 반투명 객담이 나온다. 젖먹이 어린이는 감염이 잘 되고 3~5세 때에 가장 많이 걸린다. 백일해균에 의해 전염되는데 한 번 앓고 나면 면역이 생겨 다시는 안 걸린다. 그래서 예방접종으로 백일해 예방에 획기적인 성과를 올렸다.

약재 진피(陳皮), 곶감

진피는 귤껍질을 말린 것을 말하는데 한방에서 주로 감기약으로 사용한다. 진피 8g과 곶감 2개를 물 두 사발을 붓고 반이 되도록 달여 큰 숟가락으로 하나씩 하루 세 번 복용시킨다. 오래된 백일해에도 효과가 있는데 병원치료와 병행하면 더 좋다.

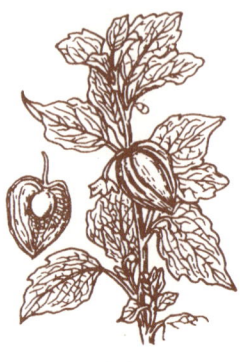

꽈리

약재 꽈리, 무궁화꽃

꽈리는 가지과에 속하는 여러해살이풀에서
열리는 열매를 이른다. 뿌리도 약으로 쓰고
열매도 약용하는데 이것 4g에 무궁화꽃 4g을
함께 달여 그 물을 복용한다.

약재 선인장(알로에), 갱엿(교이)

알로에 줄기를 짓이겨 갱엿을 넣고 불에 가열해 엿이 녹으면 티스
푼으로 조금씩 떠먹인다.

약재 은행, 닭

3세 이상의 어린이 백일해에는 병아리 한 마리를 잡아 내장을 긁어
내고 그 속에 은행 10알을 넣고 푹 고아서 먹인다. 은행을 한방에서
는 행인이라 하는데 이뇨, 거담제로 활용하여 가슴의 수독(水毒)을
다스리는 효능이 있어 기침을 멎게 하고 담을 삭이는 작용을 한다.

약재 콩나물, 갱엿

콩나물을 머리와 뿌리를 제거하고 12g쯤 그릇에 담아 갱엿을 넣고
뚜껑을 덮어 아랫목에 따뜻하게 묻어두면 엿이 녹는다.

이렇게 생긴 콩나물과 엿의 즙을 숟가락으로 떠먹이면 된다. 수시
로 한 번에 한두 숟가락씩 먹이면 좋다.

약재 호박씨, 벌꿀, 천문동

호박씨를 태워 달인 물에 벌꿀을 타서 먹인다. 또 호박씨 겉껍데기를 까내고 속씨만 볶아서 천문동과 함께 달여 먹어도 좋고 늙은 호박을 삶아서 먹어도 효과가 있다.

약재 배, 쇠고기

배 속을 파내고 그 속에 쇠고기를 잘 다져 넣어 달여 먹인다.

약재 백일홍, 은행나무

백일홍은 백일동안 꽃이 핀다고 하여 백일홍이라 하며 백일해는 백일 동안 기침을 계속한다고 해서 명명된 이름이다.

백일홍 줄기와 잎을 채취하여 말려 두었다가 은행나무 가지를 잘게 썰어 넣고 함께 달여 먹는다.

은행나무 썬 것 8g, 백일홍 8g을 함께 넣고 물 두 되를 붓고 반으로 줄어들 때까지 달여 기침을 할 때마다 수시로 티스푼으로 먹인다.

탁월한 효과를 나타낸다.

약재 검정콩, 흑설탕

검정콩 한 줌에 흑설탕을 조금 넣고 물 한 사발을 부은 후 달인다. 물이 3분의 1로 줄어들면 티스푼으로 떠먹인다. 해수 발작이 시작될 때 먹이면 기침이 멎는다.

2) 경기

신경질적인 10세 미만의 어린이가 사소한 자극에도 깜짝깜짝 놀락 발열이나 식상(食傷)에도 의식을 잃고 기절하는 경우를 경기(驚氣) 또는 경풍이라고 한다. 배가 고파 울다가도 얼굴이 파랗게 질리면서 죽는 아이도 있다. 한방의 우황포룡환은 이런 때의 비상 상비약으로 널리 애용된다. 우황청심환과 함께 일종의 구급약이다.

약재 사삼, 파, 엿기름

세 가지를 적당량 물에 달이는데 처음 부은 물이 반으로 줄어들 때까지 가열한다. 이렇게 열탕한 물을 발작을 일으킬 때 스푼으로 입안에 흘려 넣는다.

어머니 젖을 짜서 파 뿌리를 넣고 끓여 먹여도 효과가 있고 식초를 머리 위와 발바닥에 찍어 발라 주어도 효험이 있다.

약재 갈근, 천마

칡 뿌리 4g, 천마 4g을 함께 달여 먹인다.

약재 식초, 소금

식초에 소금을 섞어서 경기하는 아이의 새끼손가락에 대고 문질러준다. 양파를 잘라 입에 대주어도 효과가 있다.

급할 때는 바늘 끝을 소독하여 손가락을 따 주거나 얼굴 양미간 인중혈(人中穴)을 찔러 피를 낸다.

송아지똥을 구워 가루로 만들고 가지대는 삶아서 그 물로 송아지
똥 가루를 개어 먹는다.

3) 홍역

홍역(紅疫)은 전염성의 열병이다. 옛날에는 홍역 마마를 앓지 않는
사람이 없을 정도로 흔한 병이었다. 지금은 예방접종으로 거의 없어
졌지만 가끔 앓는 애들이 있다.

감기와 구분이 안 되어 해열진통제를 먹이는 수가 있는데 홍역에
해열제는 독약과 같다. 홍역은 열을 발산시켜 주어야 하기 때문에 발
진(發疹)이 잘 되어야 한다. 특징은 고열, 기침, 콧물이 나고 점차 좁
쌀같은 붉은 색의 발진이 생긴다. 이 발진으로 홍역을 구분하게 되지
만 초기는 감기와 구분이 어렵다. 심한 고열로 폐렴, 기관지염으로
진전되기가 쉽다. 바이러스에 의해 전염된다.

약재 **황금, 백작약, 감초**

황금과 백작약 각 8g에 감초 3g을 달여 먹인다.
홍역을 한방에서는 '발열 3일, 발진 3일, 소반 3
일' 이라고 하여 처음 3일은 열이 심하고 기침이
나며 그 다음 3일은 좁쌀같은 발진이 생기고 후
반 3일은 열이 내리면서 발진이 사그라지면서 낫
는데 발진이 될 때까지 고열을 견디는 게 문제이
다. 이 때 폐렴이나 기관지염으로 합병이 안 되게
하여야 한다. 일단 발진이 잘 되면 한시름 놓을 수 있다.

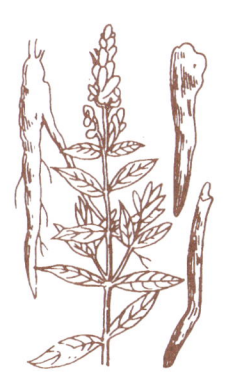

황금

황금, 백작약, 감초의 처방은 민간약이라기보다 한방약으로 처방되는 이선탕인데 홍역에 효과 높은 구급상비약이라 해도 과언이 아니다.

약재 우엉, 무

무와 우엉을 반반으로 해서 생즙을 내어 먹인다.

약재 산토끼똥

산토끼똥 12g 정도를 달여 먹인다. 산토끼똥은 좋은 이뇨약이며 해열, 구갈에 효과가 있다.

약재 게껍데기, 감초

게껍데기 12g에 감초 4g을 넣고 물 한 사발에 달여 반으로 줄어들면 갈증을 느낄 때 수시로 먹인다.

홍역환자는 고열로 견디기가 어려운데 이 때 바람을 쐬여도 안 되지만 그렇다고 해서 너무 덥게 해도 안 된다. 섭생을 잘 해야 한다. 보리차를 계속 먹여도 되지만 황금이나 백작약 또는 수세미를 달여 먹어도 좋다.

4) 어린이 천식

어린이 천식(喘息)은 주로 알레르기 체질자에서 호발한다. 대개 봄철에 호발하고 발작이 시작되면 호흡곤란을 일으키기 쉽다. 어른도 견디기 어려운 병이므로 어린이는 더욱 참기 어렵다.

꽃가루 먼지, 짐승의 깃털 등에 의한 자극으로 부교감신경을 흥분 시켜 발작이 일어나는 것으로 알려져 있다. 양방에서는 소아 알레르 기 질환으로 어른의 기관지 천식과 구분하여 다루고 있다.

약재 길경, 수세미, 오가피나무

길경은 도라지 뿌리를 말한다. 약용으로는 백도라지가 좋다. 야생 의 도라지를 가을에 채취하여 말려 두었다가 약용하면 효과가 높다. 길경 8g, 수세미 4g, 오가피나무 잘게 썬 것 8g을 물 한 되에 달여 반으로 줄어들면 천식 발작이 시작되려는 전구증상이 나타날 때 복 용한다. 천식발작의 예방 효과가 있으므로 발작이 일어나기 쉬운 봄 철과 같은 계절에 끓여 두고 물마시듯 수시로 먹이면 좋다.

약재 선인장, 벌꿀

선인장은 천식에 좋은 민간약이다. 선인장을 잘게 썰어서 벌꿀에 재워서 한 달쯤 밀봉해 두면 맛있는 선인장쨈이 된다. 이것을 하루 한두 번 한 숟가락씩 복용하면 괴로운 기침이 진정된다. 발작이 없을 때도 꾸준히 복용시키면 저항력이 생겨 알레르기 체질이 개선되고 천식 발작의 빈도수가 점차 줄어들면서 완치된다. 그러나 한꺼번에 많이 먹으면 설사를 일으킬 우려가 있으므로 유의해야 한다.

약재 오이, 식초

천식은 심리적 영향이 매우 크다. 어린이의 경우 어른의 관심을 끌 기 위해 응석을 부리고 싶을 때 천식이 발작되는 수가 있다.

양방에서는 천식이 치료에 주로 기관지 확장제인 아드레날린제를 투여한다. 아드레날린은 부신(副腎)에서 분비되는 호르몬인데 일시적으로 효과를 보이지만 곧 원상으로 돌아간다. 따라서 천식을 근본적으로 치료하기위해서는 체내에서 아드레날린 호르몬의 분비를 활발하게 하도록 촉진시켜 주어야 하는데 쌀로 만든 양조식초가 효과적인 약이다.

식초는 부신의 기능을 항진시켜 아드레날린 분비를 촉진시키는 작용을 한다.

천식 특히 어린이 천식은 치료 목표를 알레르기 체질을 개선시키는데 두어야 한다. 알레르기 체질은 주로 체액 특히 혈액의 산성화가 주원인이다. 따라서 체질개선은 체액을 약알칼리성으로 만들어 주어야 하는데 여기에는 식이요법이 제일이다.

식이요법은 저항력을 높여주고 자연치유 기능을 강화시킨다.

식이요법에서 가장 중요한 것은 가공식품을 철저히 배제하고 자연식품을 상식하는 일이다. 소시지, 햄, 치즈, 통조림, 과자류, 아이스크림 등은 모두 인공 첨가물이 들어 있는 가공식품으로 어린이들이 좋아한다. 여기에 문제가 있다. 흰 우유는 자연식품이지만 초콜릿, 커피를 가하거나 바나나, 딸기맛을 내는 인공물질을 넣어 만든 가공우유를 더 좋아한다. 잘못된 것이다.

부모들은 힘들지만 싱싱한 야채, 콩 식품, 생선 등을 사다가 직접 조리하여 먹여야 한다.

그런 의미에서 오이 생즙은 자연식품인 동시에 천식 예방 치료에 묘약이다. 오이는 알칼리성 식품이면서 미네랄이 풍부한 야채로 피를 맑게 하는 작용을 한다.

어린이 천식에는 오이를 식초로 요리한 것이 좋은데 오이무침에 식초를 쳐서 맛을 내거나 오이생채에 식초를 가해서 요리하면 된다. 약으로 먹을 때는 오이 생즙을 내어 먹이면 천식발작을 예방할 수 있다. 청즙을 계속 먹기 싫어할 때는 벌꿀을 조금 첨가하여 먹인다. 맛이 좋으므로 잘 먹는다. 토종벌꿀에는 꿀 자체에 천식을 진정시키는 작용이 있고 각종 미네랄이 풍부하게 함유되어 있어 어린이 체질 개선에는 더 없이 좋은 건강식품이면서 약이다.

약재 **감자, 선인장, 생강**

날 감자와 선인장을 갈아서 짜면 물이 나오는데 이 물에 밀가루를 개어 가슴에 붙인다. 즙을 낼 때 생강을 조금 넣는다.

5) 어린이 변비

변비(便秘)는 대변이 보통보다 굳고 건조하여 변을 보고 싶은데 나오지 않고 또 한 번 대변을 보려면 고통스러운 증상이다. 이렇게 되면 숙변이 내장 속에 남아 있어 불쾌감을 주고 여러 가지 생리장애를 일으키게 된다.

특히 어린이가 변비에 걸리면 어른보다 민감하게 작용하므로 오래 가지 않게 치료해 주어야 한다.

약재 **인삼, 대추**

인삼 8g, 대추 4g을 넣고 물 한 사발에 달여 반이 되면 한 번에 한 숟가락씩 복용시킨다.

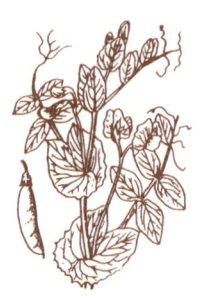

완두콩

약재 **완두콩, 쌀**

완두콩을 삶아서 쌀로 죽을 쑤어 먹인다.

약재 **송화가루, 벌꿀**

늦은 봄 송화가루를 채집하여 보관해 두었다가
벌꿀에 개어 먹인다.

약재 **미삼(尾蔘), 찹쌀**

인삼 뿌리 40g, 쌀 한 홉을 함께 볶아 가루로 만들어 두고 꿀물에
개어 조금씩 먹인다.

어린이가 푸른똥을 눌 때는 백강잠(백강병으로 죽은 누에)을 달여
먹이면 효과가 있다.

어린이 변비는 하복부의 냉증이 원인이 될 수
도 있다. 따라서 아랫배를 따뜻하게 해주고 손
바닥으로 마사지를 해주면 좋다.

성인의 경우 적당한 운동을 통하여 장(腸)의
연동운동을 도와주는 것이 변비의 예방, 치료에
좋은데 어린이의 경우 잘 안 되므로 하복부를 마사지하여 장의 연동
운동을 좋게 해준다.

백강잠

약재 **약쑥, 익모초**

약쑥과 익모초를 깨끗이 손질하여 새벽이슬을 맞혀 생즙을 만들어
조금씩 먹인다.

6) 소화불량

어린이 특히 젖먹이는 소화불량(消化不良)에 걸리기 쉽다. 특히 요즘 우유를 먹이는 어린이는 더욱 그런 경향이 많다. 소화불량증에 걸리면 식욕이 저하되어 잘 먹으려하지 않고 설사를 일으키거나 토하기도 하며 때에 따라서는 열이 나기도 한다. 애들은 아프면서 큰다고는 하지만 어린이가 배탈이 나면 신속히 치료해 주어야 한다. 더구나 아직 의사표시를 제대로 못하는 어린이는 몸이 불편하면 울기만 하기 때문에 어머니를 애타게 한다. 이런 때 가정요법을 알아두면 의외로 효과적인 치료를 할 수 있다.

약재 **백삼, 대추**

4년근 인삼 한 뿌리에 대추 5~6개를 넣고 달여 그 물을 티스푼으로 한두 개씩 자주 먹인다.

급체인 경우는 바늘을 소독하여 4관(손가락과 발가락)을 따서 피를 조금 내주면 좋다.

약재 **대추, 모유**

대추를 불에 태워 가루를 만들어 어머니 젖에 개어 먹인다.

또 모유만을 끓여 먹여도 효과가 있다.

최근에는 어머니들이 모유를 안 먹이고 우유로 애를 키우는데 이것은 문제가 많다. 아기에게 젖을 먹이는 것은 어머니의 의무이며 자연의 섭리이다. 유방은 아기를 키우기 위해 만들어 놓은 것이지 남성들의 성적 노리개로 만들어 놓은 게 아니다. 우유를 먹고 자란 애들이 성질이 난폭하다던가 신경질적이며 질병에 대한 저항력이 약하다는 것은 너무도 당연한 이치이다. 청소년 범죄가 늘어나는 것도 우유를 먹여 키우는 것과 연관이 있다고 주장하는 학자가 많다.

어머니의 젖은 영양학적으로 이상적인 어린이 먹이일 뿐 아니라 어머니의 애정과 따뜻한 체온을 애기에게 전해 주어서 정서적으로 좋은 성격과 체질을 만들어 준다는 것을 명심해둘 필요가 있다.

약재 마자인

마자인은 피마자이다. 피마자기름을 티스푼으로 하나씩 몇 번 복용시킨다. 피마자기름은 하제(下劑)로 널리 쓰인다.

약재 배

배를 강판에 갈아서 그 즙을 먹이면 효력이 있다.

들기름에 파를 넣고 끓여 식힌 후에 먹여도 좋고 참기름에 지치를 넣고 끓여서 먹어도 효험이 있다. 지치는 자초 또는 지초라고도 부르며 동상에도 쓰이는 민간약이다.

엿기름을 곱게 갈아 따뜻한 물에 타서 먹여도 좋다.

지치

우유를 먹고 체했을 때는 볏짚을 삶아 자주 먹이면 잘 치료된다.

어머니 젖을 먹고 체했을 때는 벼를 삶아 먹이면 좋고 은행알을 짓이겨 생즙을 내어 먹여도 효력이 있다.

소화불량으로 열이 나고 토할 때는 대파 흰부분과 뿌리를 달여 수시로 먹인다.

7) 어린이 설사

어린이의 설사는 대개 세균성질환이나 식중독 등에서 일어난다. 이 같은 세균으로 인한 설사는 단순히 설사만 멈추게 하는 조치를 취하는 것만으로는 안 된다. 설사를 멈추게 하면서 원인 치료도 함께 해주어야 한다.

설사가 계속되면 체력소모가 많고 체내 수분 부족으로 탈수현상을 일으키게 되므로 체력이 쇠약한 어린이의 경우 신속히 설사를 멎게 해야 한다.

어린이는 세균성이 아니라도 장기능이 약하면 단순한 소화불량에도 설사를 하게 된다.

약재 **대추, 곶감**

곶감은 설사를 멎게 한다. 보통 건강한 사람도 곶감을 많이 먹으면 변이 굳어져서 변비가 되기 쉽다.

어린이 설사에는 곶감 3개에 대추 5개 비율로 물 한 사발에 달여 반으로 줄어들면 티스푼으로 수시로 먹인다.

마늘을 달여 먹이거나 매좁쌀로 미음을 쑤어 먹어도 효력이 있다.

약재 **인삼, 찹쌀**

인삼 80g을 가루 내어 찹쌀 반 홉과 묽게 죽을 쑤어 조금씩 먹인다.

또 찹쌀을 물에 불려 인삼 뿌리와 함께 갈아서 즙으로 만들어 먹어도 된다.

계란, 설탕, 사이다

계란 노른자 하나에 흑설탕 한 스푼, 커피잔 하나 분량의 사이다를 잘 섞어서 먹인다.

잘 익은 토마토를 갈아서 즙으로 먹여도 효과가 있고 볏짚을 삶아 그 물을 먹여도 효험이 있다.

어린이가 덮은 것을 차버리고 자서 배가 냉해져 배탈이 나고 설사를 할 때는 볶은 소금을 헝겊주머니에 넣고 너무 뜨겁지 않은 알맞은 온도에서 아랫배를 찜질하면 좋다.

소금대신 땅콩을 볶아 헝겊에 싸서 아랫배에 찜질하고 볶은 땅콩을 가루 내어 벌꿀에 개어 티스푼으로 조금씩 먹인다.

매실, 소금

푸른 매실에 소금을 약간 뿌려 며칠 두면 액체가 생기는데 이것이 매실즙이다. 매실즙을 병에 담아 냉장고에 보관해두면 설사, 복통에 비상약으로 활용할 수 있다. 어린이 설사에는 매실즙을 한 티스푼씩 하루 4~5번 먹인다.

8) 야뇨증

야뇨증(夜尿症)은 흔히 오줌싸개라고 부르는데 어린이 뿐만 아니라 어른도 있다.

오줌을 충분히 가릴 나이에 자면서 오줌을 싸 요나 이불에 지도를 그려 놓는데 야뇨증은 정신적인 정서불안에서 온다고 해서 양방에서는 정신과의사들이 다루고 있다.

한방에서는 신장기능 장애, 방광의 쇠약 등 내장기능의 부조화와 정신적인 불안정이 복합적으로 작용한다고 보고 있다. 한방에서는 자율신경 실조의 개선, 정신적 긴장의 제거, 신장기능 강화 등에 목표를 두고 치료한다.

약재 감꼭지

감꼭지는 옛날부터 야뇨증의 민간약으로 잘 알려져 있다. 감꼭지 10개를 달여 먹인다. 감꼭지 10개에 물 한 사발을 붓고 물이 3분의 1 이하로 될 때까지 진하게 달여야 한다.

또 닭똥집 속껍질인 계내금을 볶아서 가루로 만들어 복용해도 효과가 높다. 계내금을 진하게 달여 먹어도 괜찮다.

약재 오미자, 돼지밥통

돼지밥통 속에 오미자 150g을 베주머니에 싸서 넣고 흐물흐물해질 때까지 곤다. 이렇게 삶아진 돼지밥통을 썰어 갖은 양념으로 먹기 좋게 조리하여 식사 때 반찬으로 먹으면 좋다. 이 때 오미자는 건져 낸다. 이런 방식으로 돼지밥통 2~3개만 해먹으면 웬만한 야뇨증은 완치된다.

또 한 가지 방법은 돼지콩팥 한 쌍에 오미자 40g을 넣고 푹 삶아서 먹는다. 신장기능이나 방광에 이상이 있어 생긴 야뇨증에 좋고 어른의 야뇨증과 정력강화에도 효과가 있다.

약재 은행, 연꽃술, 부추씨

껍질 깐 은행 300g, 연꽃술 300g, 부추씨 200g을 각각 볶아서 가루로 만들어 벌꿀로 개어 녹두알만하게 환약을 빚는다. 이 약을 매일 식전에 20알씩 온수에 복용하면 된다. 이 처방은 대하증에도 효과가 있다.

또 매일 식사전 부추씨 20~30알씩을 더운물에 복용하면 소변불금, 유뇨, 야뇨증을 치료한다.

약재 길경, 닭, 산수유

닭(토종닭이 좋다) 한 마리에 백도라지 80g을 넣고 푹 고아 먹는다. 여기에 산수유 20g을 함께 넣어도 좋고 산수유만 단방으로 달여 먹어도 효과가 있다. 은행을 벌꿀 속에 넣어 1주일쯤 두었다가 꺼내 먹어도 좋은데 먹는 양은 한 번에 은행 2~3알이 적합하다.

약재 감인, 연자육, 산조인

감인과 연자육을 각각 8g 정도씩 노랗게 볶고 산조인 150g을 역시 볶아서 가루로 만들어 벌꿀로 녹두알 크기로 환약을 빚어 매일 식전에 10~15알씩 따끈한 물에 복용한다. 한 달쯤 계속 복용하면 효력이 나타난다.

약재 황기, 은행

하루 3회 분량으로 황기 10g을 달여 이 물에 은행을 구워서 한 번에 한두 개씩 복용한다.

9) 볼거리

양방에서는 유행성이하선염이라 부른다. 바이러스 감염으로 발병하며 이하선(볼 아래 턱 귀밑)이 부어올라 종창이 생긴다.

경중일 때는 이하선(耳下腺)에 종창이 생겼다가 낫지만 중증일 때는 식욕부진과 함께 두통, 구토, 사지통이 동반하면서 열이 난다. 화농은 되지 않으나 남자는 고환염, 여자는 유선염, 난소염이 병발할 수 있다.

민간에서는 항아리손님이라고 불러왔다.

약재 **무씨, 산초기름**

무씨를 물에 불려 짓찧어 산초기름에 개어 환부에 붙인다.

약재 **엿기름, 쌀**

쌀로 밥을 지어 엿기름을 넣고 짓이겨 환부에 붙인다. 밥을 할 때에 엿기름을 같이 넣고 지어서 짓이겨 붙여도 된다.

10) 구내염

구강점막에서 생기는 염증을 말한다. 원인은 세균, 바이러스의 감염에 의한다. 어린이들은 아무 것이나 입에 대고 빠는 습성이 있어 입병에 잘 걸린다.

어른의 경우는 의치(義齒) 등에 의한 기계적 자극, 뜨거운 음식에 의한 열탕 자극, 약품에 의한 화학적 자극에 의한 발병 외에 전신질환, 영양불량, 임신 등에서도 생긴다.

증상은 구강 점막의 발적, 종창, 작열감, 구취, 궤양 등이 생기고 동통이 따른다. 중증일 때는 고열이 나고 음식을 씹기가 힘들고 발음에 장애를 준다.

　구내염은 병형에 따라 카다르성, 아프다성, 궤양성, 괴저성, 중독성으로 나눈다.

　치료는 원인을 제거해 주는데 치중해야 하며 국소요법으로 구강안을 깨끗이 해주는 것이 중요하다.

약재 　지골피, 가지꼭지

　그늘에 말린 가지꼭지 5~7개와 구기자나무 뿌리 8g을 함께 달여서 조금씩 먹이기도 하고 입안을 양치질한다.

약재 　지렁이, 벌꿀

　먼저 벌꿀을 입안에 조금 넣어 주고 나서 지렁이 달인 물을 조금씩 먹으면 잘 낫는다.

약재 　닭의장풀

　닭의장풀은 압척초(鴨跖草) 또는 닭개비풀이라고도 하며 한때 당뇨병에 좋다고 해서 약령시장에서 불티나게 팔린 일도 있으나 그 효과가 소문처럼 신통치는 못한 모양이다. 닭의장풀을 잎과 줄기로 청즙을 짜내어 불 위에서 수분을 증발시키면 찌꺼기(청대)가 남는데 이것을 환부에 바르면 치료가 잘된다.

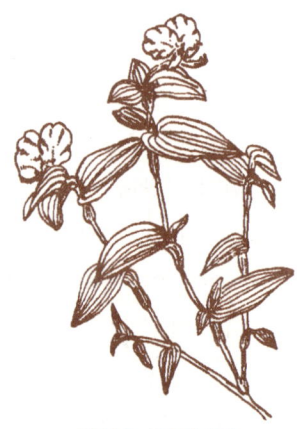

압척초 / 닭개비풀

구내염은 서두에서 설명한 것처럼 원인이 다양하며 병원에서는 주로 항생제를 투여하는데 항생제는 다른 인체기관에 부담을 줄 뿐만 아니라 특히 어린이에게는 신체에 악영향을 미칠 우려가 크다. 내복약의 경우 더욱 그렇다.

구내염이 있을 때는 과자류, 아이스크림, 주스 등을 제한하고 비타민B군이 많은 음식물을 많이 먹이는 것이 좋다.

어른의 구내염은 위장에 부담을 주는 식사나 과로, 수면부족이 병증을 악화시키므로 이에 유의해야 한다.

9. 부인병

1) 월경통

여자가 한 달에 한 번씩 하는 월경은 일종의 생리현상이다. 여자가 임신할 수 있는 성인이 되면 난소에서 매월 정기적으로 배란이 되는 데 이때 자궁내벽은 배란되는 난자가 남성의 정자와 만나 수정됐을 때, 그 수정란이 자궁에 뿌리를 내리기 쉽도록 부드럽고 영양이 풍부한 요를 깐 상태가 형성된다. 그러나 정자가 들어오지 않거나 들어왔다 해도 난자와 결합하지 못해 수정이 되지 않았을 때는 착상(着床)이 불가능하므로 수정란을 위하여 마련되었던 자궁내벽의 요는 불필요하게 되어 체외로 떨어져 나오는데, 이 같은 현상이 곧 월경이다.

그런데 보통 건강한 사람은 자궁벽에서 떨어져 죽은 피 상태로 배출되는 월경현상이 있을 때도 기분상 좀 불쾌할 뿐 신체적으로 이상이 없지만 어떤 여성은 심한 불쾌감과 함께 통증을 동반하고 정신적으로 과민상태가 되어 신경질적이 되거나 충동적으로 도벽이 생기기도 한다. 이 같은 병증, 그 중에서도 심한 통증이 있는 것을 보통 월경통(月經痛)이라고 부른다.

월경에 관한 병은 월경통 외에도 있어야 할 월경이 없는 무월경과 정기적으로 있어야 할 월경이 자주 나오거나 달을 건너 뛰거나 많이 나왔다, 적게 나왔다 하는 월경불순도 있다. 이 모두 여성의 생리기관에 이상이 있기 때문에 적절한 치료가 필요하다.

약채 익모초, 구절초, 밤, 대추, 엿기름, 곶감

익모초와 구절초 12g, 밤·대추 5~7개, 곶감 3개, 엿기름 8g을 한데 넣고 물 두 되를 붓고 달여 반으로 줄어들면 하루 세 번 식전에 커피잔으로 한 잔씩 복용한다.

약채 토사자, 육계, 진피, 빈랑

토사자 300g, 육계 120g, 진피와 빈랑 각 150g을 함께 가루로 만드는데 빈랑은 볶아서 쓴다. 이 가루를 하루 세 번 식전에 큰 숟가락으로 하나씩 온수에 복용한다. 한 달쯤 계속 하면 효과가 나타난다. 가루약으로 복용하기가 불편할 때는 벌꿀에 개어 녹두알 크기로 환약을 만들어 두고 한 번에 20알씩 복용한다. 냉증, 변비에도 효과가 있다.

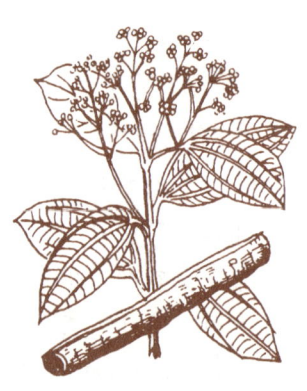

육계

약채 구절초, 약쑥, 생강, 대추

구절초, 약쑥 마른 것 각 12g에 생강 6g, 대추 5~6개를 넣고 물 두 되를 붓고 달여 반으로 줄어들면 찌꺼기는 체로 걸러내고 그 물만 하루 세 번 식전에 한 잔씩 복용한다.

약채 길경, 접씨꽃 뿌리, 오골계

길경은 백도라지가 좋다. 백도라지와 접씨꽃 뿌리 20g씩을 오골계 한 마리에 넣고 푹 고아 국물과 고기를 먹으면 된다.

상백피, 가물치

가물치는 부인병에 좋은 민물고기이다. 가물치 180g짜리 산 놈 한 마리를 뽕나무 뿌리 삶은 물에 고아서 먹는다.

감성돔, 벌꿀

도미는 참돔, 감성돔, 붉돔, 황돔 등 여러 종류가 있다. 그 중에서도 감성돔은 임산부와 과부는 먹어서는 안 되는 것으로 전해내려 왔는데 이는 감성돔이 성욕을 증진시키는 정력보강 식품이기 때문이다. 그러나 돔의 가시는 어떤 것이라도 좋으며 특히 생리통이나 자궁이 약한 여성의 묘약이다.

감성돔을 매운탕을 해 먹거나 회로 뜨고 가시만을 질그릇 같은 데에 넣고 뚜껑을 덮은 후 가열하여 연기가 나지 않을 정도로 약한 불에 천천히 찌듯이 굽는다. 이렇게 구은 돔뼈를 가루로 만들어 벌꿀에 반죽하여 콩알만하게 환약으로 만들어 하루 두세 개씩 더운 물에 복용한다. 이 처방은 월경통에 특효약인 동시에 월경 때 신경이 예민해지는 사람에게 효력이 있다.

또 현기증이 있는 여성은 벌꿀 대신 삶은 당근을 짓이겨 돔뼈가루와 뭉쳐 하루에 세 번 한 개씩 복용하면 좋다.

익모초

여성들의 월경 때나 또는 월경전후 허리와 아랫배가 아프고 머리가 무거우면서 구역질이 나고 사지가 쑤시며 아플 때는 익모초이상 좋은 약이 없다. 익모초는 꿀풀과에 속한 두해살이풀로 여성들에 유

익한 약재라고 해서 익모초라는 이름이 붙었다고
한다. 여성들 특히 산후 출혈 때 지혈작용이
있고 몸을 덥게 하며, 이뇨작용, 더위 먹은
데 좋은 효과를 나타낸다. 익모초는 잎,
줄기, 씨앗을 모두 약용으로 쓴다.

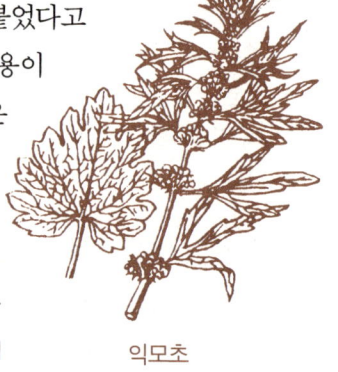

익모초

여성의 월경통에는 익모초 3kg을 잘게
썰어 다섯 배의 물을 붓고 달여 반으로 줄
어들면 찌꺼기를 짜내고 남은 즙을 다시
약한 불에 서서히 고아 고약처럼 만들어 항아리에 담아두고 매일 세
차례 식전에 큰 숟가락으로 하나씩 끓인 물에 풀어 복용하면 된다.
한 달쯤 복용하면 효력이 나타난다. 익모초(益母草)는 월경통은 물론
월경불순, 냉증에 좋고 미용제로도 대단한 효과를 나타낸다.

피부병, 얼굴 검은데, 여드름, 대하증에도 좋은 약이 된다.

특히 냉증이 심하고 빈혈기운이 있어 얼굴이 창백한 여성은 아침
저녁으로 생강차를 한 잔씩 먹으면 좋으며 여기에 홍당무 생즙을 내
어 같이 복용하면 효과가 있다.

약재 머루나무 뿌리, 녹음방초

두 가지 약재를 같은 분량으로 하여 물 한 되를 붓고 달여 반으로
줄어들면 하루 세 번 식전에 커피잔으로 한 잔씩 복용한다.

약재 부자, 도인, 감초

아랫배가 차고 월경통이 심할 때는 부자 120g, 도인 60g, 감초
120g을 함께 가루로 만들어 하루 세 번 온수에 술이나 식초를 조금

넣어 한 번에 3g씩 복용한다.

가루를 벌꿀에 개어 녹두알 크기로 환약을 빚어 한 번에 10~15알씩 복용해도 된다. 장복하면 월경통의 치료는 물론 자궁을 튼튼하게 하고 냉증을 치료하여 불임증에도 아주 좋은 약이다.

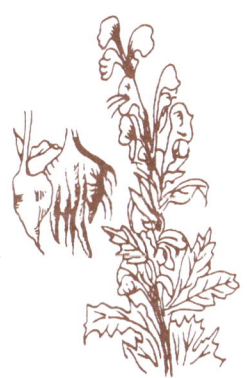

부자

약재 우슬, 익모초

우슬과 익모초를 각 20g씩 함께 넣고 달여 수시로 마신다. 또 돼지고기 썬 것 150g, 익모초 40g을 넣고 물 한 되에 달여 반으로 줄어들면 소금을 넣어 알맞게 간을 맞춘 후 매일 3회 한 컵씩 먹는다.

여성의 월경이 고르지 못하면 혈액순환이 나쁘고 피부도 거칠어진다. 따라서 여자는 미용을 위해서라도 월경이상은 신속히 치료해 주어야 한다.

약재 봉선화, 흑설탕, 계란

봉선화 300g에 흑설탕 600g과 계란을 삶아 노른자만 빼내어 300g과 함께 잘 으깨어 병에 담아 둔다. 이것을 매일 세 차례 식간에 큰 숟가락으로 하나씩 끓인 물에 풀어서 복용한다.

이 처방은 신경쇠약, 원기허약, 심장허약, 빈혈에도 탁월한 효과를 보이고 기미, 여드름을 없애주는 작용도 한다.

또 검은 목이버섯을 80%쯤 태워 가루로 만들어 매일 식전에 따뜻한 술에 큰 숟가락으로 하나씩 먹어도 효과가 있다.

약재 미나리, 연자육, 검정깨

서두에서도 말했듯이 여성의 월경은 생리현상으로 월 한번씩 주기로 나타나야 정상이다. 따라서 날짜가 들쭉날쭉하거나 달을 건너뛰거나 하는 것은 이상현상이다. 이처럼 월경주기에 이상이 있을 때는 말린 미나리 가루를 매일 아침저녁 식사 전에 온수에 4g씩 풀어서 복용하면 좋다.

또 연자육을 껍질과 내심을 제거하고 반쯤 태워 300g쯤 가루로 장만하고 여기에 검정참깨 150g을 역시 약간 볶아 가루로 만들어서 벌꿀로 환약을 빚어 아침저녁 온수에 20알씩 장복하면 월경주기가 정상화된다.

생지황 말린 것, 말린 것을 각 40g씩 한데 섞어 가루로 만들어 더운물에 아침저녁 4g씩 복용해도 좋고, 또 가루로 환약을 만들어 복용해도 되는데 벌꿀로 개어 녹두알 크기로 만든다.

약재 목단피, 벌꿀

월경이 고르지 못하고 월경 때나 월경 전후에 아랫배가 아프거나 신경질이 나고 불쾌감이 심할 때는 목단피를 깨끗이 씻어 잘게 썰고 이것을 1~2시간 쪄서 말렸다가 가루로 만들어 매일 조석으로 끓인 물에 한 숟가락씩 풀어서 한 컵씩 마신다. 또 가루를 벌꿀로 개어 녹두알만하게 환약을 빚어 한 번에 10~15알씩 온수로 복용해도 된다.

약재 생지황, 연실

월경량이 지나치게 많을 때는 말린 지황 300g에 연방탄(연씨껍질을 태운 것)300g을 함께 가루로 만들어 벌꿀에 개어 녹두알만하게 환약을 만들어 매일 식전마다 20알씩 온수에 복용한다.

또 오래 월경이 계속될 때는 당귀 300g, 진피 150g, 검정콩 16g, 볶은 산약 24g을 가루로 만들어 환약을 빚어 먹으면 좋다.

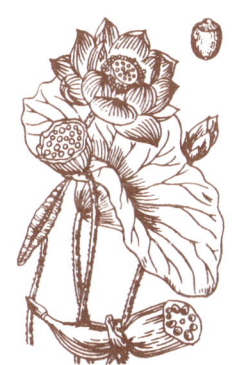

연실

약재 홍화, 후박, 도인

월경이 지나치게 적을 때는 홍화와 후박을 같은 분량으로 하여 가루로 만들어 벌꿀로 개어 녹두알 크기로 환약을 빚는다. 이것을 매일 식전에 따끈한 물로 10~20알씩 복용하면 효력이 있다. 도인은 가루로 만들기 전에 볶고 후박도 잘게 썰어서 생강즙을 넣고 한번 쪄서 가루로 만들어야 효력이 좋다.

2) 냉 · 대하증

냉증과 대하증은 엄연히 다르다. 그런데도 일반적으로 냉 · 대하증으로 합쳐 부르고 있고 냉증과 대하증을 같은 병으로 혼동하는 것은 냉증이 있으면 대하증이 잘 생기기 때문이다.

냉증은 현대 의학적 병명이 아니다. 현대의학에서는 냉증이란 병명은 없으며 구태여 병명을 갖다 붙인다면 자율신경실조로 인한 하나의 증상으로 봐야 한다.

냉증은 서양사람에는 거의 찾아볼 수 없으나 동양사람 특히 동양 여성은 10명 중에 6~7명이 냉증을 가지고 있다.

냉증은 피부로 느끼는 한냉감으로 전신성과 국부성이 있는데 90%

이상이 국부성이며 냉증이 잘 오는 부위는 허리, 발, 아랫배, 손, 무릎, 둔부 등이고 특히 수족에 잘 오기 때문에 수족냉증이라 부른다.

특히 현대여성들은 모양을 내기 위하여 의복이 얇아졌고 신체 노출 부위가 많으며 여름에도 냉방장치를 한 실내에서 근무하고 있어 냉증이 늘어나고 있다.

한편 대하증은 여성의 질 내에 세균(트리코모나스균, 진균 등)이 침입하여 황, 백색 등의 병적 분비물이 많이 분비되고 고약한 냄새를 내는 병인데 한방에서는 대맥(帶脈)이라고 하는 경락(經絡)에서 흐르는 분비물이라는 뜻으로 대하증이고 명명하였다.

대하증은 단순한 생리적 현상일 경우는 분비물이 흐리더라도 무색 투명하며 병적일 때는 냄새가 있는 것이 특징이다. 여성의 질(膣)은 자체적으로 자정(自淨) 기능을 가지고 있지만 냉증 등 신체기능이 정상이 아닐 때는 세균침입을 방어하지 못하고 병증(세균 번식)을 일으켜서 분비물을 형성하고 냄새가 나는 질염(膣炎)을 일으키게 된다.

약재 쑥, 익모초

쑥과 익모초는 둘 다 몸을 덥게 하는 성질이 있어 여성의 냉증에는 아주 좋은 민간약이다.

쑥잎(말린 것) 40g, 익모초(말린 것) 40g을 함께 물 두 되를 붓고 달여 반으로 줄어들면 매일 식전 세 차례 한 컵씩 마신다. 따끈하게 해서 먹어야 하며, 맛이 쓰기 때문에 먹기가 힘든 사람은 벌꿀을 가미하면 좋다.

물로 달여 먹기가 번거로우면 가루로 장만해서 벌꿀로 개어 환약을 빚어 복용하면 편리하다.

또 익모초와 쑥을 삶아 그 물로 목욕을 자주 해도 냉증에 좋으며 질을 세척하면 대하증을 낮게 한다.

약재 마늘, 고추, 찰흙

하반신 냉증을 겪어본 사람이 아니면 그 괴로움을 모른다. 발이나 허리, 어깨가 차면 유연성을 잃게 되어 결리거나 저림이 잘온다. 혈액순환이 나쁘기 때문이다. 이런 하반신 냉증이 있는 여성은 대부분 머리가 화끈거리고 신경질적인 것이 통례이다. 이런 여성은 욕조에 소금, 고추, 마늘가루 중 한 가지를 풀고 목욕을 자주 한다. 많은 것이 좋은 줄 알고 이것저것 다 넣으면 오히려 안 좋으므로 유의해야 한다.

또 하나 냉증의 특효요법은 찰흙목욕법이다. 알맞게 더운 목욕물에 찰흙을 풀면 흙탕물이 되는데 여기에 몸을 푹 담그고 있다가 나와 샤워를 하면 된다.

찰흙에는 초산칼륨, 유산마그네슘, 철분 칼슘이 풍부하게 함유되어 있어 여성 냉증에 아주 좋은 작용을 한다. 집에서 온천욕 효과를 낼 수 있는 것이 찰흙 목욕법이다. 하반신 냉증이 심할 때는 하반신만 담그고 있다가 나와서 맑은 물로 깨끗이 샤워를 하면 된다.

약재 벽오동나무, 무

벽오동나무가지를 잘게 썰고 무를 넣어 오래 달여 그 물이 알맞게 식었을 때 뒷물(질 세척)을 하면 좋다.

또 돌나물을 뜯어다 깨끗이 씻어 생즙을 내어 먹어도 좋으며 흰국화 잎을 달여 먹어도 대하증에 좋다.

으름껍질을 달여 먹거나 약쑥을 달여 그 물을 따끈하게 하여 매일 아침저녁 한 잔씩 복용하면서 따끈한 물에 풀어 뒷물을 계속하면 효과가 있다.

약재 생강, 마늘

조미식품이면서 중요한 한약재인 생강은 성질이 따뜻하여 냉증에 좋은 약용식품이며 마늘도 역시 같은 작용을 한다. 생강과 마늘로 술을 만들어 매일 조금씩 먹으면 냉증이 치료된다.

소주 두 병에 마늘과 생강을 넣어 밀봉하는데 술을 잘 못 먹는 사람은 먹기 좋도록 벌꿀 300g을 같이 넣는다. 이렇게 해서 한 달 이상 보관해 두었다가 저녁에 잘 때 따끈하게 데워서 한 잔씩 먹으면 좋다. 몇 개월 계속하면 냉증은 물론 여러 부인병에도 유익하다.

약재 생강, 마늘

토종닭이나 오골계 한 마리에 4년근 이상 인삼 150g을 넣고 달여 국물과 고기를 먹는다. 이렇게 몇 마리를 계속해서 해먹으면 냉증이 없어진다. 그러나 그 후에도 항상 몸을 따뜻하게 해주고 찬 음식은 조심하는 게 좋으며 평소 커피 대신 인삼차를 먹는 게 좋다.

약재 구절초, 생강, 대추

냉이 있으면서 대하증이 있을 때는 구절초 300g, 생강 8g, 대추 10개를 물 두 되를 붓고 달여 반으로 줄어들면 보관해 두고 하루 3회 식전에 따끈하게 데워 한 잔씩 복용한다.

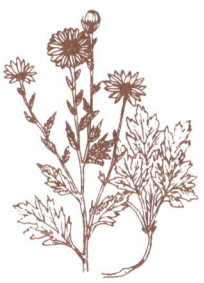

구절초는 9~11월 꽃이 피는데 9월 초에 채집하는 것이 가장 약효가 뛰어나다. 구절초는 원래 강장제, 보혈제로 쓰이는 한약이지만 피를 덥게 하고 혈액순환을 좋게 해주기 때문에 냉증이나 대하증에도 좋다.

구절초

약재 접씨꽃 뿌리, 흰닭

접씨꽃 뿌리를 흰꽃이 피는 것으로 채취하여 잘 씻어 잘게 썰어서 흰털닭 한 마리를 잡아 푹 삶는데 한 마리에 접씨꽃 뿌리 120g을 넣는다.

약재 당귀, 쑥, 육계

당귀 300g과 쑥잎(말린 것) 300g, 육계 40g을 함께 가루로 만들어 녹두알 크기로 환약을 빚어 하루 세 번 식전에 한 번에 20알씩 술을 약간 탄 온수에 복용한다.

쑥잎 8g을 달걀 한 개를 깨어 잘 풀어서 물 한 사발에 청주 한 숟가락을 넣고 달여 반으로 줄어들면 아침저녁으로 두 번에 나누어 먹는다. 이렇게 며칠 계속하면 대하증과 냉증이 치료된다.

또 껍질 깐 은행알 300g, 검정콩 300g을 볶아서 함께 가루로 만들어 벌꿀로 개어 환약을 만들어 먹어도 좋다. 살구씨를 겉껍질을 까고 볶아서 가루를 만들어 아침저녁 더운 술에 한 숟가락씩 복용해도 효과가 있다.

백도라지와 흰접씨꽃 뿌리를 같은 분량으로 하여 물 두 되를 붓고 달여 반으로 줄어들면 하루 세 번 식전에 한 잔씩 마신다.

은행, 연자육, 구기자, 돼지콩팥

싱싱한 돼지콩팥 한 쌍을 잘게 썰고 여기에 은행, 연자육, 구기자, 산약을 20g씩 넣어 국처럼 끓여 먹는데 한약재 건더기는 건져내고 국물과 돼지콩팥은 먹는다. 국물만 먹어도 된다.

적백 대하가 있는 여성은 청주, 소금, 후춧가루로 잘 양념하여 식물성 기름에 볶아 먹으면 보음보양(補陰補陽) 하면서 적백대하증을 낫게 한다.

또 녹용이나 녹각을 약간 타도록 볶아 가루로 만들어 두고 매일 복용하면 대하증에 좋다.

의이인, 감인, 낙화생, 검정깨

네 가지 약재를 함께 3시간 정도 쪄서 짓찧어 환약을 만들어서 따끈한 술이나 물에 30알씩 하루 세 번 식후에 복용한다.

여성의 냉증은 대하증의 원인도 되지만 불임증과 불감증의 원인도 된다. 특히 여성의 질 안이 냉하고 대하증이 있으면 성생활 때 남성에게 불쾌감을 주어 만족스러운 부부생활이 어렵다. 이런 때 여성들은 고민만 하지 말고 부추씨 5되, 쌀로 만든 식초 두 되에 물 4되를 붓고 물이 다 없어질 때까지 달인다. 이렇게 만들어진 부추씨 삶은 것을 은근한 불에 다시 볶아 가루로 만들어 벌꿀로 개어 환약을 빚어 두고 물에 술을 반쯤 탄 후 따끈하게 데워 한 번에 30알씩 매일 아침 저녁으로 복용하면 몸이 더워지고 대하증도 치료된다.

이 처방은 남자의 임포텐츠와 조루증을 치료해 주기 때문에 정력이 약한 남편의 경우 부부가 함께 복용하면 병도 고치고 애정이 넘치는 부부생활도 할 수 있어 1석 2조의 효과를 거둘 수 있다.

3) 변비

변비는 남자보다 여자에게 많다.

변비의 원인은 습관성과 긴장항진성의 두 가지가 있는데 습관성이 절대 다수를 차지하고 있다.

▶ 습관성 변비 : 변비의 대부분이 여기에 속한다. 대변을 참음으로써 생기는 경우가 많고 대장의 긴장이 감퇴되면 내용물의 연동운동이 느려지기 때문에 대변에 수분이 적어져 배변 반사가 둔감해지게 되어 변비를 일으킨다.

변비에 걸리면 복부에 팽만감, 위화감이 느껴지고 불쾌감을 준다. 정기적으로 (예를 들어 아침에 기상하자마자 변을 보는 등) 대변을 보는 습관을 기르고 적당한 운동과 함께 식물섬유질이 풍부한 야채, 과일 등을 많이 먹는 게 좋다.

▶ 긴장항진성 변비 : 신경질적인 사람에게 많다. 대장의 연동운동이 항진되고 장벽에 연축운동이 일어나서 대변을 굳게 만든다.

증상으로는 두통, 현기증, 구토, 불면증이 생기고 사고력이 저하된다.

변비가 있으면 대변이 대장 안에 오래 머무르는 소위 숙변이 되어 그 속의 불순물과 세균들이 활동하여 피부를 거칠게 만들고 여드름 등의 피부질환을 유발하여 장내의 독소가 전신에 번져 여러 가지 나쁜 영향을 끼치게 된다. 따라서 젊은 여성들은 변비가 되지 않도록 조심해야 하며 변비증상이 있으면 즉시 식이요법 등을 통하여 치료해 주어야 한다.

약재 질경이 뿌리, 미나리

두 약재를 깨끗이 손질하여 같은 분량으로 냉즙을 내어 자주 복용한다.

약재 결명자, 고구마

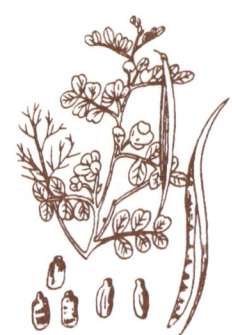

결명자차에 고구마를 쪄서 같이 먹는다. 고구마는 섬유질이 많아 변비에 아주 좋은 식품이다.

결명자는 눈을 좋게 하고 간을 보호하면서 변비에도 좋다.

결명자

약재 인삼, 벌꿀

수삼을 잘게 갈아 벌꿀에 재어 한 달쯤 보관해 두었다가 매일 아침 저녁을 더운 물에 타서 한 컵씩 마신다. 매일 아침 눈 뜨자마자 냉수를 한 컵씩 계속 먹어도 변비가 치료된다.

약재 대황, 민들레

민들레는 만능의 민간약이다. 약용으로 쓸 때는 이른 봄 꽃 피기 전 풀 전체를 채취하여 건조시켜 두었다가 약용한다. 민들레는 위 기능 강화, 담즙분비촉진, 젖 잘나오게 하는데, 최음작용, 천식치료, 치질, 변비치료, 해열 등 다방면으로 효력을 발휘한다.

이용 방법은 뿌리, 줄기, 잎 전체를 달여 먹는 것이다. 민들레를 달일 때 대황을 조금 가미한다. 민들레와 대황을 3대1 비율로 하면 적합하다.

위궤양에는 날 잎을 생즙 내어 먹으면 좋고 만성간염에는 달여 먹는다. 담즙을 토하는 구토에도 생즙이 좋다. 그러나 무엇보다 이른 봄 꽃피기 전에 야채로 식탁에 올리면 변비를 예방하고 각종 소화기병을 방지하는 건강식품이다.

민들레는 영양효과도 높고 정장작용까지 있어 여성의 변비, 다이어트식에 그만이다.

변비와 설사는 그 증상이 서로 반대되는 현상이지만 근본은 같다고 할 수 있다. 근본 원인은 장(腸)의 기능저하에 있다. 따라서 장 기능을 정상화시키면 변비와 설사는 예방 치료된다.

한 가지 변비요법으로 독한 술을 먹는 방법이다. 잠자리에 들기 전 40도 이상의 독한 술을 한두 잔씩 마시는 것이 묘방이다. 1주일 정도 계속하면 효력이 나타난다. 하지만 청량음료나 맥주는 해롭다. 위스키를 마실 때 얼음이나 냉수를 타면 효과가 없다.

스트레이트로 마셔야 한다. 독주를 마시면 아랫배가 따뜻해지면서 잠이 잘 온다. 습관성 변비나 설사에 아주 효과적인 치료법이 된다.

장벽에 붙어 있는 숙변(宿便)의 찌꺼기는 만병의 근원이다. 이런 경우 단식법도 효과가 있지만 단식요법을 잘못 시행하면 체력을 상하게 되고 단식기간에는 활동도 하기 어렵다. 그렇지만 독주요법은 그런 것들을 염려할 필요가 없다. 독주요법은 즉효성이 있다. 화석처럼 굳어져 있는 대변이 놀라울 정도로 많이 나온다.

약재 **무잎, 미나리**

싱싱한 무잎과 미나리를 적당량 녹즙으로 만들어 매일 아침저녁 한 잔씩 마신다. 무 한 개분의 잎이면 1회분으로 충분하다.

이 청즙을 4~5일 계속하면 용변이 한결 수월해진다. 그러고 보면 우리 선조들이 무청을 말려두고 시래기국, 시래기나물을 자주 만들어 먹은 것은 현명한 일이었다. 무청 속에는 비타민군, 무기질군이 풍부하고 식물섬유질이 많아 대사기능을 원활하게 하여 변비, 설사 등을 막아주고 소화기능을 좋게 한다.

아카시아 꽃도 변비에 좋다. 아키시아 꽃에는 꿀이 많아 양봉업자들이 벌통을 싣고 아카시아나무 군락지를 찾기도 한다. 여성의 변비에는 아카시아 꽃을 날로 씹어 먹으면 된다. 달콤하고 향긋하여 먹기에 나쁘지 않다. 물론 깨끗이 씻어 물기가 가신 뒤 먹어야 한다. 꽃을 따서 말려 두었다가 달여 먹어도 효과는 마찬가지이다.

약재 백출, 대황, 초결명

위 세 가지 약재를 등분하여 가루로 만들어 아침저녁 한 숟가락씩 더운 물에 복용한다. 가루약이 먹기 불편하면 벌꿀에 개어 환약을 만들어 두고 먹어도 된다.

대황은 한방약으로 건위제, 완화제로 활용된다. 여성 변비약인 삼황사심탕, 방풍통성산, 평위승기탕 등에는 반드시 대황이 들어간다.

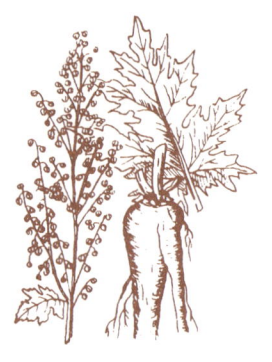

대황

약재 사과, 홍당무

홍당무 중치 한 개와 사과 한 개를 잘게 썰어 믹서에 넣고 갈아 매일 아침 식사 전에 한 컵씩 마신다.

겉껍질을 깐 복숭아씨(도인) 40g을 노랗게 볶고 마자인 80g을 곱게 으깨어 유리병 같은 데에 보관해 두고 매일 식전에 한 숟가락씩 온수에 풀어서 복용한다. 먹기 좋게 벌꿀이나 흑설탕을 조금씩 가미해도 괜찮다.

이 처방은 월경불순, 피부미용에도 탁월한 효과가 있고 가려움증을 낫게 한다.

약재   벌꿀, 참기름

매일 아침저녁으로 참기름 한 숟가락, 벌꿀 한 숟가락씩을 1주일 동안 계속 복용하면 가벼운 변비증은 완치된다. 이 처방은 피부를 윤택하게 하고 위와 장의 염증, 가려움증에도 효과가 있다.

약재   곤약, 대나무

곤약은 옛부터 장내의 숙변을 제거하는데 활용하여 왔다.

곤약에 간장을 조금 넣고 삶아 된장에 찍어 먹는다. 시중에서 파는 곤약을 사다가 이용해도 되지만 약용으로 쓸 때는 첨가제가 들어가지 않은 곤약을 손수 만들어 쓰면 좋다.

구약나물 뿌리를 잘게 썰어 찐 다음 대나무를 태운 재를 조금 넣으면 연갈색의 맛있고 순수한 곤약이 만들어 진다. 먼저 구약나물 뿌리 1개분을 얇게 썰어 말린다. 마른 것을 잘 갈아 가루로 만들어 따뜻한 물에 넣어 잘 젓는다. 물을 너무 많이 부으면 굳어지지 않으므로 조금 빡빡하다 싶을 정도로 붓는다. 어느 정도 굳어지면 대나무 태운

재 한줌과 고춧가루와 파래를 듬뿍 넣고 도시락 그릇 등에 담는다. 그런 다음 그냥 뜨거운 물을 부어 가열한다. 다 익으면 그릇에서 빼내 물 속에 넣고 떫은 맛을 우려내면 곤약이 완성된다.

약재 율무쌀, 호두

율무쌀을 한방에서 약재로 쓸 때 의이인이라 부른다. 이것을 가루로 만들고 호두 역시 껍질을 벗긴 후 뜨거운 물에 담가 속껍질까지 제거하여 노랗게 볶아 역시 가루로 만든다. 이 가루를 따로 보관해두고 매일 식전에 율무쌀가루 큰 숟가락으로 하나, 호두가루 티스푼으로 하나씩을 끓인 물 한 컵에 잘 풀어서 마신다. 변비는 물론 여성들의 피부미용에 최고이다.

장기능이 약해서 자주 설사를 할 때도 효과적이다.

배춧잎으로 녹즙을 만들어 먹어도 좋고, 매일 식간 마다 유자 4분의 1개씩을 설탕이나 벌꿀에 찍어 먹어도 변비가 없어진다.

귤껍질(진피)을 술에 담갔다가 말려서 가루로 만들어 식전마다 온수에 복용해도 좋고 잣과 마자인을 같은 양으로 짓이겨 매일 식후에한 숟가락씩 더운 물에 복용해도 좋다.

오디(뽕나무열매)도 좋은 변비약이다.

약재 마늘, 벌꿀

마늘을 까서 으깨어 벌꿀에 재웠다가 하루 세 번 한 숟가락씩 먹는다. 생결명자차도 효과가 크다.

매일 식간에 오이 생즙을 만들어 한 컵씩 먹어도 좋으며 조청에 날

계란을 잘 풀어서 한 개분씩 복용해도 효험이 있다. 오래된 변비에는 콩, 쌀, 파래를 노랗게 볶아서 가루로 만들어 하루 세 번씩 냉수에 복용한다.

4) 임신오저

여자들이 임신을 하면 음식을 잘 먹지 못하고 음식 냄새만 맡아도 메스껍다거나 구토가 나는 경우가 있는데 이것을 입덧이라 하고, 의학용어로는 임신오저라고 한다.

인체의 생리작용이란 묘한 것이어서 발가락 끝에 종기만 나도 두통이 오고 발열하는 경우가 있는데 새 생명을 잉태하는데 따른 입덧은 당연한 것인지도 모른다. 사람에 따라 그 증상의 정도가 가벼운 사람도 있으나 심한 경우는 자리에 눕기도 한다.

평소 위, 장, 간의 기능이 약한 사람이 특히 입덧이 심하다.

약재 반하, 생강

반하와 생강을 10대 7 비율로 하여 물 두 사발에 달여 반으로 줄어들면 하루 세 번 식전에 한 잔씩 복용한다.

반하는 구토를 다스리는 한방약으로 유명하다.

약재 연근, 뱅어포

연 뿌리는 조림을 해서 반찬으로 먹기도 하는데 생것을 강판에 갈아서 즙을 짜서 반 컵 정도씩 매일 아침저녁으로 복용하면 좋다. 맛이 좋지는 않지만 태어날 아기를 위해 참고 복용해야 한다. 즙을 짜고 난 찌꺼기는 뱅어포를 볶아서 만든 가루에 섞어 간장으로 간을 맞추어 먹으면 아기를 위한 칼슘 공급원으로 더 없이 좋다.

인도의 성전(性典) 〈카마수트라〉에는 연꽃즙으로 여성의 성기를 씻으면 대하증을 치료하고 성생활이 원만해진다고 기록되어 있다.

생강도 구토를 억제하는 작용이 있으므로 임신초기 입덧이 있을 때 생강을 사다가 저며서 끓여두고 벌꿀에 타서 수시로 물대신 차로 먹으면 좋다.

5) 유방질환

유방질환은 출산 후 젖 먹일 때 주로 생기며 그 종류도 다양하다.

유관에 젖이 많이 고여 몹시 아프고 이것이 유종이 되는 경우도 있고 유방류에 염증이 생기기도 한다.

초산 때는 특히 젖멍울을 잘 풀어주지 않으면 유종이 되기 때문에 유의해야 한다.

과거보다 모유 대신 우유를 먹이는 일이 많아져 젖 부족은 크게 문제가 안 되지만 산모가 젖이 안 나오거나 젖이 부족한 것도 일종의 병변이다. 또 유두가 건조해지면 갈라지는 유두파열도 있다.

약재 소엽, 또는 소자

유방통 초기에는 차조기 잎이나 씨(소자)를 으깨 물에 달여 먹는다. 잎을 쓸 때는 40g, 씨를 쓸 때는 20g을 물 세 사발에 붓고 반이 되도록 달여 하루 세 차례 식후마다 따끈하게 데워 한 컵씩 복용한다.

약재 선인장, 대추

유종에는 가시를 제거한 선인장이나 알로에, 씨를 제거한 대추를 함께 넣고 짓찧어 환부에 붙인다.

또 젖 몽우리에 김을 적셔서 붙여도 좋고 백년초 껍질을 벗겨 곱게 찧어 붙여도 효과가 있다.

수선화 뿌리를 찧어 붙이거나 밀가루와 엿기름가루를 반죽을 해서 붙여도 멍울이 사그러진다.

약재 금은화, 포공영, 감초

유방에 굳은 몽우리가 생기고 곪아 피고름이 날 때는 금은화 80g, 감초 8g을 함께 달여 따끈하게 하루 3~5회 커피잔으로 하나씩 청주를 조금씩 타서 먹는다.

염증과 함께 고열이 날 때는 천화분 20g을 더 넣어 달여 마신다. 유종이 터져서 피고름이 날 때는 메주콩으로 가루로 만들어 참기름에 개어 매일 아침저녁 발라 주는데 바르기 전에 연한 소금물 또는 쑥잎으로 환부를 닦아낸다.

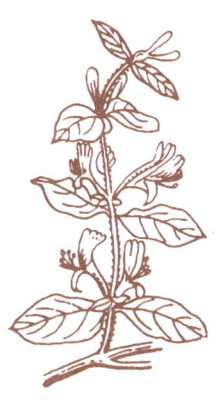

금은화

젖 몽우리가 생길 때는 콩나물 대가리를 찧어 붙이고 젖꼭지가 헐었을 때는 가지 꽃을 참기름에 볶아 가루로 만들어 헌 곳에 바른다.

유종이 생겨 아프고 추우면서 열이 날 때는 귤껍질을 달여 먹거나 귤을 통째로 구워서 까맣게 타면 가루로 만들어 매일 식후에 청주나 따끈한 물에 한 번에 7g씩 복용한다.

또 노봉방(산벌집)을 불에 볶아 가루로 만들어 식후 마다 온수에 4g씩 복용하는데 증상이 악화되었을 때는 8g씩 양을 배로 늘린다.

목통, 돼지족발

산모가 젖이 잘 안나올 때는 돼지족발 한 쌍을 털과 발톱을 제거하고 잘 손질하여 목통 40g과 함께 물 세 되에 달여 반으로 줄어들면 즙을 짜서 매일 식전마다 데워서 큰 공기로 하나씩 먹으면 좋다.

또 2~3근 짜리 잉어 한 마리를 내장을 제거한 후 물 세 되에 달여 반으로 줄어들면 즙을 짜서 식후마다 데워 한 사발씩 먹는다.

완두와 쌀로 죽을 쑤어 먹어도 좋다.

젖이 너무 많아 걱정이거나 젖을 먹일 수 없는 입장인데 자꾸 젖이 불어서 고통일 때는 엿기름을 가루로 만들어 한 번에 큰 숟가락으로 하나씩 온수에 복용한다. 엿기름은 젖을 삭히는 작용이 있어 옛날 아기 엄마는 식혜를 먹지 않았을 정도였다.

6) 산후병

여자가 아기를 출산하고 나면 지옥에 갔다 온 것만큼이나 혼이 난다. 또 순산을 못하고 난산을 했을 때는 그 후유증이 크다. 일반적으로 출산 후유증을 산후병이라고 하는데 산후부종, 산후하혈이 대표적인 증상이다.

또 산후 아랫배가 계속 아픈 산후복통, 산후요통도 있고 심한 기침이나 변비가 오기도 한다.

약재 **호박, 대추, 밤, 벌꿀**

늙은 호박의 속을 파내고 나머지 약재를 적당량 넣고 달여 먹는다. 늙은 호박만을 삶아서 먹어도 효과가 있고 흑설탕을 넣고 달여 먹어도 좋다. 이 처방은 산후 몸이 붓는 증세를 다스리는 약이다.

산후 부종에 홍어를 고아 먹어도 효과가 있으며 가물치에 참기름을 넣고 달여 먹어도 부기가 내린다.

약재 인동덩굴, 산초나무, 물푸레나무

세 가지 재료를 등분하여 삶은 물로 식혜를 만들어 먹으면 부기가 가신다.

약재 황기, 돼지다리뼈

돼지다리뼈에 황기를 넣고 달여 먹으면 산후 부종을 치료한다. 여성들의 부종에는 예부터 늙은 호박이 민간약으로 애용되어 왔다.

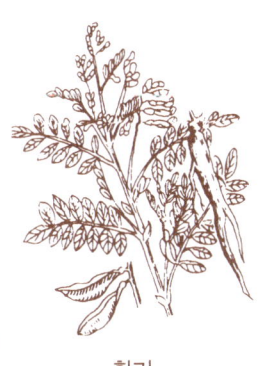

황기

재래종 또아리호박 속을 파내고 꿀을 넣고 고아 먹어도 좋지만 호박 속에 인삼, 더덕, 무, 마늘, 찹쌀을 넣고 달여 속에 고인 물을 먹으면 부기가 내린다.

약재 갑오징어뼈, 먹물

산후에 계속 하혈이 있을 때는 갑오징어뼈를 갈아 먹물에 개어 먹으면 효과가 있다.

약재 녹각, 돌감나무 뿌리

산후 하혈에는 녹각 20g, 돌감나무 뿌리 120g을 함께 달여 먹으면 좋다.

약재 연근, 쑥

출산 후 몸이 붓고 여러 날이 지나도 부기가 내리지 않을 때는 연근과 쑥으로 생즙을 내어 매일 아침저녁 커피잔으로 하나씩 먹는다.

또 측백나무 어린가지를 짓찧어 생즙을 내어 먹어도 효과가 있다.

약재 흰접시꽃 뿌리, 닭

출산 후 몸이 부어 부기가 오래 내리지 않을 때는 토종장닭 한 마리에 흰접시꽃 뿌리를 넣고 달여 먹는다. 또 닭에다 해산초를 넣고 달여 먹어도 된다.

솔잎과 쑥을 함께 달여 먹기나 익모초에 대추를 넣고 달여 먹어도 하혈이 치료된다.

그러나 민간요법을 쓰기 전에 한의사나 산부인과 의사에게 정확한 진단을 받아 보는 게 좋으며 가정에서 민간요법을 쓸 때 반드시 한의사와 의논하여 자문을 받는 것이 바람직하다.

민간요법은 잘 쓰면 신통하게 효험을 보지만 잘못하면 병증을 악화시킬 수도 있기 때문이다.

7) 유산, 불임증

유산은 임신은 되는데 중간에 자궁에서 떨어져 나오는 경우이고 불임은 임신 자체가 안 되는 것을 말한다.

유산은 자궁에 이상이 있어 생기거나 심한 육체적 충격을 받았을 때 또는 정신적으로 몹시 놀랐을 때도 생길 수 있다. 불임증의 경우는 남자와 여자의 책임이 반반이다. 여자의 경우는 배란에 이상이 있거나 자궁에 수정란이 착상하는데 장애가 있을 때이며, 남자의 경우는 정자가 부실할 때 임신이 안 된다.

여자의 무배란이나 난관에 이상이 있어 난자가 자궁으로 나오지 못할 때는 근본적으로 치료를 해야 하지만 자궁이 약하거나 사소한 염증, 또는 심한 냉증으로 난자와 정자가 결합하지 못하고 들어온 정자가 빨리 생명력을 잃게 되는 경우에는 민간요법, 가정요법으로 예방 치료가 가능하다.

약재 황기, 돼지쓸개

습관적으로 유산이 될 때는 돼지쓸개 10개에 황기 40g을 넣고 중탕하여 돼지쓸개 한 개 양을 하루 세 번에 나누어 복용한다.

따라서 돼지쓸개 10개면 10일분이 되는 셈이다.

약재 흰접시꽃 뿌리, 갈근, 닭

임신 중 유산이 잘되는 여성은 흰접시꽃 뿌리와 칡 뿌리 각 20g씩을 토종 장닭 한 마리에 넣고 푹 고아 국물과 닭고기를 먹는데 이렇게 서너 마리만 먹으면 유산을 예방할 수 있다. 또 유산이 잘 되는 체질은 살구꽃과 봉숭아꽃을 말려서 같은 양으로 가루를 만들어 더운 물에 하루 세 번 한 번에 한 숟가락씩 복용한다.

유산을 하고 몸이 안 좋을 때는 구기자, 검정콩, 흑설탕을 함께 달여 먹으면 좋다.

약재 익모초, 구절초, 쥐손이풀, 민들레

임신이 안 되어 고민일 때 위 4가지 약재를 등분하여 달이는데 처음에 부은 물이 반으로 줄었을 때 건더기를 건져 즙을 짜서 남아 있는 국물과 함께 섞어 다시 약한 불로 고아 엿처럼 되면 이것으로 환약을 만들어 한 번에 20알씩 하루 세 번 식전에 복용한다.

이 처방은 자궁에 이상이 있어 임신이 안 될 때 효력이 있다.

10. 피부병

1) 습진

습진(濕疹)은 급성기에는 가려움증을 동반하는 수포성구진, 부종 등이 나타나고 만성기에는 부종과 수포는 감소되고 대신 태선화, 인설 등이 형성되는 모든 피부병을 가리킨다.

습진은 전체 피부질환의 30% 정도를 차지할 정도로 흔하며 접촉성 또는 알레르기성, 아토피성 등으로 크게 분류된다.

> **약재** 감, 소금

덜 익은 떫은 감에 소금을 섞어 짓이겨서 환부에 바른다.

> **약재** 참깨, 도라지, 벌꿀

습진과 천식은 깊은 상관관계를 가지고 있다고 한다. 피부에 습진 이 생겨 약을 바르면 독소가 내부를 공격해 천식을 일으키고 천식을 치료해주면 이번에는 습진이 생기는 까다로운 병이다. 알레르기성 천식과 관계가 있다고 볼 수 있다.

양방에서는 피부병을 외용약으로만 다스리려는 경향이 있는데 실 은 내부원인에 의한 피부병이 많다. 습진도 접촉성으로 생긴 것은 외인(外因)에 의한 것이지만 알레르기성이나 아토피성은 모두 내인(內因)에 의한 것이다. 이 같은 내인에 의한 습진에는 검은 참깨가 좋은 약이다. 특히 알레르기성 습진에 검은 참깨를 복용하면 천식도 치료되고 피부병도 개선하여 1석 2조의 효과를 얻는다.

참깨는 리놀산과 토코페롤이 많이 들어 있어 피부를 윤택하게 해주고 습진이나 옻 오른데 효과적인 저항력을 길러준다.

참깨를 갈아서 즙을 복용할 때 벌꿀을 조금 가미해도 좋으며, 길경 달인 물로 습진 부위를 씻어내고 벌꿀과 참깨즙을 섞어 발라 주는 내외용 치료를 함께 하면 더욱 효과적인 방법이 된다.

약재 계란, 소금

날계란에 구멍을 낸 후 그 속에 소금을 넣고 반창고나 테이프로 막아 습진부위를 계속 문지른다. 우리는 타박상 등으로 피부가 퍼렇게 멍이 들었을 대 날계란으로 계속 문질러 멍을 해소시키는 민간법을 자주 봐 왔다. 같은 이치로 소금을 넣은 날계란으로 문지르면 가려움증이 해소되고 병증도 개선된다.

약재 마늘, 미강유(등겨기름)

미강유에 마늘을 짓찧어 넣고 잘 개어 유지나 비닐에 잘 펴 습진부위에 대고 싸매준다. 하루 한 번씩 며칠 계속하면 잘 치료된다.

약재 복어알, 참기름

복어알은 맹독성이 있어 먹으면 생명을 잃는다. 따라서 복어알을 약용으로 취급할 때는 조심해야 한다. 습진에는 복어알을 까맣게 태워 가루로 만들어 참기름에 개어 습진이 생긴 곳에 붙인다.

복어알은 치질에도 특효약이다.

약재 **마늘, 감초, 백반**

마늘줄기와 감초를 등분하여 물 한 사발에 3분의 1까지 줄어들도록 열탕하여 그 물로 환부를 씻은 후 백반으로 문지른다. 하루 2~3회이 같은 치료를 하는데 수일간 계속 시행하면 습진이 없어진다.

약재 **탱자, 지우초**

탱자와 지우초를 3대 1 비율로 물에 오래 삶아 그 물로 환부를 자주 씻어낸다.

또 약쑥과 수양버들잎, 사과나무를 잘게 썰어 함께 넣고 달여 그 물로 환부를 씻는다. 너삼대 뿌리 삶은 물에 환부를 담그거나 싸리나무 뿌리를 삶아 그 물을 환부에 발라도 효과가 있다.

약재 **알로에, 나팔꽃씨**

알로에 잎에 나팔꽃씨(물에 불렸다가 쓴다)를 조금 넣고 찧어 그 즙을 하루 세 번 환부에 발라준다.

뽕나무잎을 달여 환부에 자주 바르거나 산초 달인 물로 찜질을 해도 효과가 있다.

검정콩을 까맣게 타도록 볶아 가루로 만들어 참기름에 개어 환부에 붙여도 좋으며 양잿물을 물에 타서 발라도 효과가 있다.

약재 진피, 탱자, 문어

알레르기성 습진일 때는 진피, 탱자, 문어를 타도록 구워서 가루로 만들어 온수에 매 식후마다 한 숟가락씩 복용한다.

약재 해바라기씨, 약쑥, 탱자

위 세 가지 약재를 적당량으로 섞어 물 두 되를 붓고 반으로 줄어들 때까지 열탕하여 매일 식전 한 잔씩 마신다.

약재 소루쟁이 뿌리

소루쟁이 뿌리로 생즙을 내어 환부에 바르고 잎과 줄기의 즙을 커피잔으로 반잔씩 복용한다.

약재 비파잎

제대로 잘 자란 비파잎을 털과 먼지를 물수건으로 깨끗이 닦아낸 뒤 불에 살짝 구워 습진의 좁쌀 같은 수포나 구진에 대고 한 군데를 강하게 눌렀다가 떼는 방식으로 찜질을 10회 정도 반복한다.

이런 식으로 끈기 있게 찜질 치료를 하면 습진이 잘 낫는다.

습진, 특히 알레르기성 습진 등의 많은 피부병은 거의 체질과 관계가 깊으며 식생활이 크게 좌우한다. 어려서부터 야채, 과일 등 자연식품 섭취습관을 기르고 가공식품을 선호하는 식습관을 개선해 주어야 한다.

2) 가려움증

피부소양증은 피부손상 등 외견상으로 증상이 없지만 몹시 가려운 증세가 나타나는 것을 말한다.

한방에서는 영양 상태가 나쁘고 피가 허조(虛燥)하여 생긴다고 본다. 주로 노인층에 많고 봄, 가을철에 호발하고 피부는 건조하다. 가려움이 심하여 피부염이 되기도 한다.

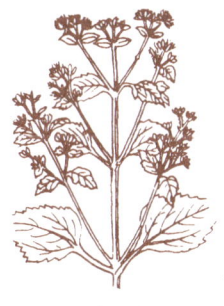
진득찰

약재 **진득찰, 소금**

더운 물에 소금을 풀어 가려운 부위에 바르고 진득찰을 건조하여 만든 가루를 한 번에 한 티스푼씩 복용한다.

약재 **진피(陳皮), 녹두**

녹두가루 큰 숟가락으로 하나에 귤껍질 한 개분을 달여 하루 세 번 복용한다. 위에서 소개한 분량은 하루 분인데 매일 달이기가 귀찮으면 2~3일분을 달여 두고 복용해도 된다. 복용 때는 따뜻하게 데워야 한다.

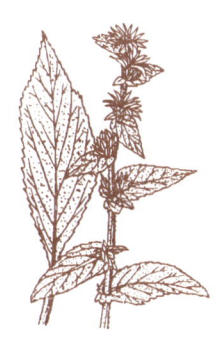
너삼

약재 **너삼 뿌리, 삶은 보리쌀, 유황**

너삼 뿌리는 말려서 가루로 만들고 유황도 가루로 만들어 삶은 보리쌀과 함께 으깨어 환약으로 만들어 복용한다. 콩알 정도 크기로 만들어 하루 세 번 한 알씩 복용하는데 따끈한 물에 먹는 것이 좋다.

약재 호박덩굴

늦가을 서리맞은 호박덩굴을 썰어 두었다가 삶아서 환부를 씻는다.

약재 밤나무껍질, 동백기름

밤나무껍질 삶은 물에 동백기름을 조금 타서 따끈할 때 가려운 곳에 온찜질을 계속하면 증세가 가라앉는다.

또 국부적으로 몹시 가려울 때는 담뱃불을 환부 가까이 따끈할 정도로 갖다대면 효과가 있다.

약재 녹두가루, 쌀가루, 복숭아잎

녹두가루 7에 쌀가루 3의 비율로 하여 복숭아잎 달인 물로 반죽하여 환부에 붙인다.

벌레에 물려서 가려울 때는 복숭아 잎으로 가려운 곳을 문질러 주면 낫는다.

3) 두드러기

두드러기를 의학적으로 담마진이라고 부르는데 대개 알레르기성으로 생긴다. 두드러기의 주 증상은 피부가 부풀어 오르는 팽진과 가려움증인데, 보통 일시적으로 나타났다가 금세 소멸되지만 때에 따라서는 지속적으로 발생하여 여러 날 계속 되기도 한다.

팽진의 크기는 아주 작은 것부터 큰 것까지 다양하고 때로는 서로 융합하여 지도 모양을 나타내기도 한다. 병변이 홍반으로 둘러싸이는 경우도 있고 소양감, 따금거림을 동반한다.

두드러기는 생선, 육류 등 체질적으로 안 맞는 음식을 먹었을 때, 또는 부패한 음식을 섭취했을 때 일어나기 쉽다.

약재 감자, 꽈리

알레르기성 두드러기에는 감자와 꽈리를 함께 즙으로 만들어 계속 복용하면 두드러기도 소멸되고 알레르기 체질도 개선된다.

생선을 먹고 두드러기가 생겼을 때는 고등어에 미나리를 넣고 열 탕하여 따뜻할 때 자주 마신다.

약재 자소엽

자소는 중국에서 전해진 것으로 그 약효는 오랜 옛날부터 인정되어왔다. 한방에서는 향소산(香蘇散)이라고 하여 많이 사용하는데 그 효능은 발한, 거담, 소염, 보온작용이 있고 특히 비린 생선을 먹고 두드러기가 생긴 데에 신효한 작용을 한다.

가정에서 단방요법으로 사용할 때는 자소잎 8g 정도에 물 두 되를 붓고 달여 반으로 줄어들면 매 식전에 한 잔씩 마신다.

약재 감초, 감나무잎

감초 8g, 감나무잎 8g을 함께 달여 하루 세 번 식전에 한 잔씩 복용한다.

약재 닭의장풀, 녹두

닭의장풀 꽃잎을 따서 녹두와 함께 즙을 내 먹는다. 꽃이 피는 계절이 아닐 때를 대비해 꽃을 따서 말려 두었다가 사용하면 좋다. 말린 꽃잎은 즙을 내기가 어려우므로 녹두와 함께 달여서 마신다.

약재 밤나무잎, 감초

여러 가지 알레르기중 정액(精液) 알레르기라는 것이 있다. 정액 알레르기가 있는 여성은 수치심 때문에 내 놓고 이야기도 못하고 혼자 고민할 수밖에 없다. 이런 때 밤나무잎이 묘약이 된다.

'정액은 밤나무꽃향기'라는 옛말이 있듯이 밤나무잎 12g에 감초 6g을 함께 달여 그 물을 하루 세 번 식전에 한 잔씩 마시면 정액 알레르기나 이로 인한 두드러기에도 잘 듣는다.

약재 목화씨, 벌꿀

목화씨를 달여 따뜻할 때 벌꿀을 타서 한 잔씩 먹는다. 하루 세 번 식후에 복용하면 된다.

벌꿀만 더운 물에 타 먹거나 목화씨를 구워서 껍데기를 까먹어도 효과가 있다.

또 토종닭에다 목화씨를 넣고 고아서 목화씨는 버리고 닭고기와 국물을 먹어도 좋다.

약재 미나리, 식초

미나리를 짓찧어 생즙을 내어 한 컵씩 먹는데 미나리 생즙에 식초 한 티스푼을 타서 마시면 좋다.

또 백일홍꽃대나 봉선화꽃대에 피문어 한 마리를 삶아 그 물로 환부를 씻고 복용하면 두드러기가 없어진다.

오징어 삶은 물을 마시거나 벚꽃나무를 잘게 썰어 진하게 달여 먹어도 좋다.

약재 **탱자, 피문어**

탱자 20g과 피문어 한 마리를 물 두 되를 붓고 달여 반으로 줄어들면 그 물을 복용하고 더울 때 환부를 찜질해 주면 효과가 있다.

피문어가 없을 때는 탱자만 사용해도 된다. 탱자를 잘게 빚어 설탕이나 벌꿀에 재워 먹어도 좋으며 탱자술도 효과적인 약이 된다.

또 쇠고기 10g과 탱자 3개를 함께 넣고 달여 먹어도 두드러기가 없어진다.

약재 **인삼, 벌꿀**

말린 인삼(백삼 또는 홍삼)을 가루로 만들어 벌꿀과 함께 더운물에 타 먹는다.

우슬과 찔레나무를 등분하여 달여 마셔도 효과가 있으며 생침 뿌리로 즙을 만들어 먹고 그 즙을 환부에 바르면 두드러기 증상이 소멸된다.

벌꿀에 아연화분말을 개어 발라주기도 한다.

4) 여드름

삼상성좌창 또는 면포라고도 부른다. 여드름 모피지선(毛皮脂腺)의 염증성 병변이며 사춘기와 젊은 연령층에 호발하는 질환이다. 여드름이 주로 나는 부위는 피지선이 밀집되어 있는 얼굴, 목 등이다.

여드름은 사춘기의 경미한 생리적·일시적 현상으로 가볍게 취급되기도 하지만 한창 모양을 낼 젊은 나이에 미관상 나쁘기 때문에 젊은이들의 커다란 고민거리가 되기도 한다.

또 증상이 심하고 지속적으로 계속되면 흉터를 남기는 경우도 있어 그냥 방치해 두면 좋지 않다.

약재 행인, 무

싱싱한 무즙에 살구씨 가루를 잘 섞어 부드러운 거즈 등으로 여드름 부위를 시원하게 자주 마사지해 준다.

약재 녹두, 계란

여드름에는 녹두가 좋은 약이다. 녹두가루를 계란 흰자에 개어 매일 밤 바르고 잔다.

또 녹두를 가루 내어 세수할 때 비누 대신 쓰면 좋고 녹두와 붉은 팥을 3대 1 비율로 가루를 만들어 물에 반죽하여 얼굴에 바르고 잔 후 아침에 깨끗이 씻어 낸다. 이렇게 끈기 있게 계속하면 피부도 고와지고 여드름도 없어진다.

여드름은 그 원인이 다양하다. 변비로 인한 것(특히 여성에게 많다), 불면증이 원인일 때, 호르몬 분비에 문제가 있을 때(남성에게 많으며 주로 남성 호르몬 분비 항진이 문제가 된다), 음식물에 원인이 있을 때, 지성피부가 원인일 때가 있다. 여드름이 곪아도 억지로 짜서는 안 되며 근본적인 원인 치료가 중요하다. 여드름에는 기름기 많은 음식이 나쁘고 식물성의 신선한 야채, 해조류, 과일 등이 좋다.

약재 **목단꽃나무 뿌리, 시금치**

한방에서는 목단꽃나무 뿌리의 껍질을 목단피라 해서 소염, 진통 완화제로 널리 사용한다. 한방에서 약용하는 목단피도 되지만 여기서는 뿌리째 180g 성노 살게 썰어 시금치 120g과 함께 물 두 되를 붓고 달여 반으로 줄어들면 그 물로 아침저녁 환부를 씻는다.

따뜻한 물에 소금과 붕사를 타서 세수해도 좋으며 봉선화꽃잎과 박씨를 함께 짓찧어 환부에 붙여도 효과가 있다. 박씨는 겉껍질을 벗기고 써야 한다.

약재 **복숭아나무, 꽃, 잎**

복숭아나무와 꽃, 잎은 모두 여드름 치료에 좋은 약이 된다. 복숭아나무 가지를 잘게 썰고 여기에 잎을 같이 넣고 푹 삶아 그 물로 여드름 부위를 자주 씻어준다.

복숭아꽃을 따서 짓찧어 환부에 발라 주어도 효과가 있으며 복숭아 잎만은 삶은 물에 소금을 타서 환부에 자주 씻어줘도 좋다.

약재 **뽕나무잎, 율무**

뽕잎은 쪄서 말렸다가 가루로 만들고 율무쌀도 볶아서 역시 가루로 만든다. 이 두 가루를 반반씩 섞어 하루 세 번, 한 번에 6~7g씩 더운물로 복용한다. 두 가지 약 가루를 섞어 벌꿀에 개어 환약을 만들어 두고 복용해도 좋다. 환약을 빚을 때는 녹두알 크기로 만들어 한 번에 20알씩 복용한다.

오이껍질을 잘게 썰어 우유에 24시간 담갔다가 하루 2~3차례 그 우유로 환부를 씻는다.

완두콩을 곱게 가루로 만들어 계란흰자에 개어 마사지를 계속해도 효과가 있으며 율무를 볶아서 가루로 만들어 먹어도 좋다. 붉은팥을 삶아 그 물로 하루 두 번 세안을 하면 효력이 있다.

여드름이 난 얼굴에 자극성이 강한 세숫비누를 쓰면 병증이 악화되므로 팥이나 녹두 가루를 쓰거나 삶은 물로 세수하는 것이 좋다.

5) 무좀

무좀을 의학용어로는 족부백선증이라고 부르며 진균성 피부질환의 하나이다. 주로 성인 남성의 발바닥이나 발가락 사이에 호발한다.

임상 증상은 지간형, 소수포형, 건조 인설형의 세 타입이 있다.

지간형은 발가락 사이에 인설, 침연, 균열이 생기면서 몹시 가렵고 악취를 동반한다. 심하면 주위로 병변이 확산된다. 여름철에 발병하는 것이 일반적이나 겨울철에도 더운 환경에 놓이면 악화된다.

특히 발에 땀을 많이 흘리는 사람에서 많이 생긴다.

건조 인설형은 만성으로 진행되며 치료가 어렵다. 발바닥 전면에 미만성의 미세한 인설이 나타나고 둔한 적색을 띠며 몹시 가렵다.

염증소견은 없지만 무좀은 위 세 가지를 복합적으로 함께 가지고 있는 경우가 많아 고질적 피부병 중의 하나로 꼽힌다.

약재 **대황, 식초**

대황을 가루로 만들어 식초에 개어 환부에 자주 발라준다.

담뱃잎(보통 피우는 담배를 까서 써도 된다)과 인동덩굴을 함께 달여 그 물에 환부를 자주 담근다. 담그는 시간은 10분 정도가 알맞다.

약재 고추, 낙지

재래종 고추(풋 고추는 안된다) 20개 정도를 낙지 한 마리(큰 것)와 함께 처음 부은 물이 반 정도 졸아들 때까지 달여 그 물에 환부를 담근다. 하루 2~3회씩 수일 계속하면 병증이 소실된다.

그러나 무좀은 재발이 잘 되므로 발에 통풍을 잘 시키고 반드시 습기를 잘 흡수하는 면양말을 신어야 한다. 발을 자주 씻는 것이 하나의 방법이다.

약재 마늘, 감

덜 익은 땡감과 마늘을 함께 짓찧어 환부에 붙인다. 두 가지 약재를 함께 구하기가 힘들 때는 땡감이나 마늘 중 한 가지만 찧어 붙여도 효과가 있다.

약재 백반, 물, 소다

물에 백반 20g을 넣고 녹을 때까지 가열하여 물이 식은 후 환부를 담근다. 담그는 요령은 담뱃잎, 인동덩굴 삶은 물에 담그는 식으로 하면 된다.

백반에 소다를 함께 넣고 녹여서 써도 되고 여름철에 무좀이 생긴 발을 모래찜질한 후에 백반 녹인 물에 담그면 더 효과적인 치료가 된다. 백반을 녹일 때 식초를 조금 넣으면 더 좋다.

백반이 없을 때는 식초만 물에 끓여 따뜻할 때 발을 담가도 좋으며 소금만 넣고 끓인 물에 담가도 좋다.

약재 알로에 또는 선인장, 소다

알로에에 소다를 조금 넣어 짓찧어 환부에 자주 붙인다.

석류를 즙내어 환부에 발라 주거나 석류 삶은 물에 환부를 담근다.

석류 건더기를 건져낸 후 그 물을 다시 달여 조청처럼 되면 따뜻하게 해서 환부에 자주 발라준다.

생강을 짓찧어 환부에 붙이거나 소주를 끓여 알맞게 식으면 환부를 10분이상 담그고 있어도 도움이 된다.

약재 고삼, 쇠비듬

쇠비듬과 고삼을 3대 1의 분량으로 하여 한 번 삶아서 건더기를 건져낸 후 그 물을 다시 달여 조청처럼 되면 그릇에 담아두고 따뜻하게 해서 환부에 자주 발라준다.

쇠비듬을 여름에 채취해서 쪄서 말려 두었다가 조금씩 달여 환부에 바르고 복용하기도 한다.

약재 약쑥, 솔잎, 왕겨

약쑥을 태워 환부에 그 연기를 쏘인다. 약쑥이 없을 때는 청솔잎을 태워 그 연기에 환부를 갖다 댄다. 이렇게 몇 차례 계속하면 무좀이 없어진다.

또 왕겨를 태워 기름을 내어 환부에 자주 발라주거나 차전초 뿌리를 짓찧어 붙여도 좋다.

약재 **오미자, 후추**

두 가지를 가루로 만들어 식초로 반죽하여 환부에 발라준다. 쇠똥을 하얗게 말려 숯불에 태워 환부에 연기를 쏘여도 효과가 있다.

6) 버짐(건선)

버짐을 의학용어로는 건선(乾癬)이라 한다.

증상은 선홍색의 작은 구진이 초발진으로 생겨나 점차 커지거나 융합하여 동전 모양 내지는 판상 형태를 취하는데 동전 모양의 둥근 것이 도장을 찍어 놓은 것 같다고 해서 도장버짐이라 부르기도 하였다.

이 같은 병변은 경계가 뚜렷하며 은백색의 인설로 덮여 있고 인설 아래는 균질한 홍반을 나타내고 있다.

발진은 주로 대칭성으로 오며 호발부위는 둔부, 두부, 무릎, 팔꿈치 등이다. 주로 30세 전 젊은 층에서 많이 발생하며 발병 원인에 대해서는 아직 정확하게 판명되지 않았으나 크게 다음 다섯 가지로 나누어 생각하고 있다.

▶ 유전적 요인
▶ 약화 혹은 유발요인
▶ 생화학적 요인
▶ 면역학적 요인
▶ 진피혈관 이상 등

마늘, 간장

　3년 이상 묵은 간장(집에서 담근 것)을 환부에 바른 후 마늘을 짓찧어 붙인다. 마늘 다진 것을 묵은 고추장에 개어 붙여도 효과가 있으며 광솔로 기름을 짜서 환부에 바르거나 진한 먹물을 발라도 된다.

　또 등겨기름을 바르거나 경유(폐유)를 자주 발라줘도 효력이 있다.

대나무, 마늘

　생대나무를 태우면 진이 나온다. 이 진에 마늘을 넣고 다진 후 물을 조금 붓고 달여 걸쭉하게 해서 바른다.

밤, 참기름

　환부에 먼저 참기름을 바른 후 썩은 밤을 가루로 만들어 그 위에 발라준다.

복어알

　복어알을 질그릇에 넣고 가열하면 기름이 나오는데 이 기름을 환부에 자주 바른다.

　복어알은 맹독성이 있으므로 어린이가 있는 집에서는 조심히 다루어야 하고 복어알 기름을 낸 질그릇은 식기로 사용하지 말아야 한다.

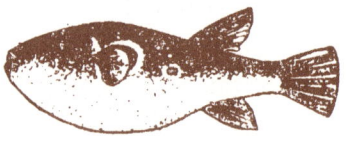

복어

복숭아, 무, 식초

복숭아와 무를 짓찧어 식초에 개어 환부에 붙인다. 또 복숭아나무 뿌리를 물을 붓지 않고 가열하면 까만 물이 나오는데 그 물을 환부에 발라 주어도 효과가 있다. 싸리나무를 태우면 밤색의 신이 나오는데 이 진을 약솜에 묻혀서 환부에 자주 발라주면 현저한 효과가 있다.

쌀겨기름을 발라도 되고 석유를 자주 발라 주어도 좋다.

피마자대, 참기름

피마자대를 까맣게 태워 가루로 만들어 참기름에 반죽하여 환부에 바른다.

또 신문지를 말아서 원기둥을 만들어 접시에 세워 놓고 불을 붙여 연기가 나게 하면 밑으로 노란 기름이 고이는데 이 기름을 환부에 발라 준다.

파릇파릇한 보릿잎을 소금을 넣고 찧어 환부에 붙여도 잘 낫는다.

7) 기미 · 주근깨

기미와 주근깨는 이웃사촌이고 대동소이한 것으로 생각하기 쉬우나 근본적으로 다른 피부질환이다.

기미는 생겼다가 없어지기도 하지만 주근깨는 한 번 생기면 없어지지 않는다. 또 발생기전도 서로 다르다.

기미는 연한 갈색이나 암갈색의 다양한 크기의 색소침착반이 태양광선 노출부, 특히 얼굴에 발생하는 과색소 침착성질환이다. 주로 내분비 기능의 부조화에서 생기며 임신 중의 부인, 내장기에 병이 있거나 정신적으로 고민이 있을 때에 잘 생긴다.

주근깨는 모성우성유전으로 태어날 때부터 있는 경우가 많고 후천적으로 체내 멜라닌 색소가 이상 침착할 수 있는 여건이 조성되면 생겨나는데 치료가 잘 안된다.

약재 분꽃씨, 오이

분꽃씨를 곱게 가루로 만들어 오이즙에 개어 기미가 생긴 부위에 바른다.

약재 가지, 팥꽃

기미가 심해서 고민일 때는 날가지를 저며 기미낀 얼굴에 문지른다. 하루 4~5번 이렇게 하면 좋다.

팥꽃의 생즙을 내어 기미가 생긴 곳에 발라줘도 효과가 있다.

기미는 근심의 그늘이라고 하듯이 마음이 편하고 영양의 섭취가 풍부해야 없어진다.

임산부가 기미가 잘 생기는 것은 호르몬 분비계의 변조가 원인이지만 영양상태와도 관계가 있다. 임신 때는 보통 때보다 두 배의 영양분이 필요한데 입덧 등으로 음식을 제대로 먹지 못할 때는 자연히 영양실조 상태가 되어 기미가 생긴다. 하지만 기미는 신체상태가 좋아지고 마음에 근심이 없어지면 자연적으로 소멸되므로 크게 걱정할 필요는 없다.

약재 복숭아꽃, 벌꿀

기미에는 복숭아꽃잎을 건조시켜 가루로 만들어 벌꿀에 재어 마사지를 한다. 복숭아꽃잎을 구하기 힘들 때는 벌꿀만 가지고 마사지해도 효과가 있다.

약재 박, 고구마줄기

박을 속과 씨를 함께 썰고 고구마줄기도 잘게 썰어 술과 물을 반반으로 해서 붓고 진하게 달여 기미낀 얼굴에 자주 바른다.

약재 쑥잎, 침

아침에 눈 뜨자마자 입에 있는 자기 침을 기미가 낀 부위에 바르고 신선한 쑥잎을 짓찧어 생즙을 만들어 한 잔씩 복용한다.

이렇게 매일 아침마다 계속하면 효과가 나타난다.

약재 가막조개, 정종, 메밀가루

모래를 깨끗이 씻어낸 가막조개를 5공기쯤 준비해 정종 5컵을 넣고 약한 불에 천천히 끓인다. 바짝 졸면 냄비의 밑바닥에서 거품이 일어나기 시작한다. 그 양이 처음의 3분의 1쯤 되었을 때 불을 끄고 그 물에다 시판하는 메밀가루를 넣어 반죽한다. 이 때 메밀가루 분량은 5공기 정도면 된다. 이것을 납작한 모양으로 만들어 태양광선

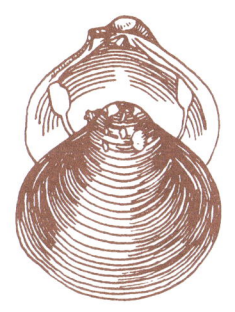

가막조개

에 말리면 딱딱하게 굳는다. 이렇게 마른 메밀덩어리를 그릇에 담고 그 덩어리 위까지 찰랑거릴 정도로 술을 붓는다. 이것을 다시 햇볕에 내 놓고 술이 증발하면 메밀국수처럼 가늘게 썰어두고 하루 세 번 메

밀국수 1인분 정도씩 계속 삶아 먹는다. 기미는 말할 것도 없고 노인의 검버섯도 없어지며 거친 피부가 비단결처럼 고와진다. 물론 끈기 있게 장복해야 한다.

약재 계란노른자, 살구씨기름, 술

주근깨가 생겨 고민일 때는 매일 저녁 취침 전에 계란노른자를 살구씨 기름에 반죽하여 주근깨가 생긴 부위에 바르고 잔다.

아침에 일어나서는 질이 좋은 술로 씻어내고 세수를 한다.

약재 들기름, 살구씨

살구씨의 겉껍질을 까고 속알맹이를 짓찧어 들기름에 잘 개어 주근깨가 생긴 부위에 바른다. 낮에는 보기 흉하므로 잘 때 바르고 아침에 씻어낸다.

살구씨를 구하지 못할 때는 그냥 들기름만 발라도 효과가 있다.

약재 율무쌀, 가지

주근깨가 생겼을 때 율무쌀과 잘게 썰어 말린 날가지를 같은 비율로 가루로 장만해 두고 하루 세 번 한 번에 6~8g씩 더운물에 복용한다. 2주일 정도 계속 복용하면 효과가 있다.

8) 부스럼

부스럼은 피부의 각질층에 피부사상균이 침범하여 발생하며 의학용어로는 백선증이라 부른다. 두부에 생기면 두부백선, 체부에 생기면 체부백선이라고 하며 어린이들에게서 호발한다. 진균감염증에 속한다.

진균이 피부각질 조직에 침범하여 생기는 것을 표재성 진균증, 인체신부에 침범하여 생긴 것을 심재성 진균증라고 한다.

약재 도라지, 느릅나무 뿌리

생도라지와 느릅나무 뿌리를 함께 짓찧어 환부에 붙인다.
들기름을 바르거나 거미를 잡아 배 부분을 터트려 붙이기도 한다.

약재 감자, 설탕

감자를 삶아 설탕을 넣고 이겨서 부스럼 위에 붙인다.
감자에 참숯가루를 넣고 찧어 붙여도 효과가 있으며, 10월경 개나리 열매를 채취하여 두었다가 으깨어 바르거나 달여 먹어도 좋다.

약재 고추, 참기름

마른 빨간 고추를 태워 가루로 만들어 참기름에 반죽하여 바른다.

약재 백반, 돼지기름

돼지기름과 백반을 넣고 물에 끓여 환부에 자주 바른다.

약재 모려, 참기름

굴껍질을 한방에서 모려라고 부르는데 부스럼에 참기름을 바른 후에 모려를 태워 가루로 만들어 그 위에 뿌린다.

약쑥을 비벼 환부에 붙이거나 씀바귀잎을 태워 가루로 만들어 참기름에 개어 붙여도 효과가 있다.

검정콩을 날 것으로 씹어서 붙이거나 은행 날것을 입으로 씹어 붙여도 치료가 잘된다.

약재 인삼, 호두기름

호두기름을 환부에 바른 후 인삼가루를 뿌려준다. 이렇게 계속 며칠 치료하면 낫는다.

유황가루를 아주까리기름에 반죽하여 붙이거나 밀가루를 빨래비누 가루에 반죽하여 붙여도 효과가 있다. 특히 부스럼이 화농이 되었을 때 이 처방을 쓰면 고름을 잘 빨아낸다.

약재 송진, 피마자, 창호지

송진과 피마자를 함께 달여 그 물을 창호지에 적셔 부스럼 위에 바른다.

약재 쌀겨, 인삼

종지 위에 헝겊을 대고 그 위에 쌀겨를 올려놓고 태우면 헝겊 밑으로 기름이 떨어진다. 이 기름을 환부에 바르면 효과가 있다.

쌀겨기름을 바른 위에 인삼가루를 뿌려주면 더욱 효과가 좋다.

미역을 태워 가루로 만들어 참기름에 개어 붙이거나 바위솔잎을 생것으로 짓이겨 환부에 붙여도 좋다.

서리맞은 파초잎을 말려 가루로 만들어 향유에
반죽하여 환부에 바른다.

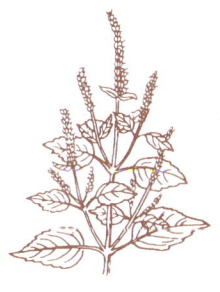

향유

약재　무, 식초

무즙에 식초를 섞어 환부에 붙이거나 아연화 분말을 벌꿀에 개어
붙여도 효과가 있다.

9) 종기

한방에서는 옹저 또는 옹종이라고 부른다. 대개 털구멍에 균이 침
범하여 빨갛게 발적이 되면서 그 범위가 커지고 단단해지면서 염증
이 생겨 노랗게 곪는다. 신체의 저항력이 약한 사람에게 잘 생기고
크기에 따라 열이 나고 오한이 오기도 한다. 주로 목덜미, 볼기, 손목
등에 호발하지만 입가, 이마, 코에서 생기기도 하는데 얼굴에 생기는
종기를 면정이라고 부른다.

약재　수선화 뿌리, 알로에

수선화 뿌리를 갈아 환부에 대고 붕대를 감아준다. 이렇게 하면
2~3일 후에 낫는다.

또 알로에의 껍질을 벗겨 그것을 환부에 붙여주면 심한 증상의 종
기도 부기가 빠지면서 낫는다.

수선화 뿌리와 알로에를 함께 짓찧어 그 즙을 헝겊에 발라 붙여도
된다.

약재 머루잎, 길경

머루는 날 것이건 마른 것이건 모두 강장, 강정제로 유명하다.

머루는 산포도라고도 하는데 파괴에는 천연의 효모가 많아 자연 발효가 잘 된다. 따라서 머루를 그냥 으깨어 항아리에 저장해두면 자연 발효되어 머루술이 되는데 머루술에 우유나 양젖을 넣어 먹으면 최고의 강정주가 된다.

종기에는 머루잎을 쓴다. 길경을 넣고 진하게 달여 환부에 자주 발라주면 효과가 있다.

약재 토란, 쌀밥

종기가 곪았을 때 토란을 갈아 그 속에 밥알을 으깨어 섞은 다음 익힌다. 이것을 종기에 바르고 붕대로 싸매두면 종기 속에 있는 고름을 잘 빨아낸다. 고름이 나오는 동안 계속 갈아 붙이면 환부가 아물고 새 살이 나온다.

약재 사카린, 밀가루

종기의 근을 빼는 데는 밀가루의 사카린을 섞어 반죽하여 붙이면 제일이다.

은행 알맹이나 살구씨 속알맹이를 짓찧어 백반가루와 반죽해서 붙여도 효과가 있고 지우초 뿌리를 달여 그 물에 백반을 녹여 환부를 담그거나 수시로 바르면 효과가 있다.

약재 삼백초잎

삼백초는 데카노일아세트알데히드 설퍼민을 능가할 정도의 항균력을 지니고 있어 종기, 무좀, 황색종 등 피부병에 좋은 약이다.

송기에는 삼백초잎을 약한 불에 구워 종기 크기만큼 붙인다. 하루에 한 두 번 갈아 붙이기를 2~3일간 계속하면 종기가 잘 낫는다.

약재 금잔화, 남천촉잎

악성 종기나 부스럼에 잘 듣는 약으로 금잔화가 있다.

금잔화잎을 불에 구워 종기의 환부에 하루 2~3회씩 번갈아 붙이면 잘 치료된다.

금잔화잎은 여드름, 땀띠에도 효과적이며 달여서 복용하면 위궤양을 치료한다.

남천촉잎 10장을 깨끗이 씻어 간다. 여기에 남천촉잎즙의 반 정도에 밥을 넣고 짓이겨 거즈나 깨끗한 헝겊을 발라 환부에 대고 붕대로 감는다. 하루한 번씩 새 것으로 교환, 2~3일간 계속하면 고름이 잘 빠지면서 상처가 아문다.

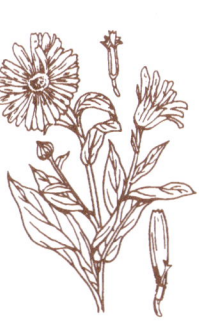

금잔화

약재 느티나무, 세탁비누, 쌀밥

느티나무껍질을 태워 가루내고 세탁비누도 칼로 긁어 이것을 쌀밥에 이겨 환부에 붙인다.

10) 어루러기

전풍이라고 부른다. 자각증상이 없는 다양한 크기의 미세한 인설로 덮인 회백색 또는 갈색의 반이 나타난다. 주로 구간의 상부, 액와부, 복부, 사지의 근위부에 호발하며 경부 또는 안면으로 확대되기도 한다.

다발성으로 발생한 병변은 서로 융합하여 불규칙한 모양을 나타내며 주위에 고립된 작은 병변을 볼 수 있다. 병변은 햇볕에 노출되면 현저한 변화를 보여 더욱 색깔이 짙어지거나 옅어지기도 한다.

약재 가지, 유황, 식초

가지를 썰어 유황과 식초를 묻혀 환부를 수시로 문지른다.

약재 계란, 간장

집에서 담근 간장(10년 이상 묵은 것)과 계란 노른자를 볶아 기름 2에 간장 1의 비율로 섞어 수시로 환부에 바른다.

약재 도꼬마리풀, 벌꿀, 목화씨기름

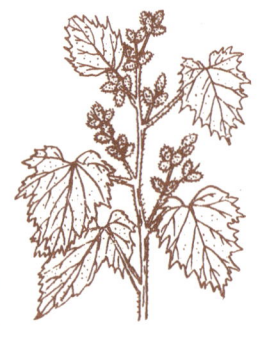

목화씨기름(면실유)을 환부에 자주 바르고 도꼬마리풀을 말려 가루로 만들어 벌꿀에 개어 녹두알 크기로 환약을 만들어 한번에 20알씩 하루세 번 식전에 온수로 복용한다.

도꼬마리풀을 말려 술을 담갔다가 다시 말려 쓰면 더 좋고 소루쟁이를 생즙으로 만들어 환부

도꼬마리풀

에 발라도 효과가 있다.

부처손(불수감)을 말려 불꽃이 나지 않게 태워 그 연기를 환부에 쐬어도 좋다.

약재 유황, 계란흰자, 마늘

유황가루, 마늘즙을 계란흰자와 잘 섞어 환부에 바른다. 하루 3~4회 발라주면 좋다. 마늘즙 대신 생강즙을 써도 되고 마늘과 생강을 같이 써도 상관없다.

약재 호두, 식초

호두껍질을 잘 빻아 가루로 만들어 식초에 개어 환부에 바른다. 또 무화과나무잎을 자르면 하얀 액이 나오는데 이 액을 환부에 바르면 효과가 있다. 유황과 석유를 반반으로 해서 잘 개어 바르면 좋다.

백납병에는 미강유(쌀겨기름)와 짓찧은 마늘을 발라 주면 좋다. 참외 설익은 것의 꼭지 쪽을 뚜껑모양으로 자른 후 속을 파내고 유황을 넣고 덮어 두었다가 삭으면 그 속의 수분을 환부에 바르는데 그늘에 보관해서 삭혀야 한다. 오이꼭지를 잘라 환부에 자주 문질러 주어도 효과가 있다.

11) 암내(액취증)

액취증이라 부르는 암내는 땀샘질환의 일종이다.

인체의 땀샘에는 아포크린과 에크린의 두 가지가 있는데 암내는 주로 아포크린 땀샘에 의해 생긴다. 원래 아포크린 땀샘에서 나는 땀도 냄새가 없는데 피부표면, 특히 겨드랑이 털이나 음부의 털에 붙어 있는 세균이 아포크린 땀샘에서 나오는 분비물을 분해시키면서 고약한 냄새를 낸다. 아포크린 땀샘은 주로 겨드랑이와 음부에 분포되어 있고 사춘기 이후에 땀 분비가 시작되면서 세균에 분해되어 냄새를 나게 한다. 땀이 많이 나는 여름철에 특히 심하다.

약재 백반, 식초

백반을 불에 태워 가루로 만든 후 식초에 개어 냄새가 나는 겨드랑이나 음부에 바르면 냄새가 안 난다.

약재 소다, 스킨

화장수로 사용하는 스킨에 소다를 타서 바르면 효과가 있다.

약재 팥, 식초

팥으로 밥을 지어 덩어리로 만드는데 이 때 식초를 조금 넣는다. 이것을 따뜻할 때 겨드랑이에 끼고 있는데 식으면 다시 덥혀서 끼기를 수차례 반복한다. 이렇게 수일간 계속하면 암내가 없어진다.

그러나 무엇보다 자주 씻고 의복을 깨끗이 해서 아포크린 땀샘에서 나오는 땀을 세균이 분해하지 못하게 하는 게 중요하다. 즉 세균이 겨드랑이나 음부에 침범하지 못하도록 청결을 유지하는 것이다.

겨드랑이 털을 깎아도 어느 정도 효과가 있다.

약재 생석회, 식초

식초에 생석회가루를 잘 섞으면 풀처럼 된다. 이것을 겨드랑이에 바르고 약솜으로 싸서 반창고 같은 것으로 고정시킨다. 물론 이런 때는 소매 있는 옷을 입어야 한다. 아침저녁 바꾸어 주면서 수일간 계속하면 치료된다.

12) 머리비듬

통증도 없으며 그렇다고 생명에 위협을 주는 것도 아니면서 사람을 괴롭히는 것이 머리비듬이다. 쌀겨 모양을 한 머리비듬은 일종의 피부 노폐물로서 생리적 현상의 하나이다. 이것을 의학적으로 건성 비강진으로 부르는데 이 상태는 지루성 피부염의 경중에 해당된다.

정상적인 사람은 머리비듬이 있어도 별로 가려움증을 느끼지 않지만 병적으로 비듬이 많고 심한 가려움증을 동반하면 여간 괴로운 게 아니다. 원인으로는 세균 감염, 정서적 긴장, 스트레스 축적, 변비, 유전적 소인, 음식물 섭취의 불균형, 호르몬 분비 이상 등으로 다양하지만 확실히 밝혀지지 않고 있다.

지루성비듬으로 탈모를 일으키기도 한다.

약재   **가지, 국화잎**

말린 가지와 국화잎 말린 것을 반씩 섞어 삶아 그 물로 머리를 자주 감는다.

약재   **들국화, 콩기름**

콩기름을 머리에 고루 바른 후 1~2시간 지나서 들국화 삶은 물로 머리를 감는다. 이렇게 수일간 계속하면 머리비듬이 없어진다. 콩기름은 머리에 부스럼이 났을 때 발라도 효과가 있다.

약재　양파, 박속

양파즙을 내어 머리에 바르고 1~2시간 지나서 박속 삶은 물로 머리를 감는다.

메밀을 삶은 물에 머리를 감거나 무궁화꽃을 달인 물에 머리를 감아도 좋다.

또 돼지비계를 삶은 물로 머리를 감으면서 두피에 자극이 가도록 빗질을 한다. 이렇게 5~6분 계속한 후 복숭아잎 삶은 물에 머리를 헹군다.

약재　인삼, 생강

생강즙에 인삼가루를 잘 개어 머리에 바른다. 이렇게 하고 하룻밤 자고 나서 아침에 머리를 감는다.

약재　유황, 식용소다

유황 8g, 식용소다 8g을 물에 넣고 한 번 끓인 후 알맞게 식으면 그 물로 머리를 감는다.

참깨잎 삶은 물에 머리를 자주 감아도 좋고 미강유를 두피에 고루 발라주거나 너삼을 진하게 달여 장기간 복용해도 효과가 있다.

복숭아나무잎과 조릿대나무를 잘게 썰어 함께 삶은 물로 머리를 감고 우엉씨의 생즙을 내서 두피에 고루 발라주면 비듬이 없어진다.

13) 탈모증

탈모증은 정상적으로 머리털이 있어야 할 부위에 모발이 없는 상태를 말한다. 탈모증에는 원형탈모증, 휴지기탈모, 약물성탈모, 발모벽 등 여러 가지가 있다.

일반적으로 두피의 휴지기 모발이 빠지는 것을 탈모라고 하는데 반흔성과 비반흔성으로 구분한다. 비반흔성은 모발이 빠지더라도 다시 나지만 반흔성의 경우는 모낭이 파괴되므로 모발 재생이 불가능하다.

탈모증은 대개 중년기 이후에 발생하지만 간혹 젊은 층에서도 생기는 수가 있다.

약재 검정참깨, 뽕나무잎

검정참깨로 기름을 짜서 한 되쯤 준비하고 마른 뽕나무잎 300g을 장만한다. 먼저 참기름 한 되를 끓여 뽕나무잎을 넣고 튀긴 후 뽕나무잎은 건져내고 그 기름을 매일 한두 차례씩 머리에 고루 바른다. 이렇게 오래 계속하면 탈모가 예방된다.

이 처방은 젊은이의 새치도 없애준다.

약재 뽕나무잎, 대마잎

위 약재를 마른 것으로 각 8g씩 물 두 되에 삶는데 물이 한 되로 줄어들 때까지 가열한다. 이 물로 아침, 저녁 1회씩 머리를 감는다. 장기간 계속하면 탈모가 예방되고 머리비듬도 없어진다. 오디(뽕나무 열매) 잘 익은 것으로 즙을 만들어 아침저녁 두피에 발라도 좋다.

약재 비자껍질, 호두(겉껍질 벗긴 것), 잣나무잎

비자껍질 200g, 호두 200g, 잣나무잎 200g을 가루로 만들어 베주머니에 넣어 눈 녹인 물(지하생수도 된다)에 한 달 이상 담가 두었다가 매일 아침저녁 1회씩 두피에 발라준다.

약재 검정참깨, 달걀노른자 기름

달걀노른자 기름을 머리에 바르면서 매일 식사 전 검정 참깨를 볶아 큰 숟가락으로 하나씩 먹는다.

약재 배추씨, 상백피

배추씨로 기름을 짜서 대머리 부위는 물론 머리털이 있는 두피에 고루 바르고 하룻밤을 지낸 후 뽕나무 뿌리 삶은 물로 세발하면 효과가 있다.

약재 밤송이, 참기름

밤송이를 태워 그 재를 참기름에 개어 환부에 잘 문질러 바른다. 미강유를 하루 1~2회 발라주어도 효과가 있고 마늘을 저며서 문질러 줘도 좋다.

나이가 들어 머리가 빠지는 것도 억울한데 인생의 황금기인 중년에 볼품없는 대머리가 되면 여간 고민이 아니다. 탈모는 과도한 스트레스의 축적, 식생활의 잘못에 기인하는 경우가 많으므로 일상생활을 원만하게 유지하는 것이 제일이다.

특히 탈모에는 팥이 효력이 있다는 보고가 있다. 팥은 신장질환에 특효약인데 모근(毛根)을 튼튼하게 해 주는 성분이 있어 탈모예방에는 더없이 좋은 식품이라는 것이다. 팥은 단백질이 풍부한데 이 중의 아미노산이 모근을 보호해 준다.

14) 티눈

티눈은 손이나 발에 생기는 일종의 굳은살을 말한다. 무사마귀처럼 단단한 것이 누르면 속의 신경을 자극하여 아프다. 발바닥에 주로 호발하는데 티눈이생기면 보행에 지장을 받게 된다.

한방에서는 계안창이라고 부른다.

약재 구기자나무 뿌리

한방에서는 지골피라고 하여 이뇨, 해열, 청량제로 쓰는데 주로 구기자나무 껍질을 약용한다. 줄기째 짓찧어 티눈에 싸매고 잔다. 또 날가지를 먹거나 가지를 잘라 환부를 문질러 주어도 효과가 있다.

약재 천궁

생천궁을 잘라 환부에 붙이고 반창고로 고정시킨다. 이렇게 매일 한 번씩 갈아붙이기를 수 일간 계속하면 티눈이 빠진다.

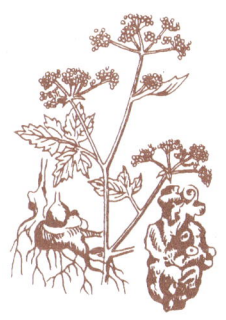

천궁

약재 대추

티눈을 주사침이나 바늘을 소독하여 찔러 피를 뽑고 그 자리에 대추 속을 붙인다.

맨드라미꽃, 게, 마늘

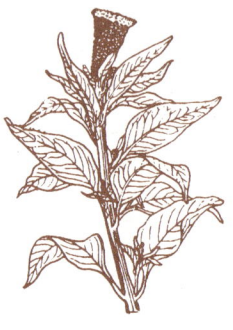

맨드라미꽃을 따서 티눈에 꽃물이 들도록 문지른다.

또 게를 말려 가루로 만들어 마늘즙에 잘 개어 환부에 붙인다. 매일 취침 전에 한 번씩 그렇게 수일간 계속하면 티눈이 없어진다.

백로똥을 티눈에 발라도 효과가 있다.

맨드라미꽃

마늘, 약쑥

마늘을 얇게 저며 티눈 위에 놓고 마른 약쑥을 콩알만하게 비벼 그 위에 놓은 후 뜸을 뜬다.

15) 동상

심한 한냉에 노출되어 연부조직이 혈류없이 얼어버린 상태를 동상(凍傷)이라고 한다. 귀, 코, 뺨, 손, 발 등에 잘 걸린다. 침범부위는 동통을 비롯하여 감각이 소실된다. 그러나 동상부위를 따뜻하게 하면 조직 손상의 정도가 나타난다. 즉, 경증의 경우는 홍반과 함께 불쾌감 등이 나타나는데 곧 정상으로 회복되지만 심한 경우 수포가 나타나고 여러 종류의 조직 손상이 오며 완전한 조직괴사가 오기도 한다. 조직손상이 없어도 혈관이나 교감신경 손상으로 인하여 이상감각, 다한증, 한냉과민증, 조직영양장애 등이 수개월간 지속되기도 한다. 조직이 괴사할 정도로 심하면 동상부위가 썩기 때문에 절단해야 한다.

약재 **가짓대, 마늘대**

마른 가짓대와 마늘대를 3대 1의 비율로 삶아 그 물에 환부를 담근
다. 가짓대만 삶아서 사용해도 된다.

약재 **고추**

빨간 고추를 썰어서 환부에 대고 싸매주어도 효과가 있고 미지근
한 물에 고춧가루를 풀어 환부에 담가도 효력이 있다.

약재 **귤껍질(진피), 생강**

귤껍질 10개 분과 생강 8g을 함께 달여 그 물이 알맞게 식었을 때
환부를 담근다.
귤을 통째 썰어 삶은 물에 담가도 괜찮다.
늙은 호박을 삶은 물이나 담배잎 삶은 물에 환부를 담가도 좋다.

약재 **벌집, 잣나무진, 들기름**

꿀을 빼내고 난 벌집에 잣나무송진, 들기름을
넣고 끓이면 엿처럼 된다. 이것을 유지나 비닐
에 펴 발라 환부에 붙이고 싸매준다.

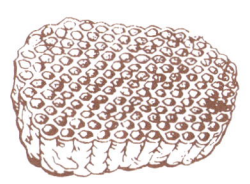

벌집

약재 **선인장(알로에), 생강**

선인장이나 알로에를 생강과 2대 1 비율로 짓찧어 환부에 바르고
고정시키는데 하루 2회 정도 갈아 붙인다.

약재 고구마, 감자

고구마를 물에 넣고 삶은 후 고구마는 건져내고 그 물을 식힌 후 환부를 담근다. 감자는 생으로 갈아 즙을 만들어 따뜻하게 해서 환부에 발라 준다.

덜 익은 감을 찧어 붙여도 좋은데 겨울엔 땡감을 구하기가 힘들므로 곶감을 물에 불려서 붙이면 된다.

약재 담배잎, 마늘대, 가짓대

위 세 가지 재료를 적당량 한데 넣고 삶은 후 그 물에 환부를 수일간 계속, 하루 몇 차례씩 담근다.

마늘을 찧어 환부에 붙이거나 두부를 으깨어 환부에 붙이고 비닐로 싸매고 잔다. 이렇게 며칠동안 계속하면 환부가 크게 좋아진다.

약재 백반, 막걸리

막걸리에 백반가루를 넣고 끓인 후 알맞게 식으면 환부를 담근다.

무를 얼려서 으깨어 삶은 뒤 따뜻한 상태에서 환부에 붙이고 싸매주어도 좋고 메밀가루를 반죽하여 붙여도 효과가 있다.

백반과 소금을 2대 1분량으로 해서 물에 끓여 그 물을 환부에 바르거나 담근다. 손이나 발에 동상이 걸렸을 때는 담그고 얼굴 부위에 동상이 생겼을 때는 자주 찍어 바른다.

약재 솔잎, 소주

소주 한 되에 솔잎 12g을 넣고 끓인 후 솔잎은 건져내고 미지근하게 식으면 환부를 담근다.

　소금을 따뜻한 물에 타서 담그거나 소다를 미지근한 물에 타서 환부에 담가도 효력이 있다.

　미강유를 바르거나 석유를 발라도 경증의 동상은 치료가 된다.

약재　수세미, 쇠똥

　도축장에 가서 배내쇠똥을 구해다가 수세미가루와 섞어 환부에 바른다.

　참숯을 가루로 만들어 밥에 이겨서 환부에 붙여도 좋고 참숯가루를 더운 물에 타 그 물에 환부를 담가도 효과가 있다.

　마른 오징어를 삶아 그 물에 환부를 담그고 오징어는 먹는다. 오징어를 태워서 가루로 만들어 미강유에 개어 환부에 붙여도 좋다.

약재　콩, 참깨, 소주

　동상의 민간요법으로 콩이 많이 이용되었다.

　보통 콩을 자루에 넣고 환부를 그 자루 속에 넣고 자는 것이 유명한 동상 민간요법이다. 하지만 이 방법보다는 콩을 물에 불렸다가 짓찧어 환부에 붙이고 싸매주는 것이 더 효과적이다.

　콩을 짓찧을 때 콩의 4분의 1분량의 참깨를 가미하고 찧은 후에 소주를 조금 섞어서 붙이면 효과적이다.

　또 콩에 백반가루와 소금을 조금 넣고 짓찧어 붙여도 좋다.

　심한 동상에는 생토란을 밥과 함께 으깨어 환부에 발라준다.

해삼

생해삼의 배를 갈라 환부에 붙이고 싸매준다.

하눌타리 열매와 향나무를 함께 삶은 물에 환부를 담그거나 파 삶은 물에 담가도 효력이 있다.

16) 화상

열에 의해서 피부조직에 손상을 입은 것을 화상(火傷)이라 한다. 화상은 그 정도에 따라 1도, 2도, 3도로 분류한다.

▶ 1도화상 : 표재성혈관의 확장이 주소견으로 홍반과 부종을 초래하여 동통을 수반한다.
▶ 2도화상 : 깊이에 따라 표재성과 심부성으로 나눈다. 표재성은 홍반, 부종, 수포를 형성하며 동통이 수반된다. 세균감염만 없으면 2~3주 내로 회복된다. 심재성의 경우는 망상 진피의 손상으로 초래되는 것으로 모세혈관의 혈류가 소실되면서 피부는 창백해지며 표재성의 경우보다 광범위한 손상이 나타난다.
  손상 정도가 심할 때는 치료돼도 흉터가 남는다.
▶ 3도화상 : 표피와 진피가 완전히 파괴되며 피하조직의 손상을 나타낸다. 동통이 심하고 심할 때는 쇼크를 일으킬 수 있다. 치료돼도 흉터가 남는다. 3도 이상이면 중화상에 속하며 반드시 병원치료를 받아야 한다.

계란, 김

2도 이내의 화상에는 계란의 흰자만을 약솜에 적시어 환부를 가만히 문질러 주거나 계란노른자를 바르고 그 위에 김을 덮어 둔다.

그러나 이 같은 약을 쓰기 전에 화상 부위를 흐르는 물에 여러 번 씻어내 1차적으로 화기를 빼주는 것이 좋다. 소주나 알코올을 계속 발라 주어도 화기가 빠진다.

약재 감자, 참기름

생감자를 깨끗이 씻어 껍질째 갈아서 환부에 붙인다.

소주로 화기를 빼주고(소주에 담근다) 개뼈를 태워 가루로 만들어 참기름에 개어 환부에 붙인다.

또 바셀린거즈를 붙이고 감잎을 태워서 가루로 만들어 바른다.

약재 누에고치, 참기름

누에고치를 태워 가루로 만들어 참기름에 개어 환부에 바른다.

소주나 알코올에 화상부위를 담가 화기를 뺀 후 고추장을 바르고 붕대로 감거나 김을 살짝 구워 환부에 붙인다.

소주나 알코올로 화기를 빼고 난 부위가 물집을 형성하면 그 물집을 터트린 후 김을 살짝 구워 가루로 만들어 뿌리고 붕대를 감아주어도 된다.

약재 오이

경증의 화상에는 오이즙이 좋은 치료제이다. 오이를 강판에 갈아 환부에 붙이고 붕대를 감아준다. 하루 1~2회 계속 갈아 붙여주면 곧 치료된다.

오이는 대부분이 수분이기 때문에 건강에 큰 도움이 안 될 것으로 생각하는 사람이 많지만 오이는 영양가로만 따질 수는 없는 민간약이요, 건강식품이다.

오이에는 각종 미네랄은 물론 비타민C가 많이 들어 있어 해독작용을 해 준다. 특히 소주를 많이 먹고 숙취가 되었을 때, 속이 뒤집힐 정도로 거북할 때, 오이즙이 특효약이다. 술꾼들이 소주에 오이를 넣어 먹는 것도 주독을 없애기 위한 것이다.

오이는 화상뿐 아니라 주근깨, 검버섯에도 효과가 있다. 이 때는 오이마사지를 하면 좋다.

약재 밤, 범의귀 잎

밤송이, 밤나무껍질, 딱딱한 밤껍질은 모두 강력한 수렴작용을 지니고 있다. 2도 이내의 화상일 때 이것들 중 어느 것이나 물 한 사발에 달여 반으로 줄어들면 환부에 발라준다.

또 습지에서 자생하는 범의귀 잎은 여러 방면으로 널리 쓰이는 민간약인데 화상에는 그 잎을 잘 문질러 비벼서 환부에 붙이면 된다. 하루 1~2회 바꿔 붙이기를 수일 계속하면 쉽게 낫는다.

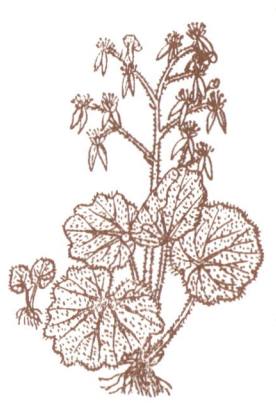

범의 귀 잎

약재 수박, 소주

수박살을 긁어 유리병(주둥이가 넓은 용기)에 넣고 그 수박량 보다 좀 적게 소주를 붓고 밀봉하여 이틀쯤 지나면 과육이 풀리기 시작한다. 며칠 더 두면 물처럼 되는데 이것을 화상약으로 쓴다. 화상이 생긴 후에 만들면 시간이 걸리므로 가정에서 비상용 상비약으로 만들어 두었다가 쓰면 된다. 수박소주를 화상을 입었을 때 필요한 양만큼 따라 환부에 적셔주면 동통이 멎고 치료가 빨리 된다. 넓은 용기에 담아 환부를 담그면 더 좋고 담그기가 곤란할 때는 계속 약물을 끼얹으며 적신다. 쓰고 남은 것은 오래 보관해도 변하지 않는다.

약재 알로에, 국화꽃잎

알로에 잎을 국화꽃잎과 함께 찧어 환부에 붙이고 싸메준다. 곶감이나 땡감(덜 익은 떫은 것)을 으깨어 벌꿀에 개어 붙여도 효과가 있다. 곶감은 땡감을 구할 수 없을 때 쓰는데 물에 불려서 으깨도 되고 불에 태워 가루로 만들어 써도 상관없다.

생녹두를 갈아서 먹으면 화기가 빠지고 항생제 구실을 한다. 녹두는 강력한 해독작용이 있다.

약재 대황, 향유

환부에 먼저 향유를 바르고 대황을 가루로 만들어 그 위에 뿌린다. 머리카락을 태워 가루로 만들어 들기름에 개어 붙이거나 돼지비계를 얇게 썰어 붙여도 좋다.

물이끼를 환부에 하루 두 번씩 갈아붙이면 수일 만에 화상이 깨끗이 낫는다.

앞에서 누에고치를 태워 가루로 만들어 참기름에 개어 붙이는 처방을 소개하였는데 누에고치를 구할 수 없을 때는 명주천(비단)을 태워 그 가루로 대신 해도 효과는 같다.

대나무껍질, 참기름

환부에 참기름을 바르고 대나무껍질을 태워 가루로 만들어 그 위에 뿌린다.

마른대추를 씨를 빼고 태워서 그 가루를 발라도 효과가 있다.

또 알코올이나 소주로 환부를 씻어 화기를 뺀 다음 대추 태운 가루를 참기름에 개어 발라도 효력이 있다.

소나무껍질, 참기름

소나무껍질을 태워 가루로 만들어 참기름에 개어 환부에 바른다. 소나무껍질, 밤을 함께 가루로 만들어 계란에 개어 붙여도 효과가 있고, 세탁비누를 가루로 만들어, 소금을 조금 넣고 짓찧어 붙여도 되는데 잘 붙지 않을 때는 밥을 조금 섞어서 짓이긴다.

전복껍질, 참기름

소주로 화기를 뺀 후 전복껍질을 태워 가루로 만들어 참기름에 개어 바른다.

우뭇가사리(한천)로 포를 떠서 붙여도 효과가 있다. 삶아서 그 물에 환부를 담가도 같은 효과를 보인다.

쥐똥, 검정참깨, 참기름

쥐똥과 검정참깨를 볶아 가루로 만들어 참기름에 개어 환부에 바른다.

옥수수수염을 태워 가루로 만들어 참기름에 개어 붙여도 좋고 적석지 8g, 한수석 8g을 가루로 만들어 역시 참기름에 개어 발라도 잘 치료된다.

약새 찰흙, 참기름

축축한 찰흙을 참기름에 반죽하여 비닐에 펴 바른 후 환부에 대고 붕대를 감아준다. 하루 두 번 며칠간 계속하면 잘 치료된다.

이상 화상치료에 대한 민간요법을 여러 문헌에서 추려 보았다. 그 중에서 가장 많이 이용되는 것이 참기름이다. 참기름은 치료효과도 있으나 다른 약재와 함께 상승작용을 하면서 상처에 유막을 형성하여 세균의 침입을 막아주는 역할을 한다고 생각할 수 있다. 두 번째로 많이 쓰이는 것은 소주인데, 소주는 화기를 빼주는 작용 외에 소독작용도 한다고 볼 수 있다. 다음이 생감자, 오이, 계란 등인데 특히 생감자와 오이는 화상의 특효약으로 꼽히고 있다.

화상치료는 1차적으로 화기를 빼는 것이고, 다음은 세균의 침입을 막는 것이며, 세 번째가 상처를 빨리 아물게 하는 것이다. 심재성으로 조직이 손상을 입지 않은 화상 정도는 가정에서 민간요법으로 충분히 치료가 된다고 봐도 좋다.

17) 임질

임질(淋疾)은 세균성 질환으로 대부분 성교에 의해 전염된다.

임상 증상은 남녀가 약간 다르다.

▶ 남성임질 : 85%가 급성 요도염 증상을 나타내며 성교 후 2~10일 이내에 요도의 불쾌감, 배뇨곤란, 진한 요도배농이 있게 된다.

▶ 여성임질 : 약 85%가 무증상이다.

또 증상이 있다고 하더라도 방광염, 칸디다증, 트리코모나스증 등과 구별하기 어려워 진단이 곤란하다.

요도에 압통, 빈뇨, 배뇨곤란 등이 나타날 수 있고 하복부 통증, 점액농성의 분비물, 자궁경부 부종이 오는 경우가 있다.

약재 등심초, 편축, 옥수수수염

등심초 20g에 편축, 옥수수수염 40g을 물 두 되에 달여 매일 3~5회 한 번에 한 잔씩 마신다.

이 처방은 신장염, 소변불리에도 좋은 효과를 보인다.

약재 지부자, 붉은팥

대싸리씨인 지부자 200g을 물 두 되를 붓고 달여 반으로 줄어들면 매일 식전에 한 잔씩 마신다. 신경통 치료에도 좋은 처방이다. 소변에 농이 나오면서 소변 볼 때에 아랫배가 아플 때는 붉은 팥을 볶아서 가루로 만들어 파 세 뿌리를 넣고 다져 컵에 큰 숟가락으로 두 개를 담은 후 청주를 타서 마신다. 청주는 따끈하게 데워서 쓴다. 술을 잘 못 먹는 사람은 물과 술을 반반으로 해서 복용한다. 만약 붉은 팥이 없을 때는 파만을 다져 따끈한 청주에 타 마시면 된다.

또 밀 한 공기에 통초(通草) 15g에 물 두 되를 붓고 반으로 줄어들 때까지 달여 매일 식전에 한 컵씩 마셔도 효과가 있다.

약재 돼지쓸개, 소주

말린 돼지쓸개를 소주에 넣고 3~4일 지난 뒤 매일 식전 소주잔으로 한 잔씩 복용한다.

버드나무 뿌리를 삶아 그 물을 하루에 두 번씩 마셔도 좋다.

약재 **솔잎, 막걸리**

막걸리에 솔잎을 넣고 끓여 솔잎은 건져내고 밤이슬을 맞혀 한 컵씩 먹는다.

소주에 송진가루를 타 먹거나 쇠뿔을 태워 가루로 만들어 막걸리에 타서 먹어도 효과가 있다.

약재 **개의 콩팥, 마늘, 후추, 술**

개 콩팥 한 쌍을 잘게 썰어 파, 마늘, 후추, 소금, 술 등의 양념을 하여 국을 끓여 먹으면 만성 임질이나 매독을 치료하고 신장기능 강화, 정력증진의 효과도 얻을 수가 있다.

약재 **황연, 잣, 솔씨**

잣, 솔씨 100g을 황연 30g과 함께 가루로 만들어 벌꿀로 환약을 만들어 먹는다. 한 번에 20~30알씩 따끈하게 덥힌 술에 복용한다. 환약 크기는 녹두알만 하게 한다.

이 처방은 피를 토하거나 하혈에도 통용된다.

또 검정참깨 150g을 갈아 끓는 물 한 되를 붓고 하루 동안 담가 두었다가 식전에 한 컵씩 마신다. 검정깨 대신 검정콩을 써도 된다.

은행, 동과자

껍질 깐 은행을 볶아서 가루로 만들어 뜨거운 물에 벌꿀과 함께 타서 하루 3~5회 차로 마신다.

은행차는 여성 대하증에도 좋다. 또 껍질을 벗긴 동과자 가루를 만들어 써도 된다. 이 때 볶아서 쓴다.

생지황, 연근, 포도

연근즙, 포도즙, 생지황즙을 같은 분량으로 섞어 매일 식간에 한 컵씩 마신다. 세 가지 약재를 등분하여 믹서에 갈아 즙을 만들어도 된다.

샐러리즙을 만들어 매일 식간에 한 컵씩 먹어도 효력이 있다.

또 의이인(율무쌀)을 120g 정도 물 두 되에 달여 두고 수시로 물 대신 먹어도 치료된다.

11. 입병

1) 충치

약재 **삼백초**

삼백초는 멸을 말한다. 멸은 삼백초과에 딸린 여러해살이풀로서 산의 그늘진 습지에 자생한다. 잎은 고구마잎과 비슷하고 5~6월에 꽃이 피는데 원래 피부병, 구충제로 쓰였다. 삼백초를 문질러 잇몸이 쑤시고 아플 때 환부에 바르면 신효한 효과를 보인다. 주로 꽃잎을 쓴다. 지혈작용이 있어 잇몸에서 피가 날 때도 좋다.

멸꽃을 따서 말려 두었다가 질그릇에 담고 가열하는데 뚜껑을 덮어 연기가 새어 나오지 않게 한다. 꽃잎이 까맣게 타면 잘 빻아 소금(호렴)을 조금 가미하여 가루로 만들어 자주 양치질한다. 이 아픈데 좋다. 또 멸꽃을 물에 달여 먹어도 된다. 멸꽃에는 칼슘 함량이 많아 혈액을 맑게 하고 화농균의 활동을 억제하는 작용이 강력하다.

약재 **우엉, 무**

충치로 심한 통증이 올 때는 40g 정도의 우엉으로 즙을 내고 여기에 소금을 가미하여 불에 달이면 걸쭉하게 되는데 이것을 식혀 치근에 발라준다.

또 무를 강판에 갈아 즙을 아픈 치근과 볼 사이에 넣고 머금고 있으면 통증이 가라앉는다. 이것은 모두 응급처치 수단이므로 우선 통증을 처치하고 근본 치료를 해야 한다.

약재 감나무잎, 소금

감나무잎을 삶아 그 물에 소금을 조금 타서 입에 머금거나 양치질을 하면 충치에 의한 통증이 치료되고 충치의 진행도 막아준다.

들기름을 뜨겁게 해서 약솜에 적시어 아픈 이에 대고 있어도 통증이 멎는다.

약재 탱자나무 뿌리, 향나무

두 가지 재료를 잘게 썰어서 열탕하여 그 물로 양치질을 하고 입안에 머금고 있으면 충치에 효과가 있다.

검정콩을 45도 이상의 술에 넣고 끓여 그 물을 머금거나 식초를 약솜에 묻혀서 물고 있어도 충치를 치료한다.

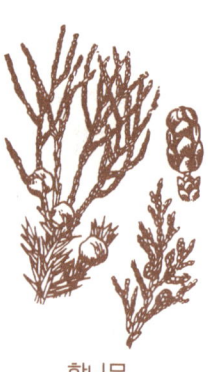

향나무

약재 마늘, 밤나무껍질

충치나 풍치로 통증이 심할 때 마늘을 구워서 따끈할 때 이로 꽉 물고 있으면 효력이 있다.

밤나무껍질을 달여 그 물로 자주 양치질을 하거나 약쑥 삶은 물로 입안을 헹구어 내도 효과가 있다.

피마자를 불에 구워 아픈 이에 물고 있으면 치통이 가라 앉는다.

또 파의 흰 부분을 잘라 씹거나 파 뿌리를 입안에 자주 머금고 있으면 치통이 진정된다.

2) 풍치(잇몸병)

약재　율무, 오미자나무

풍치에는 율무쌀 12g, 오미자나무 잘게 썬 것 12g을 함께 달여 입에 머금고 양치질한다.

약재　담쟁이덩굴, 도꼬마리씨

각각 8g씩 달여 약솜에 묻혀 머금고 있으면 진통이 멋는다.

약재　고사리, 노가주나무, 맹감나무

잇몸병으로 통증이 심하고 음식을 씹기가 어려울 때는 고사리 12g, 노가주나무 썬 것과 맹감나무 썬 것 각 8g을 함께 달여 하루 3~5회 한 잔씩 복용한다.

오이풀 삶은 물을 머금거나 오배자 삶은 물에 양치질을 하고 자주 머금고 있으면 치통이 가라앉는다.

신 음식을 먹거나 복숭아 등의 과일을 먹으면 이가 시릴 때는 호두를 까서 속의 갈색껍질째 씹어 먹으면 좋다. 자주 이렇게 하면 이 시린 증상이 없어진다. 충치로 이가 상해서 구멍이 생겨 몹시 아플 때는 홍삼가루를 그 곳에 채워주면 통증이 사라진다.

알로에, 토란

심한 치통에 알로에 겉껍질을 벗기고 알맞게 잘라 아픈 이로 물고 있으면 통증이 가신다. 갈아서 즙을 머금고 있어도 효과가 있다.

2) 입 안이 헐었을 때

약재 다시마

입안이 헐었을 때는 다시마를 쪄서 구워 가루로 만들어 환부에 발라준다. 혓바늘이 돋았을 때도 효과가 있다.

약재 청피, 도인

과로나 감기를 앓아 입안이 헐었을 때는 청피 40g을 물에 졸여 조청처럼 되면 참기름을 섞어 연고같이 만들어 환부에 수시로 바른다.

약재 부추씨, 소금, 오리알

모든 치통에 부추씨 120g, 소금 12g에 물 두 되를 붓고 달여 반으로 줄어들면 이것을 매일 식후에 한 컵씩 먹는데 오리알을 풀어서 복용한다. 소금을 볶아 곱게 빻은 가루로 매일 양치질을 하면 충치와 풍치를 예방한다.

약재 벌꿀

입술이 건조하여 잘 트고 아플 때는 벌꿀을 자주 바르면 치료된다.

12. 눈병

눈병에도 종류가 많다. 노인병, 성인병에 속하는 백내장, 녹내장, 안저출혈을 비롯하여 여름철이나 봄철에 흔한 결막염, 다래끼, 야맹증, 색맹 등 이루 헤아릴 수 없을 정도이다.

특히 최근에는 TV 때문에 어린이서부터 고등학생층에 이르기까지 시력장애가 많다. 시력장애는 결국 근시를 초래하게 된다.

1) 백내장

약재 **쇠비듬씨, 벌꿀**

쇠비듬씨를 달여 자주 복용하면서 벌꿀을 조금씩 눈에 넣어 주면 병증의 진행을 막아준다.

약재 **뽕나무 뿌리**

뽕나무 뿌리를 달여 그 물로 백내장이 된 안구를 자주 씻어주고 대나무진을 조금 넣어 준다. 팔미환도 좋다.

2) 결막염

약재 냉이, 식염수

냉이 뿌리를 달여 하루 세 번 식전에 한 잔씩 복용하면서 그 물에 식염수를 타서 결막염이 생긴 부위를 씻어 준다.

꽈리나무잎을 찧어 눈 위에 붙여도 좋다.

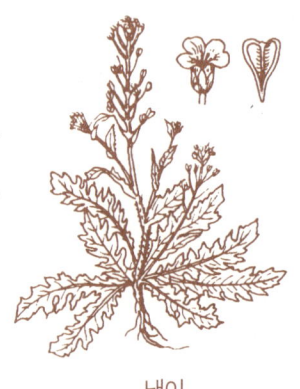

냉이

3) 시력장애

약재 산초열매, 소금, 당근

눈에 피로가 겹치면 눈이 따끔거리며 핏발이 서고 침침해진다. 또 눈동자에 통증이 느껴지며 눈꺼풀이 씰룩거리는 경련이 생기기도 한다.

한방에서는 눈과 간이 깊은 관계를 가지고 있다고 본다. 특히 눈은 맑고 깨끗한 혈액을 필요로 하고 비타민 A, C와 칼슘의 공급이 충분해야 한다. 이런 때는 산초나무 열매의 소금절임이 좋다.

'산초나무 열매 두 개가 눈을 지킨다.' 는 말이 전해질 정도로 그 효과는 널리 인정되고 있다. 도시에서 산초열매를 구하기 어려울 때는 당근주스로 대용해도 된다. 당근에는 눈에 좋은 비타민 A, C와 카로틴의 함량이 많기 때문이다. 그러나 당근에는 다른 야채의 비타민을 파괴하는 효소인 아스콜비나제가 들어 있으므로 주스 등 날 것으로 사용할 때는 다른 야채와 섞어서 사용치 않도록 유의해야 한다.

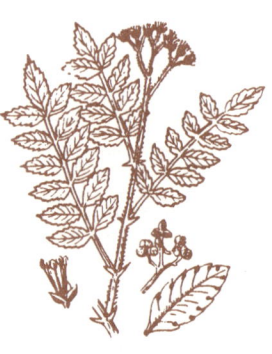

산초

하루 세 번 복용하면 내장기능이 활성화되면서 눈의 피로가 말끔히 가신다. 다래끼가 났을 때는 식염수나 깨끗한 물로 씻어내고 산초 열매 소금절임이나 당근주스를 복용한다. 다래끼 난 곳을 손으로 비비면 안 된다. 환부에 참기름을 발라주어도 좋다.

약재 짐승의 간

중국 사람들은 눈병이 났을 때 닭의 간을 오분향과 함께 달여 먹는다고 한다. 짐승의간, 특히 닭의 간에는 다량의 비타민 A와 미네랄이 함유 되어 있어 눈에 좋다.

눈이 피로하여 충혈이 됐을 때 칠성장어를 달여 먹거나 국화주, 쑥 즙을 바르는데 피로한 눈, 눈꼽이 낀 눈, 충혈된 눈, 침침한 눈에 효과가 있다. 벌꿀을 한 방울 넣어 주어도 눈의 피로가 가신다.

약재 양파, 콩나물

눈이 피로할 때 콩나물과 양파로 샐러드를 만들어 듬뿍 먹으면 정혈작용과 간의 해독작용을 도와 피로가 빨리 풀린다.

약재 결명자, 국화꽃잎

눈을 혹사하여 시력이 감퇴될 때는 결명자를 볶은 후 국화꽃잎과 함께 다려 먹는다. 이것이 결명자차인데 시력을 보호하고 근시를 예방한다. 초결명술도 시력을 보호한다.

13. 귀·코·목의 병

1) 중이염

중이염(中耳炎)은 귓속에 세균이 침입해서 발병한다. 귀와 코는 이관(耳管)이라고 하는 호스로 연결되어 있기 때문에 비강을 통해서 침입하는 경우도 있다.

특히 여름철 수영을 하다가 물이 귓속으로 들어가면서 세균이 침입하여 염증을 일으키는 예가 많다.

중이염에 걸리면 처음에는 귀가 멍멍하면서 압박감을 느끼게 되고 더 경과하면 통증이 온다. 이 통증은 견디기 어려울 정도로 심하고 38도 전후의 고열과 두통, 식욕부진, 불면증, 구토 등의 증상이 나타난다.

한 차례 심한 통증이 있고 나면 고름이 나오면서 귀울림이 생기는데 어린이의 경우는 뇌막염으로 진전되기도 한다.

신속히 치료치 않고 방치해 두면 만성으로 되고 난치병이 되어 버린다.

약재 누에고치, 백반

중이염 초기에 누에고치를 태워 가루로 만들고 백반도 역시 가루로 만들어 잘 섞어 약솜에 묻혀 귓속에 넣어준다.

달팽이를 말려 가루로 만들거나 병아리가 부화되고 난 계란껍질을 볶아서 가루내어 귓속에 불어넣어도 효과가 있다.

중이염이나 외이염이 생겼을 때 범의귀 잎을 뭉쳐서 강판에 갈은 즙을 약솜으로 적셔 귓속에 넣어준다. 초기 경증에는 하룻밤만 그렇게 해도 낫는다.

염증이 심하여 고름이 나올 때는 갑오징어뼈를 말려 두었다가 그 가루를 식초에 콩알만하게 뭉쳐 귓속에 넣어 주는데 하루 두 번 갈아 넣으면 수일 내에 중이염이 치료된다.

약재 백반, 돼지발톱

돼지발톱을 태워 가루를 내고 백반도 가루로 만들어 함께 섞는데 그 양은 반반으로 한다. 이 가루를 중이염에 걸린 귓속에 넣어준다.

또 무즙을 솜을 뭉친 귀이개로 찍어 환부에 계속 발라주면 효과가 있으며, 닭에다 선인장이나 알로에를 넣고 삶아서 국물을 마신다. 호두 기름을 솜을 뭉친 귀이개로 하루 두서너 번씩 환부에 발라준다.

약재 미꾸라지, 지렁이, 참기름

미꾸라지의 뼈를 발라내고 껍질의 미끈미끈한 쪽을 환부에 대고 반창고로 고정시켜 준다. 이것이 미꾸라지껍질인데 건조해지면 갈아 붙여준다. 또 지렁이를 참기름에 볶아 가루로 만들어 귀 안에 넣어주거나 지렁이를 파 잎 속에 넣고 실로 묶어 매달아 놓으면 여기서 물이 떨어지는데 그 물을 약솜에 묻혀 환부에 발라주면 효과가 있다.

외이염으로 귀가 아플 때는 피마자기름을 환부에 바르고 약솜으로 막아둔다.

2) 축농증

비염으로 오는 경우가 가장 많다. 비염으로 생긴 농을 축농증이라고 하는데 거의가 만성질환이다.

축농증에 걸리면 미열이 있고 두통, 권태감, 식욕부진이 온다. 신경통과 비슷한 증상을 보이기도 하는데 기억력 감퇴가 두드러진다. 처음에는 물 모양의 콧물이 함께 나오면서 냄새가 나므로 미관상으로 흉하다.

약재 거머리, 소금

거머리를 말려 소금을 가미하여 가루로 만들어서 취침 전에 콧속에 불어넣고 잔다. 수일간 계속하면 축농증이 개선된다.

계란노른자기름을 약솜에 묻혀 코 안에 넣어도 효과가 있고 도꼬마리를 볶아 가루로 만들어 넣어주어도 좋다.

약재 감나무 뿌리, 대추, 감초

세 가지를 함께 물 한 사발에 달여 반이 되면 하루 세 번 한 잔씩 복용한다.

마늘을 찧어 비닐에 펴서 발바닥에 대고 싸매고 잔다.

닭에 고욤을 넣고 달여 먹어도 효력이 있다.

약재 삼백초, 대파줄기

비염이 있을 때 삼백초 잎을 달이는데 처음 부은 물이 3분의 1로 줄어들 때까지 열탕하여 하루 세 번 한 잔씩 먹는다. 축농증으로 진전되어 코가 막히고 답답할 때는 대파 흰 줄기를 세로로 쪼개 속의 것을 제거하고 미끈미끈한 것을 콧등에 붙인다.

달팽이를 말려 가루로 만들어 대추와 감초 달인 물에 티스푼으로 하나씩 하루 세 번 복용한다.

축농증도 혈액이 탁해지고 산성화되면 잘 생긴다. 따라서 알칼리성 식품을 많이 섭취하고 피를 맑게 해 주는 것이 예방법이다. 10대에 잘 걸리는데 축농증이 있으면 머리가 무겁고 기억력이 떨어져 공부하는 학생은 학업성적이 크게 저하된다. 이런 때 돈 안드는 간단한 요법이 있다. 호렴을 더운 물에 풀어 알맞게 식혀서 코로 들어 마셨다가 입으로 나오게 하기를 몇 번 계속 반복한다. 코는 입과 통하고 있으므로 얼마든지 할 수 있다. 이 같은 빙법으로 며칠 계속하면 축농증 증상이 소실된다.

약재 구기자, 쑥, 복숭아잎

구기자 120g, 쑥잎 마른 것 40g, 복숭아잎 마른 것 40g을 35도 이상의 독한 소주 두 되에 넣고 여기에 벌꿀 600g을 섞은 다음 밀봉해서 응달에 보관해 두었다가 한 달 이상 경과한 후 매일 식전에 한잔씩 먹는다.

또 같은 약재를 물에 끓여 차로 만들어 먹을 때 따끈하게 데워 벌꿀을 타 먹어도 효력은 같다. 기호대로 해먹으면 된다.

약재 백반, 참외꼭지

참외꼭지는 황달에 좋은 민간약인데 이것과 백반을 태워서 가루로 만들어 하루 2~3번 콧속에 불어 넣어 준다.

지우초 뿌리, 다래덩굴, 진달래꽃 뿌리, 머루덩굴

잘게 썰어 같은 분량으로 물에 달인다. 물 두 되를 붓고 반으로 줄어들 때까지 가열하여 유리병이나 주전자에 담아두고 목마를 때 수시로 마신다.

3) 편도선염

편도선염(扁桃腺炎)이 발생하면 수술로 편도선을 절제해 버리는 경우가 많은데, 수술을 해도 재발이 잘되어 근본치료는 안된다. 그 이유는 병의 근원이 목구멍에 있는 것이 아니라 폐(肺)에 열이 상승하여 인후부(咽喉部)를 손상하기 때문이다. 더구나 편도선은 몸 안으로 들어오는 병균을 막아내는 전초기지인데 이것을 절제해 버리면 최전방의 방어기지를 없애버리는 것과 같은 어리석은 짓이다.

따라서 편도선이 붓거나 비대해져서 곤란할 때는 약물, 식이요법으로 치료해야 한다.

들국화, 박하, 백반

들국화 300g, 박하 800g, 백반을 불에 녹여 말린 것 40g을 함께 가루로 만들어 벌꿀로 대추알 크기로 환약을 빚어 하루 3번 1회에 한 알씩 복용하는데 입에 넣고 알사탕 녹여 먹듯이 서서히 녹여 삼키고 물로 양치질을 하여 입안의 찌꺼기도 모두 넘긴다.

중증이 아닐 때는 이렇게 4~5일 계속 복용하면 완쾌된다.

또 길경, 산두근 각 300g과 백강잠(백강병으로 죽은 누에 말린 것) 150g을 함께 섞어 가루로 만들어 벌꿀로 환약을 빚어 먹는데 녹두알 크기로 만들어 한 번에 20알씩 하루 3회 복용한다.

약재 길경, 상백피, 산두근(山豆根)

길경은 재배한 것 보다 산도라지가 좋다. 길경, 산두근, 상백피 각 300g을 한데 섞어 가루로 만들고 이것을 벌꿀로 개어 녹두알 크기로 환약을 만들어 매일 세 차례 식후에 20알씩 복용한다.

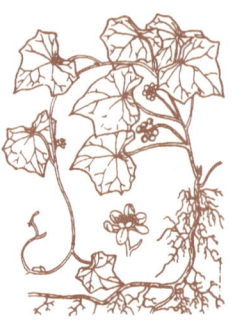

산두근

약재 우방자, 길경, 박하, 소금

소금을 검게 볶아 가루로 만들어 한 번에 1g 정도씩 목구멍에 불어 넣고 천천히 녹여 삼킨다. 이렇게 한 후 박하 4g, 우방자 12g, 길경 16g을 함께 달여 하루 3회 2~3일 복용하면 잘 낫는다.

약재 표고버섯, 호박씨

호박씨 두 홉에 표고버섯 40g을 넣고 물 한 되에 달여 반으로 줄어들면 식혀 하루 세 번 복용한다.

늙은 호박을 삶아 소금을 약간 쳐서 따뜻할 때 먹어도 좋고 날오이를 먹어도 효과가 있다. 산도라지를 달여 먹어도 효과가 있고 인동덩굴 삶은 물로 양치질을 해도 좋다.

약재 사마귀, 뱀허물

사마귀를 잡아 말려서 뱀허물과 함께 가루로 만들어 목구멍에 불어 넣는다. 이 두 가지를 함께 구하기가 어려울 때는 그 중 한 가지만 가지고 약용해도 괜찮다.

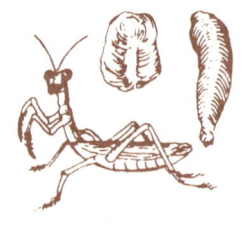

사마귀

4) 코피가 잘 날 때

코는 폐의 관문이며 한의학적으로 봐서는 생식기의 말초적 현상의 상징이기도 하다. 또 코는 위와 장과도 관련이 있어 후각으로 식욕과 소화에 협동하고 보조역할을 한다. 뇌신경과도 밀접한 관계를 가지고 있다.

다치거나 코에 충격을 받지 않는데도 툭하면 코피가 잘 나는 사람이 있다. 이것은 신체 기능에 이상이 있다는 증거이다. 중병을 앓고 난 사람, 심신이 피로한 사람, 방사과다(과도한 성행위)시 코피가 잘 나는 것을 보면 그 상황을 알 수 있다.

약재 **목단피, 연근**

연근과 목단피를 3대 1 비율로 해서 처음 부은 물이 반으로 줄어들 때까지 달여 복용한다.

연 뿌리만으로 즙을 내어 마셔도 효과가 있으며, 생지황이나 선인장의 생즙을 복용해도 좋다.

약재 **마늘, 무**

마늘을 짓찧어 코피가 나는 쪽 발바닥에 붙인다. 무는 생즙으로 만들어 탈지면에 묻혀 피가 나는 콧속에 넣어주고 한 컵씩 먹는다.

띠 뿌리를 달여 먹거나 생즙으로 먹어도 효과가 있다.

약재 **쑥잎**

마른 쑥잎을 잘 비벼 피가 나는 콧구멍을 막아주면 코피가 멎는다.

우엉 뿌리, 파

우엉 뿌리와 파(흰 부분만)를 2대 1 비율로 생즙을 내어 마신다.
측백나무 열매와 잔디 뿌리를 달여 먹거나 맨드라미꽃을 달여 먹어도 된다. 맨드라미꽃을 따서 말린 것 300g에 벌꿀 600g, 35도 이상 소주 두 되를 함께 항아리에 담아 밀봉해서 한 달 이상 보관했다가 매일 한두 잔씩 마신다.

약재 **부추, 밤**

부추 뿌리 8g에 알밤 5개를 넣고 달여 마시거나 부추잎으로 생즙을 만들어 마신다.
솔잎과 사철나무를 삶아 그 물을 마시면 효력이 있다.

약재 **창호지, 대추**

창호지를 태워 재를 대추 삶은 물에 타서 마신다. 창호지 대신 닥나무껍질을 태워서 쓰는 게 좋지만 닥나무는 구하기가 어려우므로 닥나무껍질을 원료로 만든 창호지를 쓴다.

약재 **백반, 오이덩굴**

술을 많이 마셔 코끝이 빨간 딸기코에는 자기의 침을 바르거나 백반으로 자주 문질러주고, 오이덩굴 연한 부분을 10개 정도 잘라 즙을 내어 아침저녁 공복에 마신다.

14. 성기능 장애

성문제는 현대인들에게 커다란 관심사인 동시에 여러 가지 고민이 따른다. 남성의 성기능장애는 임포텐츠, 조루증이 주류를 이루며 여성은 불감증을 들 수 있다. 그러나 무엇보다도 남성의 성기능 장애가 문제의 초점이 된다. 성기능은 육체와 정신적인 것이 복합적으로 작용하는 미묘한 것이어서 그 치료가 매우 까다롭다. 따라서 성기능장애는 육체적 정신적 복합치료가 효과적이다. 한방에서는 생명의 근원을 정(精)에 두고 있다.

1) 임포텐츠

약재 **미꾸라지, 양파, 계란**

정력이 부족하여 발기력이 약해 고민인 남자는 미꾸라지와 양파가 좋다. 특히 여름이면 더위를 잘 타고 새벽에도 발기가 안 되는 경우가 있다. 일본 속담에 '새벽에 발기가 안 되는 남자에게는 돈을 빌려주지 말라' 는 말이 있는데 이 말은 새벽에 발기가 안 되는 사람은 정력 허약자이고, 정력이 약한 사람은 활동력도 약하기 때문에 빌려준 돈을 받기가 어렵다는 뜻이다.

의학적으로 환갑 전 새벽에 발기가 안 되는 남성은 비정상이라고 해도 틀린 말이 아니다.

새벽에 발기가 되는 것은 소변이 마려울 때 뿐만 아니라 부신피질 호르몬의 활발한 분비작용 때문이다.

부신피질 호르몬은 정력을 지배하고 있어 새벽의 발기를 건강의 바로미터로 보아도 무리가 아니다.

양파를 굵게 썰어 계란노른자 두 개를 풀어 잘 섞는다. 여기에 간장과 후춧가루로 양념하여 뜨거운 밥에 얹어 먹는다. 이 메뉴는 아침 식사로 양파를 잘게 썰면 안 된다.

한편 저녁 식사는 미꾸라지가 반드시 끼어야 한다. 미꾸라지를 조리하는 방법은 많지만, 탕으로 하건 튀기거나 찌개를 넣어 먹건 간에 칼을 대지 말고 통째로 조리해야 한다.

아침에 양파, 저녁에 미꾸라지식으로 계속 장복하면 정력이 왕성하여 여름철 더위증후군은 문제가 없고 부부생활도 원만해진다.

미꾸라지는 비타민군과 칼슘의 보고이며 스태미너식으로 좋은 약용 건강식품이다. 결핵환자 등 허약체질에 좋고 음부습진 약으로도 최고이다.

음부에 습진이 생겼을 때는 미꾸라지의 뼈를 발라내 살과 껍질을 환부에 붙이고 반창고로 고정시키면 된다.

약재 생선뼈, 감식초

생선뼈, 특히 민물고기의 뼈는 성인병을 예방하면서 정력을 좋게 해 주는 약이 된다. 생선뼈에는 칼슘을 위시한 각종 미네랄이 많이 들어 있는데 미네랄은 기계의 노후를 막아주는 윤활유와 같은 역할을 한다. 다시 말하면 칼슘은 인체의 윤활유인 셈이다.

칼슘은 성장기의 뼈, 치아, 발육을 돕고 비타민 A, D, C의 흡수를 좋게 하며 혈액의 응고작용, 효소의 형성, 여성의 유즙 생성에 관여하는데 그보다 더 중요한 역할은 우리의 몸을 건강한 상태로 만드는 체액의 약알칼리성 유지이다.

사람이 건강한 상태냐 병적 상태냐하는 것은 체액이 산성이냐 약알칼리성이냐에 달려 있다. 즉 산성으로 기울면 병적 상태고 약알칼리성을 유지하고 있으면 건강상태인 것이다.

생선이나 민물고기를 조리할 때 그 뼈를 잘 발라내어 날 것으로 말려 곱게 빻아 가루로 만든다. 여기에 무청잎 말린 것을 역시 가루로 만들어 함께 벌꿀에 개어서 콩알만하게 환약을 빚어 하루 세 번 식전에 2~3알씩 더운 물에 복용한다. 정력은 말할 것도 없고 암의 예방, 신장병에도 좋다.

감식초도 유명한 정력약이다. 99세까지 초정력가로 살았다고 하는 그리스의 피타고라스는 기하학의 '피타고라스의 정리'로 유명한 수학자이지만 '피타고라스 건강법'도 유명하다.

그는 육식을 삼가고 하루 두 끼만 검은 빵(밀껍질째 빻아 만든 빵)에 야채와 감식초를 먹으라고 권했다.

감식초는 양조식초에 감을 잘게 썰어 넣어 보관하면 되는데 보름만 뒤도 충분하다. 이 식초는 야채요리에 듬뿍 넣어 먹으면 된다. 매일 아침저녁 식초만 한 티스푼씩 그냥 복용해도 좋다.

식초에는 구연산이 다량 함유되어 있어 체내의 노폐물을 신속히 제거해 줄 뿐 아니라 부신피질호르몬 분비기능을 좋게 하여 정력을 증강시킨다. 후용오자탕도 좋다.

옛날에 자손이 귀한 집에서는 감을 식초에 담가 두었다가 꺼내 먹었는데 남성의 정액을 충실히 하는 작용으로 불임증(남성)이 없어지기 때문이다.

검정참깨, 벌꿀

참깨는 불로장생, 정력 강화에 좋은 건강식품이다.

검정참깨를 찧어 벌꿀(토종꿀)에 버무려 보관해 두고 매일 식전에 큰 숟가락으로 하나씩 장복한다. 뛰어난 효과를 발휘한다.

토사자, 벌꿀, 소주

토사자는 한방정력제이다. 토사자로 술을 담가 두고 장복하면 아주 좋다.

토사자를 잘 으깨어 300g정도에 벌꿀 600g을 35도 이상 소주에 넣어 항아리에 담아 1개월 이상 저장해 두었다가 매일 식간에 한 잔씩 복용한다. 토종꿀에 토종마늘을 재워 복용해도 좋다.

2) 조루증

연자육, 벌꿀

연씨의 껍질을 벗기고 내심을 뺀 것이 연자육이다.

연자육은 남자의 조루증, 음위증 등을 치료하며 기력을 돋우고 눈을 맑게 한다. 심장쇠약, 불면증, 심계항진, 여성의 대하증에도 좋다.

이용법은 연자육 600g을 잘 쪄서 익힌 뒤 말려 가루로 만들어 두고 아침저녁으로 큰 숟가락으로 하나씩 끓는 물 한 컵에 벌꿀과 함께 타서 먹으면 된다. 이것이 연자육차인데 보약 중의 보약이다.

또 한 가지 방법은 연자육 한 되와 물 5되를 용기에 담고 은근한 불과 센 불을 바꾸어 가며 달이는데 뚜껑을 열면 안 된다.(뚜껑을 열면 잘 익지가 않는다) 이렇게 고아 반쯤으로 줄어들면 여기에 벌꿀을

300g쯤 넣고 한 번 더 가열하여 보관해 두고 수시로 한 컵씩 마시는데 이것이 보양제로 이름난 연자조림이다. 연자조림에 율무쌀, 감실, 신사자를 넣고 죽을 쑤면 사신차(四神茶)가 되는데 정력이 약해 고민인 사람은 더 이상 좋은 약이 없다. 팔미원도 좋다.

약채 남천촉

남천촉은 열대성 식물로 매자나무과에 속한 늘 푸른 떨기나무로서 중국, 인도, 오키나와 등지에 자생하고 열매는 천식, 진해, 해열제로 약용한다.

남천촉을 정력제로 쓸 때는 가지와 잎을 달여서 물을 복용한다. 남성의 임포텐츠를 치료하는 효과를 가지고 있다. 남천촉에는 미량의 독성이 있지만 독을 풀어주는 해독작용도 있어서 문제가 되지 않는다. 여기에 구절초(음양곽)와 구기자 15g을 가미해 차로 복용해도 좋다.

3) 불감증

약채 마늘, 생강

여성의 불감증이나 남성의 음위에는 마늘과 생강이 좋다.

하루 두 번 생강 20g을 잘게 썰어 마늘 2~3쪽과 함께 볶아 먹는다.

두 가지로 술을 만들어 먹어도 좋다.

젊은층의 일시적인 불감증이나 성욕감퇴는 매일 섭취하는 수분이 잘 순환되지 않고 체내에 정체되어 있거나(수독(水毒)이라고 부른다) 운동부족으로 신진대사에 이상이 생겨 발생한다. 이런 때는 대사를 촉진하고 정체된 수분의 순환을 원활하게 하는 마늘과 생강이 효과적이다. 1주일 쯤 계속 복용하면 효과가 나타난다. 육미가귀비탕도 좋다. 심장기능 강화에도 효과가 있다.

약재 구기자, 율무쌀, 벌꿀

구기자와 율무쌀, 벌꿀을 적당량을 한데 넣고 죽을 쑤어 먹는다. 구기자는 한방의 영약이며 민간약으로 널리 애용되어 왔는데 강장, 강정효과가 뛰어나다.

〈본초강목〉에도 구기자는 신(腎)을 자양하고 폐를 자윤한다고 기록되어 있다. '독신 남성은 구기자를 먹지 말라' 는 말이 있을 정도로 정액을 늘리고 양기를 북돋아 준다.

닭이 볏을 구워 먹거나 곰치를 구워 먹으면 여성의 불감증을 치료한다. 연녕고본단 화약도 장복하면 효과가 크다.

4) 정력부족

약재 호두, 포도씨, 땅콩

서양에서는 포도씨기름이 만병통치약으로 쓰인 적이 있다고 한다. 포도씨는 비타민 창고라고 할 수 있을 만큼 비타민군이 다량 들어 있다. 포도씨와 호두, 땅콩을 알맞게 볶아 가루로 만들어 두고 매일 아침저녁 끓는 물에 벌꿀을 타서 함께 한 컵씩 먹는다. 한 컵에 큰 숟가락으로 하나면 된다.

호두만을 강정식으로 먹어도 좋다.

호두의 겉껍질만 까고 속의 황갈색 엷은 껍질은 그대로 공복에 먹는데 5일째마다 먹는 개수를 한 개씩 늘려 하루에 20개가 되면 2~3일 쉬었다가 이번에는 19개, 18개 순으로 매일 먹는 양을 한 개씩 줄여

간다. 이렇게 한 개에서 20개로, 20개에서 한 개로 내려올 때까지 먹고 나면 정력이 좋아지는데 이 처방을 시행하는 기간은 성욕이 발동해도 참는 것이 좋다. 공진단 효과가 크다.

약재 적설초, 컴프리

적설초는 연전초라고도 부르는데 간장병, 당뇨병, 임포텐츠에 좋은 작용을 한다. 또한 컴프리는 '땅에서 나는 우유'라고 할 정도로 영양가가 높은 민간약의 여왕인 동시에 건강식품이다.

이란의 호메이니가 프랑스에서 망명생활을 할 때 컴프리를 애용했다고 하는데, 컴프리는 암을 예방하는 게르마늄 원소가 풍부하고 임포텐츠 치료제 비타민 B_{12}도 많이 들어 있다.

간 기능 강화, 정력 강화, 청혈작용, 혈압안정, 신경통 등 만병통치라고 해도 좋을 정도다.

적설초를 그늘에 말려 두었다가 컴프리와 반반씩 해서 달여 하루 세 번 한 컵씩 먹는다. 먹을 때 벌꿀을 가미하면 맛이 일품이다.

적설초는 중국에서 담석증이나 신결석에 걸렸을 때 그것을 씻어내기 위해 차처럼 달여 먹었다고 한다. 피부병이 있을 때 이것을 조금 넣고 물을 데워 목욕을 하면 효과가 있다. 녹용자석 양신환도 좋다.

적설초잎이나 컴프리를 기름에 튀겨 먹어도 되고 녹즙으로 만들어 먹어도 된다.

약재 소철, 복분자

소철은 열대지방에서 번식하는 상록수이다. 우리나라서도 관상용으로 분재되고 있다. 소철의 열매가 정력제이다. 일본에서는 옛날부터 불로장생약으로 알려져 왔는데 여자의 불감증, 남성의 발기부전에 탁월한 효과가 있다고 하다. 복분자는 산딸기 열매인데 정력에 좋다. 이용법은 며칠동안 말려 물에 담갔다가 껍질을 까고 죽을 쑤어 먹는다.

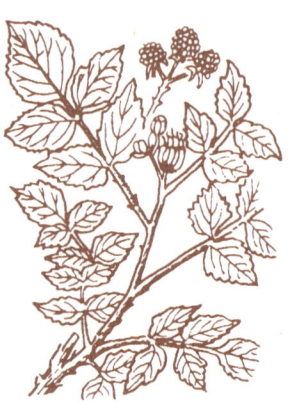

복분자

말린 열매를 달여 먹어도 된다. 처음 부은 물이 반으로 줄어들 때까지 달여 아침저녁 한 컵씩 먹고, 끓이고 난 것을 건져 말렸다가 가루로 만들어 먹는다. 정력제로는 죽으로 쑤어 먹는 것보다 이렇게 먹는 것이 더 좋다.

의사도 포기한 간암 환자가 이것을 장복하고 암을 고친 이야기도 있다. 또 소철잎과 열매를 찧어 크림처럼 얼굴에 바르고 잔 후 아침에 세안하는 식으로 오래 계속하면 피부 미용에 탁월한 효과를 나타낸다.

복분자, 소철은 남자에게는 정력제, 여자에게는 미용제로 이용할 수 있다.

약재 광나무잎, 열매, 우슬초

광나무 목서과에 속한 식물로 열매가 쥐똥같이 생겨서 일본에서는 '쥐떡'이라고 부른다.

광나무는 위궤양에 좋은데 잎이나 열매를 날 것으로 씹어 물만 삼키고 찌꺼기는 버린다.

광나무잎과 열매의 즙은 최음제, 강정제로도 효과가 높다. 또 당뇨병으로 인한 임포텐스 때는 우슬 뿌리를 달여 먹으면 좋다. 우슬 뿌리는 원래 여성들이 질염(트리코모나스증)에 효과적인 약이지만 남성들의 소변불리, 요통, 발기부전에도 쓰인다.

약재 검은 참깨, 찹쌀, 호두, 검징콩

동의보감에는 많은 단방보약이 소개되고 있는데 '이 세상에서 사람의 생명을 기르는 것은 오직 곡식뿐이다'고 기록하고, 그 첫머리에 참깨를 소개하고 있다. 참깨에는 단백질이 20%나 들어 있는데 주로 글로블린으로 아미노산 조성이 우수하다. 참깨를 볶으면 고소한 냄새가 나는데 이는 아미노산의 일종인 시스틴에서 나는 것이다.

참기름을 구성하고 있는 지방산은 오레인산, 리눌산, 아라키돈산 등의 필수지방산이 들어 있어 변비와 정력제로 최고의 식품이다.

검은 참깨, 호두, 찹쌀, 검정콩을 함께 볶아 가루로 만들어 두고 미숫가루처럼 물에 타 먹으면 정력 강화에 좋다. 매일 아침저녁 한 컵씩 먹는데 벌꿀을 가미하면 맛이 좋다.

약재 인삼, 녹용

인삼과 녹용은 한방보약의 대표격이다. 약효도 최고이지만 값도 비싸다. 인삼 150g, 녹용 150g을 편으로 썰어 소주 두 되에 넣고 항아리에 밀봉하여 100일 동안 저장해 두었다가 매일 식전 따끈하게 데워 한 잔씩 마신다. 이것이 인삼녹용술이다.

또 인삼과 대추를 함께 달여 그 물을 먹어도 좋은데 이것이 인삼차이다. 시중에서 파는 인삼차보다 6년 근 백삼이나 홍삼을 사다가 달여서 직접 차를 먹는 것이 좋다.

인삼녹용술은 남자의 조루증, 임포텐츠 등은 물론 여성의 불감증,

냉증을 치료하고 기혈(氣血)을 보하며 왕성한 체력을 만들어 준다.

인삼은 보기약이며 녹용은 보혈약이므로 서로 상승효과를 발휘하여 놀라운 약효를 나타낸다.

약재 민물게, 고추, 간장

민물게를 산채로 깨끗이 씻어 찧다가 고춧가루, 간장을 넣고 다시 찧는다. 잘 이겨지면 뚜껑이 있는 용기에 담아 냉장고에 3개월 정도 보관해 둔다. 이렇게 하면 훌륭한 게장이 되는데, 이 게장이 성장기에는 성기 발육에 좋고 장년기에는 발기부전을 치료한다.

민물게장에는 칼슘 등 미네랄이 듬뿍 들어 있어 체질을 개선해 준다. 성기가 남달리 크고 정력이 왕성한 한 사나이의 성장과정을 알아보았더니 어릴 때 강가에서 자라면서 민물게를 많이 먹었다는 사실이 밝혀졌다는 일화가 있다. 그만큼 민물게는 성기능 강화에 좋다는 것이다.

민물게로 게장을 담글 때 게 속의 불순물을 토해내게 하기 위해 맑은 물이나 소금물에 담가두는 사람이 있는데 이것은 무지의 소치이다. 실은 게 내장 속에 들어 있는 갯벌흙이 진국이다. 그래서 게를 잡자마자 즉시 요리하는 것이 제일 좋다. 오래두면 양질의 엑기스가 소실되어 버린다. 게장이나 조림을 해서 먹어도 되지만 여자의 생리통이나 치통에 찜질을 해도 효과가 좋다. 민물게를 찧어 거즈에 발라 치통에는 아픈 쪽 볼에, 생리통에는 아랫배에 붙이면 좋다.

약재 잉어, 자라, 오골계

잉어와 자라는 모두 민물고기지만 식용보다 약용이 더 유명하다.

잉어는 양질의 단백질이 풍부하게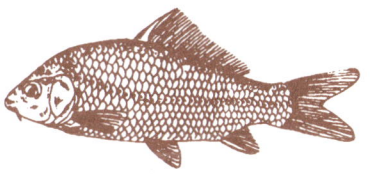
들어 있는데 특히 아르기닌, 히스티
딘, 라이신 등의 아미노산이 많고 불
포화지방산과 칼슘, 인, 비타민 B₁ 등
도 다량 들어 있어 강정효과가 높다.

잉어

90세 노인이 잉어탕을 장복하고 젊은 아내를 얻어 아들을 낳았다는
얘기도 있다.

　잉어, 오골계 각 600g짜리 산 것 한 마리를 비늘을 벗기고 청주
180cc에 팥 30g, 찹쌀 50g, 대추 8g과 다진 생강 10g을 넣고 물을 부
어 한 시간 쯤 끓여 소금과 홋춧가루로 양념하여 국물과 고기를 먹는
다. 자라도 강정식품으로 유명한데 목을 잘라 피를 내서 소주에 타서
생피를 먹고 고기는 고아서 탕으로 해 먹는데 고기 맛은 닭고기와 비
슷하다. 잉어와 자라를 한데 고아서 먹으면 더 좋다. 잉어, 자라, 닭
을 합하면 이어탕, 한방에서는 자라껍데기에 숙지황, 황백 등을 섞어
가루로 만들어 환약을 빚어 쓰는데 이것이 정력제인 대보음환이다.

약재 오디, 번데기, 누에나방수컷

　현대인들이 유난히 정력문제로 고민이 많은 것은 스트레스 때문이
다. 젊은 사람이 발기가 되어도 힘이 없고 맥없이 사정해 버리는 조
루증이 있거나 나이가 들어 성기능이 위축되어 제구실을 하기가 어
려울 때는 뽕나무열매(오디)와 누에번데기, 누에나방으로 술을 담가
먹으면 효력이 있다. 뽕나무열매는 야생종이라야 약효가 있다.

　오디가 까맣게 익었을 때 따서 잘 말린다. 누에번데기는 삶은 다음
건져내어 역시 햇볕에 말린다. 이렇게 완전히 건조된 오디 150g, 번

데기 250g을 25도 이상 소주 두 되에 넣고 항아리에 담아 밀봉하면 냉음소에 1개월 이상 저장, 충분히 숙성되면 매일 식전에 소주잔으로 한 잔씩 복용한다. 약용으로 먹는 것이기 때문에 취하도록 먹어서는 안 된다.

청장년은 1주일만 계속 복용해도 효과가 나타나고 노인은 2주일 정도 지나야 효력이 드러난다. 계속 장복하면 정력 걱정은 안 해도 된다.

심인성(정신적) 임포텐츠의 경우는 검정콩을 메주콩처럼 살아 띄운 후 같은 양의 검정참깨를 넣고 찧어 청국장처럼 만들어 매일 먹으면 신통하게 치료된다. 잘 띄운 검정콩과 참깨를 넣고 찧어 건조시켜 가루로 만들어 두고 먹어도 된다.

약재 메기, 뱀장어

메기, 뱀장어는 농촌의 미식이다. 옛날에는 미약(眉藥)으로 결혼한 젊은이들이 즐겨 찾았는데 한 때 수질 오염 때문에 뜸하다가 최근에는 양식으로 많이 생산되고 있다.

메기, 뱀장어는 비할데 없는 스태미너 식품으로 인지질(燐脂質)과 각종 비타민이 풍부하게 함유돼 있는 민물고기이다. 메기는 탕으로 해서 먹기도 하지만 검정참깨를 듬뿍 넣고 만든 무즙에 회를 만들어 찍어 먹는 게 맛도 좋고 정력증진 효과도 높다.

살아 있는 메기, 뱀장어를 내장만 꺼내고 머리에서 꼬리까지 뼈째 칼로 잘 다진다. 완전히 다져지면 계란을 깨뜨려 넣고 밀가루에 반죽하여 경단을 만든다. 이것을 다시마 국물에 넣고 끓여 생강, 파를 양념하고 간을 맞추어 먹으면 된다.

신경을 혹사하여 스트레스가 축적되어 발기력이 떨어졌거나 성생활을 무절제하게 해서 정력이 뚝 떨어졌을 때 메기회나 메기경단은 최고의 회복약이 된다. 며칠동안 계속 먹으면 놀라울 만큼 정력이 왕성해진다.

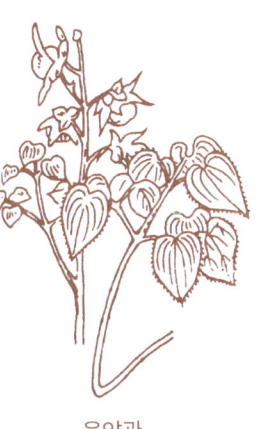

약재 **음양곽, 백복령, 벌꿀**

삼지구엽초를 음양곽이라 하는데 정력을 강화하고 양기를 돋우는 한방약으로 유명하다. 염소가 삼지구엽초잎을 뜯어 먹고 하루 수십 차례 교미하고도 피로의 기색이 없는 것을 보고 음양곽이라는 이름이 붙여졌다고 한다

음양곽잎을 잘게 썰어 200g 장만하고, 백복령 편으로 썬 것 100g을 함께 25도 이상 소주 두 되에 토종벌꿀 600g과 같이 항아리에 담아

음양곽

밀봉하여 냉음소에 1개월 이상 저장한다. 완전히 숙성되고 나면 하루 세 번 식전에 한 잔씩 마신다. 한 달쯤 되면 효력이 나타난다. 더덕술, 산약술, 황기술도 정력제로 좋다.

칠성뱀장어를 대추, 생강을 넣고 푹 고면 물이 우유처럼 뽀얗게 된다. 이것을 소금을 치고 매일 한두 사발씩 먹는다.

▶ 발기부전을 고치는 항문운동

정력 감퇴, 임포텐츠를 치료하는 데는 항문(肛門) 괄약근운동이 좋다. 아무도 모르게 출퇴근 길 버스나 전철 안에서 할 수 있는 게 항문괄약근 운동이다.

방법도 간단하다. 마음을 가라앉히고 정신통일을 한다. 그리고 천천히 힘을 넣어 항문을 꼭 조여 본다. 오줌을 누다가 중간에 멈추는 요령이다. 그리고는 곧 힘을 빼어 항문을 늦춘다.

이 '조이고 늦추는 동작'을 3분 동안 계속 되풀이한다.

처음에는 항문을 조일 때마다 음경이 조금씩 올려지고 그러다가 쥐어짜는 듯한 느낌이 든다. 계속 반복하는 동안에 괄약근이 강해지고, 이윽고 음경의 발기가 자유자재로 가능해진다. 이쯤 되면 임포텐츠는 물론 조루증도 해결된다.

이 운동은 여성의 스핑크터 훈련법과 같은 원리인데 습관화하면 50대가 넘어서도 20대의 정력을 회복할 수 있으며 치질의 예방 치료에도 좋다.

▶ 활시위 당기기 체조로 정력증강

먼저 두 발을 어깨 폭 만큼만 벌리고 선다. 그리고 왼쪽을 향하여 두 손으로 활시위를 당기는 자세를 취한다. 양궁을 쏘는 것을 흥미 있게 본 사람이면 동작을 쉽게 이해할 것이다.

두 손은 시위를 당기듯 서서히 머리 위에 올린다. 그리고 두 손은 차츰 좌우로 갈라지고 가슴 가까이에 와서 완전히 서로 떨어진 시점에서 발사한다. 시위를 바꾸어 이번에는 오른쪽을 향하여 같은 동작을 취한다.

이렇게 한 방향의 동작에 10초, 합쳐서 20초를 소요한다. 도구는 필요 없고 활을 잡았다고 생각하고 맨손으로 시위 당기는 운동을 하면 된다. 이 운동은 호흡법이 중요하다. 천천히 숨을 들이쉬었다가 발사 동작 때 내 뱉는다. 발사 직전에는 항문의 괄약근을 수축시킨다. 이것은 앞의 항문괄약근 운동과 비슷하다.

한 달만 계속하면 정력이 눈에 띄게 강해진다. 심호흡은 몸을 알칼리성으로 만들고 뇌에 산소공급을 원활하게 하여 두뇌활동도 활발하게 하는 1석 2조의 효과를 얻을 수 있다.

▶ 러브 마사지로 정력 강화

전신의 피로를 풀어 주고 부부간에 화합을 원활하게 하는 데는 대퇴부 안쪽을 마사지 하는 게 효과적이다.

이 마사지는 남녀가 합동하여 하는 것으로 스트레스를 해소시키면서 두 사람의 애정을 끈끈하게 해 준다. 쉽게 설명하면 성교 전 전희역할을 하면서 근육과 신경의 긴장을 풀어주는 것이다.

방법은 상대의 대퇴 뿌리 근처의 단단한 근육을 서로 교대로 마사지 하는 것이다. 이 부위는 임파액의 집중회로이기 때문에 임파액 흐름을 원만하게 해 준다.

남녀가 다 같이 내성기(內性器)와 밀접하게 연결된 위치이기 때문에 즉효가 있다. 웬만한 흥분제보다 훨씬 효력이 있다.

남녀가 마주 앉아 서로 다리를 가볍게 뻗는다. 무릎에서 힘을 빼면 자연히 다리를 벌리는 자세가 되고 서로 상대로 하여금 마사지하기 쉬운 자세가 된다. 이 때 두 사람이 다리를 서로 얽고 상대를 지압, 마사지 하는데 손바닥이나 손가락 전체를 사용한다. 효과가 나타날 때까지 하면 된다. 즉 남성의 성기가 용을 쓸 때까지 한다는 얘기다.

▶ 성감을 높이는 발바닥 건강법

퇴근 후나 휴일 집에서 보낼 때는 양말을 벗고 슬리퍼를 신되 엄지발가락 사이에 끈이 있는 것이 좋다. 그런 것을 신으면 엄지

발가락에 체중이 걸리게 되는데 이때 엄지발가락에서 발바닥으로 통하는 건장의 포인트(혈)를 경유, 대퇴 안쪽에 자극을 준다.

대퇴 안쪽에는 성감을 높이는 경혈이 있어 이곳이 자극되면 성기능 강화효과가 나타난다.

대퇴 안쪽 근육의 발달은 여성의 성기의 질(膣)의 신축력을 강화시킨다. 도시에 자궁근을 단련시켜 출산에 좋은 준비운동이 된다. 발뒤꿈치의 자극은 뇌신경을 피로하게 하고 발가락 자극, 발바닥 자극은 성기능을 높인다.

남자는 하루 만 걸음 이상 걷는 것이 좋은 건강법인데 많이 걸으면 발바닥 운동과 함께 대퇴부와 항문의 괄약근이 저절로 움직이게 되고 이 괄약근운동이 곧 성기능을 강화한다.

걷는 운동은 성인병 예방은 물론 돈 안들이고 정력을 기르는 요령이다. 정력 걱정을 할 게 아니라 걸으면서 항문괄약근 운동을 하면 더욱 좋다.

▶ 발끝으로 서서 소변보기

사람이 소변을 보고 있을 때의 몸은 겨울에 방문을 열어 놓은 것처럼 온 몸이 털구멍과 모세혈관이 이완되어 무방비 상태와 흡사하다. 남자들이 소변을 다 보고나면 부르르 떨며 한기를 느끼게 되는 것은 이 때문이다. 이런 때 감기에 걸리거나 류머티즘 같은 병에 걸리기 쉽다.

이 같은 현상을 한방에서는 '사기(邪氣)에 몸 안의 기(氣)가 꺾인다'고 말한다. 그래서 한방 양생법에서는 남자가 소변을 볼 때 입을 꼭 다물고 발끝으로 서서 긴장상태에서 일을 보라고 권장하고 있다. 이렇게 하면 외부에서 사기가 침범하지 못하고 신

(腎)이 강해져서 결국 성기능을 높인다. 소변 볼 때마다 그렇게 하면 알아보게 정력이 강해질 것이다.

여성도 앉은 자세에서 둘째발가락에 힘을 주면 같은 효과가 있다. 최근 양변기의 보급으로 걸터 앉아서 변을 보는데, 편하기는 하지만 쪼그리고 앉아 변을 보는 재래식 화장실이 건강에 훨씬 좋다는 일본 학자의 연구 결과가 발표된 바 있다.

잠을 자는 것도 푹신한 침대보다 딱딱한 온돌방바닥이 좋고, 베개도 폭신한 오리털 베개보다 목침이나 죽침이 좋으며, 베갯속도 메밀껍질이나 녹두로 채우는 게 좋다.

▶ 정열을 넘치게 하는 복류 마찰법

복류(復溜)는 안쪽 복사뼈와 발의 뒷부분 중간쯤 약간 들어간 부분 5cm 위에 있는 경혈(經穴)이다. 이 경혈을 한 번에 36회 정도 비벼주는데 이것을 좌우 발에 두 번씩 되풀이 해 주면 된다.

복류혈은 신기능이 허약하여 몸에 부종이 생길 때 침을 놓아 고치는 혈인데 신장기능은 성기능과 밀접한 관계를 가지고 있다. 이 상호관계는 복류혈을 마찰해주면 부기가 내릴 뿐 아니라 성기능을 강화시켜 주는데 도움을 준다.

특히 불감증이나 냉증이 있는 여성은 복류마찰이 좋을 것이다. 신속한 효과를 바라는 사람은 허리 마찰과 복류혈의 마찰을 병행하면 좋다.

▶ 정열을 불붙이는 회음마찰

중국식 남녀화합비법 중 회음(會陰)마찰이 있다. 정력 감퇴로 인하여 성생활이 매너리즘에 빠져 있는 사람은 꼭 시행해 볼만

한 방법이다.

특히 이 방법은 즉효성이 있다.

회음마찰은 남녀 둘이서 서로 해주는 방법으로 시행한다.

회음은 음부(陰部)와 항문의 중간에 있는 경혈(經穴)이다. 이 경혈을 가운데 손가락으로 가볍게 빙글빙글 돌리듯이 마찰한다. 이 때 차가운 손으로 하면 역효과를 낼 수 있으므로 시작하기 전에 먼저 손바닥끼리 30번쯤 마찰하여 손가락을 따뜻하게 한 다음 실시한다.

또 마찰은 부드럽게 한다는 것이 중요한 포인트이다. 이렇게 100회쯤 마찰하면 몸이 확 달아오른다.

이 회음 마찰을 실시하면 남성의 정력을 증강시키고 여성의 불감증을 치료해 준다.

▶ 하루 1분 운동으로 발기불능 치료

하루 1분간만 실시하면 발기불능을 치료해 주는 카이로프랙틱요법(정체운동)이 있다.

혼자 집에서 할 수 있는 카이로프랙틱요법은 발기불능증은 물론 두통, 요통, 견비통, 고혈압, 신경통, 불면증도 치료할 수 있다. 먼저 두 발을 가지런히 하고 선다. 다음은 어깨와 무릎의 힘을 뺀다. 등을 쭉 펴고 가슴을 가지런히 활짝 내밀고 아랫배에 가볍게 힘을 주어 본다.

항문과 머리의 정수리가 수직선 위에 있게 되면 그 자세는 올바르다. 다시 말하면 차렷 자세가 되는 것이다. 그런 후 첫째 동작은 두 손을 허리에 대고 오른쪽 발로 바깥쪽에 크게 반원을 그린 다음 발을 원래의 자리에 환원시킨다. 둘째 동작은 같은 발로 반대 방향의 안쪽으로 크게 원을 그리고 나서 착지한다. 이렇게 발을 교대로 한 번씩 실시한다.

이 운동에서 힘을 들일 필요는 없다. 운동요령은 돌리는 발목에 무거운 것을 달았다고 생각하는 일이다. 어깨, 무릎 등은 몸의 힘을 빼면 발목의 무게는 가중되어 더욱 큰 반원을 그리게 되는 것이다. 착지한 쪽의 발은 그 발바닥이 바닥에 착 달라붙도록 하고 몸의 균형을 잡는다. 몇 차례 이 동작을 되풀이 하면 허리와 등골에서 뼈 소리가 들리는 것 같이 느껴진다. 어떤 때는 부서지는 것이 아닌가 생각될 정도지만 걱정할 필요는 없다. 이 간단한 운동이 고질병은 물론 남성의 성능력을 충실하게 해 준다.

▶ 단전호흡 강정법

호흡은 정력뿐 아니라 건강과 밀접한 관계가 있다.

단전호흡법 중 강정을 위한 흡축호장법(吸縮呼腸法)은 복식호흡법의 반대순으로 행하는 것으로 중국에서 불로장생, 회춘, 강정의 비법으로 시행해 왔다.

그 방법은 다음과 같다. 의자에 편하게 앉아 2~3초간 숨을 죽이고 몸과 마음을 안정시킨다.

다음은 몸 안의 오염된 공기를 내뱉고 배의 근육을 풀어준 뒤 온 몸의 힘을 모두 빼고 숨을 들이쉰다. 이 때 조심할 것은 다른 호흡의 반대로 배에 힘을 주고 할 수 있는 데까지 가슴 가득히 공기를 흡입한다.

다음은 어깨 힘을 빼고 배를 힘껏 불리면서 숨을 내뱉는다. 이 때 호흡시간이 맞으면 계속 숨을 들이쉬는데 혀의 위치를 조심한다. 혀끝의 입천장 뒤쪽에 대고 숨을 들이마셔야 한다.

숨을 내뿜을 대는 약간 힘을 죽이고 혀를 아래턱에 대고 입으로 숨을 토한다. 이런 식으로 하루 몇 차례씩 흡축호장법 호흡을 계속 실시하면 정력이 배가된다. 단전이란 배꼽 바로 아래의 경혈인데 단전호흡은 심호흡의 일종으로 입으로 숨을 쉬는 것이 아니고 배로 쉬는 것이며 단전에 기(氣)를 모아 하초를 튼튼하게 하는 것이다. 단전호흡에 숙달되면 하초가 뜨거워지면서 기가 모이는 것을 스스로 감지할 수 있게 된다.

약재 합개, 토사자, 산약, 인삼

합개는 도마뱀의 일종인데 도마뱀은 원래 정력제로 성가가 높다. 말려서 약재로 쓴다.

중국 광성지방 티원족 자치지구에 합개가 많이 서식하고 있다. 몸길이 20cm, 삼각형 머리에 메기처럼 입이 크고 회색이나 갈색을 띠고 있다. 암수의 금슬이 원앙새 이

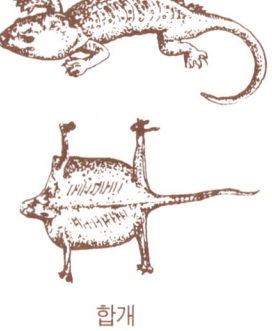

합개

상으로 두터워 항상 붙어 다니고 약효는 인삼, 녹용을 능가하는 정력 증강 효과가 있다.

합개를 45도 이상 독주에 넣어 밀봉해서 100일 이상 냉암소에서 저장해두면 정력주인 합개술이 된다. 아침저녁 소주잔으로 하나씩 먹으면 되는데 술을 즐기는 사람은 저녁 취침 전에는 두 잔 정도 먹어도 되지만 약용이기 때문에 취하도록 먹어서는 안 된다.

합개주는 암수 한쌍을 써야 효과가 더 있다.

또 잘 건조한 합개를 말려 산약, 백삼, 볶은 토사자와 함께 가루로

만들어 벌꿀로 반죽해서 녹두알 크기로 환약을 만들어 두고 매일 식전에 20알씩 복용해도 좋다. 따끈한 물에 복용하는데 인삼주나 감인주, 황정주와 함께 복용하면 더 효과적이다.

1개월 이상 복용하면 정력이 왕성해지고 3개월 이상 먹으면 어디가나 정력에서 자신감을 갖게 된다.

중국인들은 합개를 정력약으로 애용하고 특히 합개술을 즐긴다.

15. 정력주

1) 남천촉술

열대지방에서 자라는 남천촉잎으로 술을 담근다. 남천촉술은 신장을 돕고 정력을 기르며 골수를 튼튼하게 한다.

피로회복, 노화방지에도 효과가 있고 소화를 촉진하며 진해거담에도 효능이 뛰어나다.

▶ 만드는 법

남천촉잎과 씨 300g을 장만한다. 씨를 사용할 때는 으깨서 쓴다. 35도 이상의 독한 소주 두 되에 설탕이나 벌꿀 600g과 함께 항아리에 넣고 밀봉하여 한 달 이상 냉음소에 저장했다가 잘 익으면 하루 세 번 식전에 한 잔씩 복용한다.

2) 백자인술

백자인은 측백나무열매의 씨이다. 측백자라고도 하며, 놀란데, 어린이 경기, 심장질환에 약으로 쓰는 한약재 중 하나이다.

백자인술은 기혈을 보하고 강정장양(強精壯陽)하며, 심장을 안정케 하고, 두뇌를 맑게 하고, 불면증, 변비에도 좋다. 피부를 윤택하게 하여 미용주로도 인기가 높다.

측백엽

▶ 만드는 법

백자인 300g을 잘 으깨어 벌꿀 600g과 함께 35도 이상의 소주 두 되에 담가 밀봉하여 1개월 이상 저장했다가 성숙되면 매일 세 번 식전 또는 식후에 한 잔씩 복용한다.

구기자술과 섞어 마시면 더 좋고 백자인 대신 잣을 사용하여 잣술을 만들어도 같은 효과를 얻을 수 있다.

3) 두충술

두충은 두충나무껍질을 벗겨 말린 것으로 한방에서 주로 강장제(强壯劑)로 쓰는데 정력을 돕고 근육과 뼈를 튼튼하게 하여 허리, 무릎의 통증, 음습증의 효과가 높다. 우리나라에서도 나지만 원두충(중국산)이 효과가 좋다.

두충술은 정력보강, 양기강화에 좋고 허리 아픈데 효력이 있어 약용주로 애용된다.

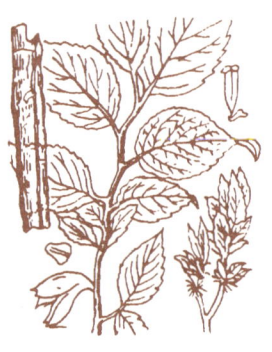

두충

▶ 만드는 법

원두충 300g을 잘게 썰고 여기에 벌꿀 600g과 섞어 35도 이상 소주 두 되와 함께 항아리에 넣고 밀봉한다. 충분히 익도록 1개월 이상 냉음소에 저장해 두었다가 매일 식전 또는 식후 세 차례 따끈하게 데워 한 잔씩 복용한다.

4) 산수유술

산수유는 산수유나무열매 말린 것으로 한방약으로 널리 쓰이는데 자양강장 효능과 함께 수렴작용이 있다.

산수유는 보신익정(補身益精)의 작용이 커서 보약에 주로 처방되는데 이것으로 빚은 술이 산수유술이다. 산수유술은 노화를 방지하고 체력을 배양하면서 정력을 강화시켜 주는 강정장양주(强精壯陽酒)이다.

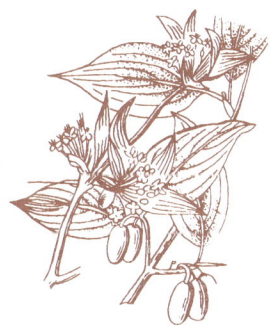

산수유

▶ 만드는 법

산수유 300g, 벌꿀 600g을 35도 이상의 소주 두 되에 담아 밀봉해서 한 달 이상 냉음소에 두었다가 완전히 숙성되면 먹는다.

매일 식전 또는 식후에 세 차례 한 잔씩 복용하는데 인삼술, 두충술과 칵테일해서 먹으면 효과가 배가된다. 맛도 일품이다.

5) 선복화술

선복화는 메꽃을 말한다. 메는 메꽃과에 딸린 여러해살이 덩굴풀로, 뿌리는 식용 또는 약용한다. 메꽃술은 대소변을 좋게 하고 피로회복에 탁월한 효과가 있으면서 정력을 북돋아 주기 때문에 당뇨병 환자에게 약용으로 쓸 때는 술에 벌꿀이나 설탕을 넣지 말아야 한다.

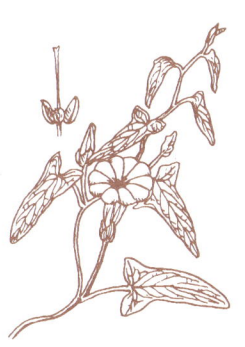

선복화

▶ 만드는 법

메꽃 300g, 벌꿀 600g, 35도 이상의 소주 두 되를 함께 항아리에 담아 밀봉하여 1개월 이상 저장한다.

술이 완전히 익으면 매일 식전에 세 차례 따끈하게 덥혀서 한 잔씩 복용한다. 식욕이 왕성해지고 소화를 돕는다.

6) 육두구술

육두구는 육두과에 딸린 키 큰 상록수로서 씨를 약으로 쓰는데 기름을 짜서 조미료로 쓰기도 한다. 향기가 좋고 위를 튼튼하게 하며 흥분작용이 있다.

육두구술은 정력강화는 물론 최음작용이 있어 정욕을 자극한다. 식욕증진, 소화촉진과 함께 노화를 방지, 항상 젊음을 간직하게 하는 회춘(回春)작용이 탁월하다.

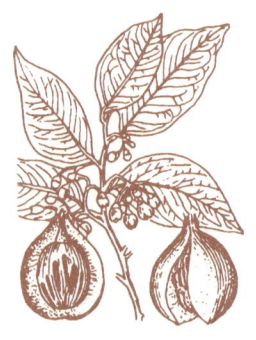

육두구

▶ 만드는 법

육두구 300g을 잘 으깨고 여기에 벌꿀 600g, 35도 이상의 소주 두 되와 함께 항아리나 유리용기에 담고 밀봉하여 1개월 이상 두었다가 매일 식전 세 차례씩 복용한다. 소주잔으로 한두 잔씩 적당하다.

육두구술은 돼지고기 삶을 때, 생선을 조릴 때 조금 가미하면 비린내를 없애고 맛을 좋게 한다.

7) 여정실술

여정실(女貞實)은 광나무열매를 말한다. 여정자라고도 부르는데 동지 때에 채취하여 술을 부어 쪄서 말렸다가 약으로 쓰는 한방 강정약의 하나이다.

여정실술은 정력을 강화하고 심장을 튼튼하게 하며 혈색을 좋게 하다. 그래서 여성들의 피부미용에도 좋은 술이다.

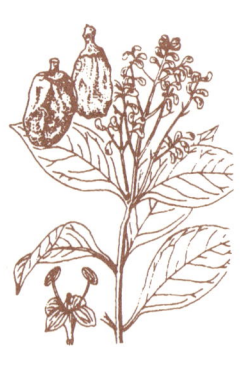

여정실

▶ 만드는 법

여정실 300g, 벌꿀 600g을 35도 이상의 소주 두 되와 함께 항아리에 담고 밀봉하여 냉음소에서 2개월 이상 익힌다.

술이 완전히 익으면 매일 세 차례 식전 또는 식후에 따뜻하게 덥혀 한 잔씩 복용한다.

8) 오미자술

오미자는 오미자과에 딸린 갈잎 덩굴나무인 오미자나무 열매이다. 오미자는 한방약으로 보폐(補肺) 효능이 높고 기침, 설사에도 효력이 있다. 갈증에도 좋은 효과가 있어 당뇨병에 많이 처방되는데 생진(生進)의 효능이 있어 정력제로도 좋은 약이다.

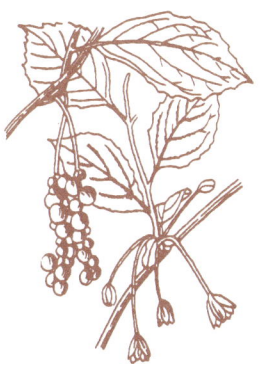

오미자

오미자는 차(茶)로 애용되지만 임포텐츠, 조루증을 치료하고, 정력을 왕성하게 하는 데는 오미자술을 장복하는 것이 좋다.

▶ 만드는 법

양질의 오미자 300g, 벌꿀 600g을 35도 이상의 소주 두 되에 섞어 항아리에 담아 밀봉하여 2개월 정도 숙성시킨다. 햇볕이 안 드는 서늘한 그늘에 저장해야 한다.

술이 완전히 익으면 하루 세 차례 식전 또는 식후마다 한 잔씩 따뜻하게 데워 복용한다.

허약체질로 맥이 없고 성욕이 없을 때 장기복용하면 탁월한 효과가 있다.

9) 육종용술

육종용은 열대과에 딸린 기생(寄生) 식물의
하나이다. 줄기는 실하고 기둥모양이며 여름
줄기의 맨 위에 이삭 모양을 이룬 잔 꽃이 솔방
울 모양으로 몰려서 핀다.

육종용은 체력을 보(補)하는 효능이 강력하여
소모성질환이 하나인 폐결핵에 좋은 한방약이다.

육종용술은 몸을 튼튼하게 하고 정력을 증가시
키는 외에 혈액순환을 좋게 하고 변비에도 효과가 좋다.

효과를 보기 위해서는 오래 복용해야 한다.

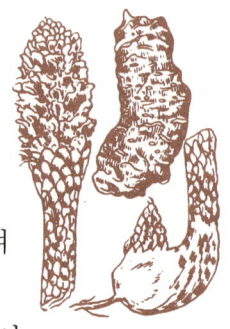

육종용

▶ 만드는 법

육종용 300g을 잘게 썰고 벌꿀 600g, 35도 이상의 소주 두 되를 준
비하여 항아리에 함께 넣고 밀봉하여 두 달 이상 그늘에 보관한다.

술이 완전히 익으면 매일 세 차례 식전 또는 식후에 한 잔씩 따뜻
하게 덥혀 복용한다.

10) 오가피술

오가피는 오갈피라고도 한다. 오갈피나무의 껍질을 지칭하며 한방
약의 하나이다. 오가피나무는 두릅나무과에 딸린 갈잎 떨기나무로
잎은 손바닥 모양인데 타원형의 작은 잎이 다섯 개 달려 있다.

오가피술은 옛날 중국사람들이 애용하던 정력주인데 양기를 돕고
정력을 강화하며 모든 신경통과 근육통을 치료한다. 팔과 다리마비
증세에도 좋다.

오가피술은 붉은 색이며 향기가 좋은 술이다.

▶ 만드는 법

오가피 좋은 것으로 300g을 잘게 썰고 벌꿀 600g, 35도 이상의 소주 두 되를 함께 항아리에 넣어 밀봉한다. 이것을 서늘한 그늘에 두달 정도 충분히 성숙시킨다.

술이 완전히 익으면 매일 세 차례 식전이나 식후 따뜻하게 덥혀서 한 잔씩 복용한다. 장기복용하면 효력이 나타난다.

11) 지부자술

지부자는 대싸리의 씨를 이른다. 성질은 차고 오줌을 편하게 누게 하고 피부를 깨끗이 해 주며 장정제로도 쓰인다.

한방약에는 자(子), 인(仁)자가 끝에 들어가는 약 이름이 많다. 오미자, 토사자, 향부자, 지부자, 시복자, 만형자, 마자인, 도인, 행인, 의이인, 산조인 등 모두가 곡식의 씨거나 과일의 씨를 말한다. 이러한 곡식이나 과일의 씨는 모두가 영양덩어리이다. 그래서 끝자가 자(子)이거나 인(仁)인 한약은 거의가 보약이고 정력제이다.

지부자술은 강장, 강정에 효과가 있고 양기를 북돋아 회춘의 효과가 뛰어나다. 이뇨, 거풍작용도 있으며 산후풍에도 좋다.

12) 녹용술

녹용은 인삼과 함께 한방 보약의 으뜸이다.

인삼은 보기약(補氣藥)이고 녹용은 보혈약(補血藥)인데 이것을 기혈쌍보제(氣血雙補劑)라 하지만 인삼에도 보혈작용이 있고 녹용에도 보기작용이 있어 서로 상승효과를 올리게 한다.

녹용은 사슴의 새로 돋은 뿔로 녹혈의 응고체

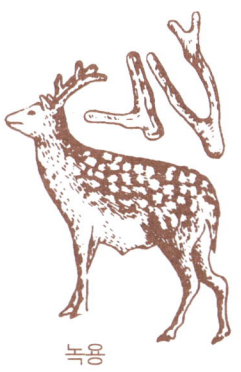

녹용

이다. 성질이 온(溫)하며 조혈 강정작용과 함께 심장을 튼튼하게 한다. 가격이 비싼게 흠이지만 보약으로 첫손가락에 꼽힌다.

녹용술은 기혈이 쇠약할 때, 남성의 조루증, 임포텐츠에 좋고 여성의 불감증, 대하증, 빈뇨에도 효과가 있다.

인삼술과 섞어 먹으면 더 좋다.

▶ 만드는 법

중상대의 녹용 300g을 편으로 잘 썰어 소주 두 되와 함께 항아리에 담아 밀봉하여 100일 동안 서늘한 그늘에 저장한다. 약효가 충분히 우러나면 매일 세 차례 따끈하게 데워 식전 또는 식후에 한 잔씩 복용한다.

13) 감인술

감인은 가시연밥의 알맹이로서 검인 또는 검실이라고도 한다.

감인은 한방약으로 정력을 강화하고 유정(遺精), 요통, 대하증, 소변 불리에 효과 높은 약이다.

감인술은 강정효과와 함께 설사, 조루증, 대하증을 치료하는 약용주이다. 따라서 남녀 모두에게 유익한 술이라 할 수 있다.

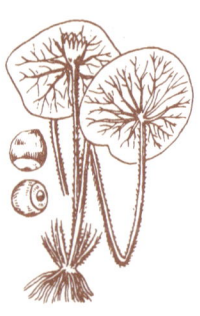

감인

▶ 만드는 법

감인 300g, 벌꿀 600g을 35도 이상의 소주 두 되와 함께 항아리에 담아 밀봉한다. 이것을 서늘한 그늘에 1개월 이상 저장해 두었다가 술이 완전히 익으면 하루 세 차례 식전 또는 식후에 한잔씩 복용한다. 처음에 한 잔씩 먹다가 며칠 후부터 두 잔씩으로 늘이는데 따뜻하게 해서 먹는게 좋다.

14) 용안육술

용안육은 한방 자양강장제이다. 용안육은 용안열매의 씨이다.

용안은 무화수과에 딸린 상록수로서 여름에 흰색이나 담록색의 작고 향기가 있는 꽃이 핀다. 열매는 둥글며 털이 많고 껍질은 다갈색의 혹 같은 돌기가 있다. 씨는 자양분이 많고 맛이 단데 이것을 한방약으로 쓰며 용안육이라고 부른다.

용안육은 말려서 쓰는데 식용하기도 한다. 용안육술은 정력을 강화시키고 심장을 튼튼하게 하며, 신경을 안정시키는 작용이 있어 신경통에도 좋다.

용안육술에 레몬즙이나 귤즙을 가미하면 미용제도로 탁월한 효과가 있고 맛도 일품이다. 남자는 정력제로 여자는 미용제로 복용하면 좋다.

▶ 만드는 법

용안육 600g, 벌꿀 300g, 35도 이상이 소주 두 되를 준비해서 항아리에 담아 서늘한 응달에 저장하여 1개월 이상 지나면 복용한다.

매일 세 차례 식전 또는 식후에 따끈하게 데워 한 잔씩 먹으면 좋은 정력제가 된다.

15) 만형자술

만형자는 순비기나무의 열매이다. 순비기나무를 만형자라는 한자어로 부르고 있기 때문에 그 열매를 만형자라 하고 한방에서 소염제,

귀, 눈병치료제로 사용하며 강정효과도 있다.

해변 모래땅에 많이 자생하고 여름철에 짙은 자줏빛 꽃이 피며 둥근 열매를 맺는다. 이 열매를 말린 것이 만형자이다.

만형자술은 강정효과는 물론 뼈를 튼튼하게 하고 해열, 소염, 거풍작용이 있어 감기, 두통에도 효험이 있다.

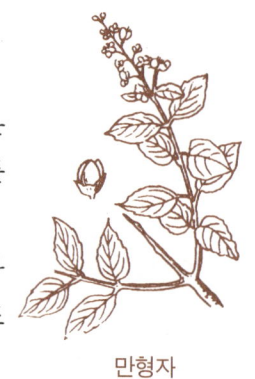

만형자

흥분작용이 있어 저녁 잠자리에 들기 전에 한두 잔씩 장복하면 최음제로 효과가 높다.

▶ 만드는 법

만형자 300g, 벌꿀 600g, 35도 이상 소주 두 되를 항아리에 담고 밀봉하여 냉음소에 3개월 이상 저장해 두면 완전히 익는다. 이것을 매일 세 차례 식전 또는 식후에 한 잔씩 마신다.

인삼술이나 대추술과 섞어 복용하면 효력이 더욱 크다.

16) 대추술

대추는 대추나무 열매로 과일 중의 왕자다. 씨를 발라내고 과육을 채처럼 썰어 고명으로 쓰기도 하고 난도질해서 찹쌀가루와 함께 반죽하여 주악을 만들어 먹기도 하는데 이것을 대추주악이라고 한다.

또 대추를 시루에 쪄 푹 익힌 다음 벌꿀, 참기름, 계피가루, 잣가루를 넣고 버무려 먹기도 하는데 이것을 대추초라 하다.

대추는 이처럼 식용으로 사용하지만 한방보약에는 빠지지 않고 들어가는 불로장생의 자양강장약이다. 위를 튼튼하게 하고 피부에 윤기를 불어 넣어 주기도 한다.

대추술은 건위제, 심장강화제, 정력강화제, 피부미용제, 보혈제로 널리 약용할 수 있는 보약이다.

▶ 만드는 법

대추(씨를 빼지 않고 쪼개서 쓴다) 600g, 벌꿀 300g, 35도 이상 소주 두 되를 항아리에 담아 밀봉하여 1개월 이상 저장한다.

완전히 익으면 매일 세 차례 식전 또는 식후에 따뜻하게 데워 한 잔씩 먹는다.

17) 칠선자술

칠선자술은 남자의 임포텐츠, 조루증, 여자의 불감증, 대하증을 없애주는 정력주이다.

칠선자술은 정력에 좋은 구기자, 토사자, 오미자, 복분자, 차전자, 여정실, 상자(뽕나무열매) 등 7가지로 담근 술을 말한다.

구기자, 토사자, 오미자는 쪄서 말리고 복분자, 차전자도 깨끗이 씻어 말린다. 이 7가지 약재를 600g씩 4.2kg, 25도 이상 소주 7되를 큰 항아리에 담아 밀봉하여 2개월 이상 냉음소에 저장한다. 한 달 만에 먹고 싶으면 열매를 으깨서 사용한다. 약효가 신속히 우러나게 하기 위한 것이다.

술이 완전히 익으면 매일 세 차례 식전 또는 식후에 따끈하게 덥혀 한 잔씩 마신다. 이 술은 노화를 방지하는 데도 효과가 높다.

18) 오정술

오정(五情)은 부추씨, 무씨, 마(산약)씨, 삼씨(삼씨), 검정참깨의 다섯 가지 정력제를 말한다.

오정술은 신장기능을 강화하여 양기를 돋우고 임포텐츠, 조루증, 야뇨증에 좋으며 여자의 대하증, 불감증을 치료하고 혈액순환을 촉진한다.

▶ 만드는 법

다섯 가지 약재를 각 150g 정도 살짝 볶아 찧어서 베주머니에 넣고 잘 묶는다. 이것을 소주 세 되와 함께 항아리에 담아, 냉음소에 1개월 이상 저장한다.

완전히 성숙되면 매일 세 차례 식전이나 식후에 한 잔씩 복용한다.

19) 장양술

신장기능을 강화하여 양기를 튼튼하게 하고, 조루증, 대하증을 치료해주며 허리, 다리 아픈데 좋다.

▶ 만드는 법

파극, 오미자, 음양곽, 자하거, 생지황, 당귀, 천궁 각 12g씩을 35도 이상 소주 한 되에 넣어 1개월 이상 저장해 두었다가 매일 세 차례 식전 또는 식후 따끈하게 덥혀 복용한다. 약으로 먹는 것이기 때문에 한 잔씩만 먹는다.

16. 정력차

1) 기양차

정신적 노동이 심한 사람은 육체노동자보다 성기능이 쉽게 약화된다. 정신적 스트레스 때문에 정력에 문제가 생겨 고민하는 사람은 기양차(起陽茶)를 장복하면 정신을 맑게 하고 섹스를 하는데 자신감을 갖게 된다.

▶ 만드는 법

들미나리(중국미나리)즙 반 컵, 과일즙(어떤 과일도 좋다) 반 컵, 벌꿀 물 반 컵, 정력주(어떤 술이든 정력주면 된다) 반 컵을 한데 섞어 아침, 저녁 한 컵씩 마신다.

만약 술을 마실 수 없는 사람이라면 정력주는 빼고 인삼가루를 한 티스푼 타서 먹으면 된다.

기양차를 장복하면 정력 걱정은 안 해도 된다.

2) 구기대추차

구기자는 간, 신장을 보호하고 정력을 돋우며 대추도 불로장생의 강장강정제이다.

구기대추차는 숙취를 풀어주고 정력을 높여주는 정력차이다. 장복하면 좋다.

구기자 세 되, 대추 한 되를 으깨어 물 9되를 붓고 달여 3분의 1로 줄어들면 즙을 짜고 그 찌꺼기에 다시 물 두 되를 붓고 달여 반으로 줄어들면 역시 즙을 짜낸다. 이것을 한데 섞어 은근한 불로 달여 걸쭉해지면 벌꿀 1,200g을 넣고 한 번 더 달여 사기 또는 유리 용기에 담아 냉장고에 보관해 두고 끓는 물 한 사발에 큰 숟가락으로 하나씩 타서 마신다.

구기대추차는 피로를 풀어주고 속을 편안하게 해주면서 정력을 증진시켜 준다.

3) 음양곽차

음양곽의 정력증강 효과는 이미 설명한 바 있다. 음양곽차는 정력을 강화하고 뇌기능을 좋게 한다.

▶ 만드는 법

음양곽 3kg을 잘게 썰어 물 10되에 달여 3분의 1로 줄어들면 여기에 벌꿀 1,200g을 넣고 은근한 불에 다시 서서히 달인다. 조청처럼 되면 뚜껑 있는 용기에 담아 냉장고에 보관해 두고 끓는 물에 큰 숟가락으로 하나씩 타 먹는다. 한 컵이 알맞은 물의 양이다. 술을 마실 줄 아는 사람은 정력주를 조금 가미하고 술을 못 먹는 사람은 인삼가루를 타서 먹는다.

4) 복령차

복령차는 심장병, 고혈압, 뇌신경쇠약, 불면증, 소변불리를 치료하고 정력을 좋게 해 준다.

▶ 만드는 법

백복령 600g을 한 번 쪄서 말려 밀가루로 만들고 벌꿀 1,200g에 잘 섞어서 사기항아리나 유리용기에 담아 보관하여 두고 매 번 먹을 때 물을 끓여 한 컵에 큰 숟가락으로 하나씩 따서 마신다.

산조인을 달인 물에 타서 먹으면 더욱 효과적이다.

5) 황정차

황정은 한방약이다. 9번 쪄서 말려 쓰면 약용이건 식용이건 심장을 튼튼하게 하고 정력을 크게 배양하여 불로장생의 회춘제가 된다.

피를 만들고 흰머리를 검게 하며 일체의 허약증세를 치료한다.

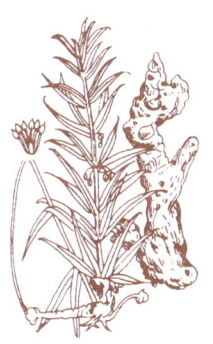

황정

▶ 만드는 법

황정을 깨끗이 씻어 말렸다가 잘게 썰어 가루로 만들어 1,800g을 장만한다. 이것을 물 6되에 붓고 달여 반으로 줄어들면 즙을 짠다. 즙을 짜고 난 찌꺼기는 다시 물 한 되에 달여 즙을 재어 먼저 즙과 함께 약한 불에 서서히 달여 조청처럼 만드는데 달일 때 잘 저어야 한다. 밑바닥이 누를 우려가 있기 때문이다. 즙을 약한 불에 달일 때는 벌꿀 1,200g을 넣는다. 이것을 항아리에 담아 밀봉하여 보관해 두고 먹을 때 끓는 물 한 사발에 큰 숟가락으로 하나씩 타서 먹는다.

또 한 가지 방법은 황정을 9번 찌고 9번 말려 가루로 만들어 벌꿀에 잘 버무린다. 이것을 용기에 담아두고 먹을 때 큰 숟가락으로 하나씩 끓는 물에 타 먹으면 된다.

황정은 옛날 깊은 산에 들어가 수도하여 신선이 되려는 사람들이 양식으로 썼다고 한다.

황정은 혈압을 낮추고 잠을 잘 자게 한다.

6) 모과차

모과는 강장강정약으로 풍증과 습증을 제거하며 소화를 돕고 신경통을 치료한다.

또 모과는 특수한 향기가 있는 피로회복제이다. 모과차는 특히 피로회복과 양기를 돋우는 데 좋은 약이 된다.

▶ 만드는 법

모과 1,200g을 잘게 썰어 믹서에 갈아 즙을 짜 낸다.

그 찌꺼기는 다시 물에 달여 즙을 짜낸다. 이 두 가지를 함께 벌꿀 600g과 같이 보관한다. 마시고 싶을 때 물을 끓여 항아리에 넣어 밀봉하여 하나씩 타서 마신다. 즙을 보관할 때는 공기가 잘 통하지 않도록 밀봉해야 한다.

모과차를 먹을 때 레몬즙 등 과일즙을 조금 가미하면 맛이 좋다.

7) 인삼대추차

인삼의 효능은 새삼스럽게 설명할 필요가 없으며 대추도 그 작용을 이미 설명한 바 있다.

인삼대추차는 기력을 돕고 정력을 배양하며 식용증진, 피로회복에 탁월한 효과가 있으며 특히 정력 강화를 위해 복용할 때는 장기적으로 계속 복용하는 것이 좋다.

냉증, 위무력증에도 효과가 있다.

▶ 만드는 법

인삼 40g에 생강편 5조각, 씨를 뺀 대추 5개를 물 한 사발에 달여 3분의 1쯤 줄어들면 복용하는데 벌꿀을 타서 마신다.

8) 원두충차

두충의 효능에 대해서는 이미 두충술에서 자세히 설명한 바 있다. 원두충차도 신장기능 강화, 양기부족에 좋으며 중풍, 고혈압, 신경통에도 좋다.

▶ 만드는 법

원두충 40g을 볶아서 쓰거나 잎사귀 말린 것 40g을 물 두 사발에 달여 반으로 줄어들면 3등분하여 매일 식전 또는 식후에 세 번 복용한다.

먹을 때는 따끈하게 덥혀 벌꿀을 타서 먹는다. 당뇨병 환자는 벌꿀을 타지 않고 먹는다. 원두충차는 노인들에 좋은 보약이 된다.

17. 기타 질환

1) 타박상

약재 **감, 감자**

감 한 개와 감자 한 개를 같이 찧어서 환부에 붙인다.

약재 **선인장**

타박상이 심하여 신경통까지 겹쳤을 때는 선인장 찜질이 좋다.

선인장에 칼집을 살짝 내면 즙이 나온다. 그 즙을 깨끗한 헝겊이나 거즈에 적셔서 환부에 붙인다. 놀라운 효과를 발휘한다.

타박상에는 금장초도 효과가 있다 더운 물을 욕조에 채우고 금장초 뿌리를 깨끗이 씻어 몇 개 목욕물에 한 시간 이상 담가 두었다가 그 물에 몸을 담그면 타박상으로 생긴 어혈이 잘 풀린다.

약재 **치자, 고춧가루, 계란**

치자를 가루로 만들어 고춧가루와 잘 섞고 여기에 계란 흰자를 넣고 반죽하여 환부에 바르고 비닐이나 기름종이에 대고 붕대를 싸 매 준다.

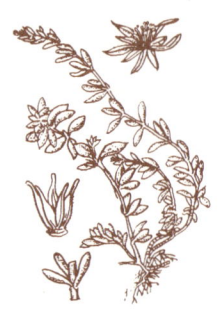

돌나물

약재 대추, 돌나물

대추를 태워 가루로 만들어 돌나물을 넣어 찧는다. 이것을 하루에 한 두 번씩 환부에 붙인다.

약재 생지황, 무, 오이

타박상으로 붓고 퍼렇게 멍이 들었을 때 생지황, 무, 오이를 함께 짓이겨 환부에 붙인다. 하루 한두 번씩 갈아 붙이는데 생지황 한 가지만으로도 효력이 있고 생지황을 구할 수 없을 때는 무만 즙을 내어 붙여도 된다.

약재 지네, 밀가루, 소주

지네를 불에 구워 가루로 만들어 밀가루에 섞어 소주에 반죽하여 환부에 붙인다.

질경이 뿌리를 찧어 붙이거나 초롱꽃 잎을 찧어 붙이고 진달래꽃 나무 뿌리를 달여 먹는다.

약재 조릿대

타박상의 상처가 심할 때는 얼룩 조릿대 잎을 태워 숯처럼 되면 가루로 만들어 밥에 넣어 잘 이겨 환부에 붙인다.

조릿대는 햇볕이 잘 드는 야산에 자라는 상록성의 대나무인데 일반 가정에서는 관상용으로 마당에 심기도 한다. 조릿대 잎에는 엽록소뿐 아니라 비타민류와 칼슘 등이 많이 함유되어 있어 몸 안의 신진 대사를 촉진한다. 땀띠, 여드름에도 좋다.

2) 염좌(삔데)

약재 **미나리, 무**

미나리 뿌리와 무를 함께 짓찧어 환부에 붙인다.

약재 **치자, 밀가루, 하눌타리 뿌리**

치자를 물에 담가두면 노란 물이 우러나는데 이 물로 하눌타리 뿌리 찧은 것과 밀가루를 반죽해서 환부에 붙인다. 하눌타리 뿌리가 없을 때는 생지황을 쓰거나 선인장을 찧어 넣어도 된다.

약재 **도인, 소금, 참기름**

복숭아씨를 구워 가루로 만들고 여기에 굵은 소금도 곱게 찧어 함께 참기름에 개어 환부에 붙인다.

약재 **애엽, 콩, 파 뿌리**

삔 데는 물에 불린 콩과 쑥잎, 파 뿌리를 함께 짓찧어 붙이거나 생지황과 버들잎을 함께 찧어 붙여도 좋다.

관절에 염좌가 생겼을 때 처음 3~4일은 냉찜질을 계속한다. 그러면 부기가 가시게 되는데 그 다음은 온찜질을 해 준다. 부기가 빠지고 통증이 가서도 근육, 인대 등이 회복하는데 상당한 기간이 필요하므로 앞에 타박상에서 소개한 비파잎 엑기스 온찜질을 계속해주면 깨끗이 치료된다. 민물게를 짓찧어 계란노른자와 밀가루에 섞어 잘개어 삔 곳에 붙이면 효과가 있고, 참기름에 소금을 풀어 발라도 좋다.

약재 수양버들, 소주, 하눌타리

염좌에는 수양버들 밑둥에 벌레가 파내 놓은 톱밥과 같은 것을 소주로 적셔 환부에 발라 주거나 하눌타리를 막걸리에 넣어 두었다가 충분히 우러나면 마신다. 하눌타리를 소주에 담갔다가 약기운이 우러나면 먹어도 된다.

호박 속과 감자를 함께 찧어 붙여도 좋고, 쌀겨를 식초에 개어 붙여도 효과가 있다.

3) 허리 다친데

약재 지네, 삼씨, 닭

허리를 삐거나 다쳤을 때는 지네 열 마리를 다리를 떼어 내고 삼씨 30g과 함께 토종닭에 넣어 고아 먹는다.

또 닭을 삶은 물에 지네를 넣고 달여 먹어도 효과가 있다.

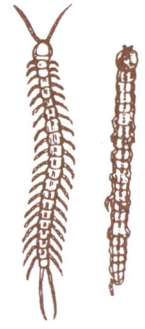

지네

약재 지네, 계란

지네 30마리를 발을 떼어 내고, 구워서 가루로 만들어 계란 노른자에 개어 환부에 붙인다.

또 덜 익은 탱쟈, 생강, 피를 함께 달여 먹어도 좋고, 흰 참깨와 검은 참깨를 각각 1홉씩 분말하여 갱엿을 냄비에 넣고 끓이면서 양조식초를 조금 가미, 꾸둑꾸둑 해지면 참깨를 넣어 3일 동안 등분하여 하루 세 번씩 먹는다.

목화씨 20g에 대나무를 잘게 썬 것 80g을 한데 삶아 그 물로 식혜를 만들어 먹는다.

구기자 80g, 밤껍질 20g을 함께 넣고 물 두 되를 붓고 달여 반으로 줄어들면 매일 식전에 한 잔씩 복용한다.

또 밤껍질을 태워 가루로 만들어 그 재를 술에 타 먹거나 북어를 달여 먹는다.

당귀 12g, 대나무 잘게 썬 것 20g을 청주 한 되에 달여 하루 세 번 소주잔으로 하나씩 복용한다.

솔잎과 쑥을 함께 시루에 쪄서 뜨거울 때 환부에 대고 찜질을 계속한다.

엄나무, 오가피나무를 반반씩 잘게 썰어 삶은 후 그 물로 식혜를 만들어 먹는다.

4) 생손앓이

약재 백년초(선인장), 메주콩

물에 불린 메주콩과 백년초를 함께 찧어 환부에 붙인다.

약재 간장, 계란노른자

간장을 끓여 알맞게 식으면 계란노른자를 풀고 환부를 담근다.

약재 해삼, 미꾸라지

미꾸라지를 찧어 환부에 붙이거나 해삼을 얇게 저며 붙인다.

참깨를 입으로 씹어 붙이거나 은행을 으깨어 침으로 반죽하여 붙여도 효과가 있다.

약재 흑설탕, 세탁비누

세탁비누를 칼로 곱게 빻아 흑설탕을 넣고 개어 환부에 붙인다.

산약(생것)을 짓이겨 붙이거나 곶감을 얇게 펴서 환부에 붙이고 싸매 주어도 효과가 있다.

5) 연탄가스 중독

약재 무, 백반

싱싱한 무로 즙을 내어 백반가루를 조금 넣어 먹는다.

약재 **은행나무, 소나무, 북어**

은행나무, 소나무 가지를 잘게 썰어 북어 한 마리와 함께 넣고 달여 먹는다.

약재 **동치미국, 숯불**

동치미국물에 달군 숯불을 넣어 먹는다.

약재 **식초, 암모니아수**

탈지면에 식초나 암모니아수를 적셔 코끝에 발라준다.

6) 더위 먹은데

약재 **쑥잎, 익모초**

익모초와 쑥을 2대 1로 하여 청즙을 내어 아침 이슬을 맞혔다가 식전에 한 컵씩 먹는다.

약재 **부추**

부추로 생즙을 내어 마신다.

약재 **지렁이**

지렁이를 잡아 깨끗이 손질하여 25도 이상 소주에 담가 30일 쯤 보관해 두었다가 아침저녁 한 잔씩 복용한다.

지렁이

7) 치질

약재 달팽이, 계란노른자기름

달팽이를 말리거나 구워 가루로 만들어 계란노른자 기름에 개어 환부에 붙인다.

약재 복어알, 들기름

복어알은 치질의 특효약이다. 복어알은 독성이 강하기 때문에 취급에 조심해야 하는데 복어알을 질그릇 속에 넣고 태워 가루로 만들어 들기름에 개어 환부에 붙인다.

또 복어알을 끓여 그 물을 하루 두세 번씩 환부에 발라주는데 아이들의 손에 닿지 않는 곳에 잘 보관해 두고 써야 한다.

약재 고슴도치, 곶감

고슴도치 달인 물로 곶감을 태워 가루로 만든 것을 티스푼으로 하나씩 타서 먹는다.

약재 고사리 뿌리, 땅버들 뿌리

두 재료를 등분하여 삶아 뜨거운 물을 요강에 담아 그 김으로 환부를 찜질한다. 또 이 물로 환부를 자주 씻어 준다.

약재 담배

담배꽁초를 물에 촉촉하게 적셔 거즈에 싸서 취침 전 항문 환부에 끼우고 잔다. 또 담배 삶은 물에 환부를 씻거나 담뱃진을 환부에 발라주면 좋다.

약재 두꺼비, 계란

두꺼비를 불에 태워 가루로 만들어 계란노른자, 참기름에 개어 환부에 바른다.

머리카락을 태워 가루로 만들어 참기름에 혼합, 잘 개서 환부에 붙인다.

약재 무화과나무, 백반

무화과나무는 치질에 좋은 민간약이다. 무화과 열매, 잎나무를 모두 약용한다.

무화과나무를 자르면 하얀 진이 나오는데 그 진을 환부에 바른다.

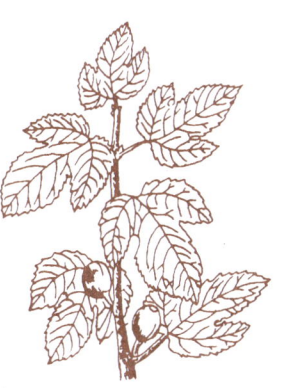

무화과나무